Treatment of
Borderline Personality Disorder

攻克精神障碍的高地
边缘型人格障碍的治疗

〔美〕乔尔·帕里斯◎著　　张楚佳◎译　　钟　杰◎审定
（Joel Paris）

U0348790

中国财富出版社有限公司

图书在版编目（CIP）数据

攻克精神障碍的高地：边缘型人格障碍的治疗/（美）乔尔·帕里斯（Joel Paris）著；张楚佳译 .—北京：中国财富出版社有限公司，2023.12

书名原文：Treatment of Borderline Personality Disorder：A Guide to Evidence-Based Practice

ISBN 978-7-5047-8096-6

Ⅰ.①攻… Ⅱ.①乔… ②张… Ⅲ.①人格障碍—精神疗法 Ⅳ.①R749.910.5

中国国家版本馆 CIP 数据核字（2024）第 025756 号

著作权合同登记号　图字：01-2023-3510

Copyright © 2020 The Guilford Press

A Division of Guilford Publications，Inc.

Published by arrangement with The Guilford Press

策划编辑	朱亚宁	**责任编辑**	王　君	**版权编辑**	刘　斐
责任印制	梁　凡	**责任校对**	庞冰心	**责任发行**	杨恩磊

出版发行	中国财富出版社有限公司			
社　　址	北京市丰台区南四环西路 188 号 5 区 20 楼		**邮政编码**	100070
电　　话	010-52227588 转 2098（发行部）		010-52227588 转 321（总编室）	
	010-52227566（24 小时读者服务）		010-52227588 转 305（质检部）	
网　　址	http：//www.cfpress.com.cn	**排　　版**	宝蕾元	
经　　销	新华书店	**印　　刷**	宝蕾元仁浩（天津）印刷有限公司	
书　　号	ISBN 978-7-5047-8096-6/R·0111			
开　　本	710mm×1000mm　1/16	**版　　次**	2024 年 11 月第 1 版	
印　　张	20.75	**印　　次**	2024 年 11 月第 1 次印刷	
字　　数	335 千字	**定　　价**	68.00 元	

中文版序言

本书是关于边缘型人格障碍治疗的专业书籍。该书的作者乔尔·帕里斯（Joel Paris）博士是人格障碍研究协会的前任主席，研究成果众多，在业界拥有非凡的影响力。

为了撰写本书，乔尔·帕里斯博士参阅医学文献库和心理学文摘数据库（PsycINFO）中列出的近8000篇相关学术文献，秉持循证的严谨态度，荟萃数十年来业界对边缘型人格障碍研究的精华，综合其自身丰富的临床经验，从边缘型人格障碍的命名、定义、症状、疗法等多个方面揭开这种疾病的神秘面纱，破除对边缘型人格障碍的众多迷思，帮助读者拨云见日，建立起对边缘型人格障碍的系统性认知。

"边缘"这一词的起源是什么？如何定义它？边缘型人格障碍是真的存在，还是其他疾病的一个新潮的名字？这些问题在书中都有详尽的答案。在客观地列举最新信息的同时，他还根据自己的经验对这些信息进行了补充与说明，并附有大量经手的真实案例，深入浅出地讲解了治疗边缘型人格障碍的核心思路。作者没有对比不同疗法的优劣，而是对比了各类疗法不同的治疗思路，并提炼出现存的成功疗法的共同特点，创造性地提出了治疗边缘型人格障碍至关重要的"结构化的心理疗法"。针对现存疗法中普遍存在的对过去的创伤经历过分强调的现象，本书提出"寻找有意义的生活"这一观点。由于本书没有把重点放在某个特定的方法上，而是对各种治疗方法提供了一个全面的概述，因此不仅边缘型人格障碍的从业者及患者家属能得到莫大的帮助，而且心理学领域的从业者和爱好者能开卷受益。

该书以平易近人却切中要害的语言介绍了与患者相处的关

键，即避免对与患者有关的一些行为做出评判性的反应，尊重对方的情绪，不以愤怒对抗愤怒，而是抱着解决问题的愿景与患者沟通。这些观点和理念是富有见地的。

最后，希望这部翻译作品的出版能够进一步普及边缘型人格障碍的相关知识，促进治疗方法的优化！

彭凯平

于清华园

2024 年 10 月 11 日

译者自序

我与《攻克精神障碍的高地——边缘型人格障碍的治疗》结缘来自我的一次实习经历。当时，我是美国大学心理学专业的本科生，暑期在北京大学心理学系钟杰副教授主导的心理诊所实习，他建议我翻译此书，我自己也特别有兴趣。

这本书的翻译可谓充满曲折，在我利用假期和业余时间把这本书翻译完成并交与钟教授后，竟然发现作者时隔十多年后，基于对边缘型人格障碍的研究和治疗的最新进展，又出版了该书的第二版。我只得再次踏上翻译的征途，在宾夕法尼亚大学读研究生期间，完成了该书第二版的翻译。

翻译是一个学习和思考的过程。在我个人看来，无论是边缘型人格障碍治疗的从业者、对自身症状有兴趣并且想要进行自我疗愈的患者，还是面对饱受病症折磨的患者之亲友，抑或是单纯对心理学知识感兴趣的人群，都能从这本书中获取自己需要的信息。

在此，我想真诚感谢为这部译著的出版提供大量支持的人。北京大学钟杰副教授对本书学术价值的高度认可，是这部译著得以问世的关键因素。此外，他所领导的工作团队还为译著的审定工作付出了大量心血。清华大学社会科学学院前院长、心理学系彭凯平教授在百忙中为译著作序。中国财富出版社有限公司在与美国吉尔福德出版社就版权问题进行沟通协调后，精心统筹安排，为译著的出版提供了基础保证。在此，再次向他们表达由衷的谢意。

张楚佳

2024 年 10 月 12 日

关于作者

乔尔·帕里斯（Joel Paris），医学博士，加拿大蒙特利尔莫蒂默·B.戴维斯爵士犹太综合医院（Sir Mortimer B. Davis Jewish General Hospital）副研究员，麦吉尔大学精神病学的名誉教授。他于1994年成为麦吉尔大学的教授，并从1997年到2007年，担任精神病学系主任。帕里斯博士是人格障碍研究协会的前任主席，北美人格障碍研究协会的创始人之一，也是《加拿大精神病学》杂志的前任主编。他的研究重点是边缘型人格障碍的病因、治疗和疾病对患者的长期影响。帕里斯博士撰写了280多篇经同行评审的文章、多部书籍的章节和多部书籍。

鸣谢

我把本书的两个版本都献给人格障碍研究界的同事。没有他们我无法写出本书。多年来，我在与麦吉尔大学和世界各地大学研究人员的交流中受益匪浅，他们和我一样对理解和治疗边缘型人格障碍感兴趣。我们的研究团队目前由来自世界各地的几百人组成，而且人数还在增加。

我还要感谢我自己的临床和研究团队对我治疗边缘型人格障碍方法的贡献，我要继续向这些同事学习。在吉尔福德出版社，吉姆·纳若特（Jim Nageotte，他也参与了第一版的工作）和简·基斯勒（Jane Keislar）以及巴巴拉·沃特金斯（Barbara Watkins）等都提供了深思熟虑的意见和专业的指导。

原版序言

　　本书的第一版于 2008 年出版，并于 2010 年作为平装本重印（略有改动）。因此，自第一版问世以来，已经过去了十多年。在此期间，医学文献库（MEDLINE）收录了另外 4000 篇（占总数的一半）关于边缘型人格障碍（Borderline Personality Disorder，BPD）的出版物。这表明 BPD 不再像过去那样是"精神病学的继子"，而是更接近实证研究和临床实践的主流。这对患者和他们的家人来说是个好消息。由于许多进展都对 BPD 的治疗有所启示，因此我认为需要发行本书的第二版。为此，我修订了文本，使其与当前科研进度保持一致。我增加了三个新章节并重新编写了所有其他章节。

　　第一版的独特之处在于，它没有专注于单一的方法，而是对 BPD 治疗的证据基础进行了全面的概述。第二版也遵循了这种视角。最重要的修订涉及临床相关的可用新知识领域：

1. 如何在《精神障碍诊断与统计手册（第五版）》（DSM-5）中对人格障碍进行分类和诊断一直存在着很大的争议。最终，《精神障碍诊断与统计手册（第四版）》（DSM-Ⅳ）的分类被保留了下来，但对另一种基于维度的诊断方法的描述被放在 DSM-5 的单独部分（第 3 节，"新兴措施和模型"）。做出这一决定的原因是，虽然以前的系统在 2013 年就显然过时，但缺乏彻底改变的依据。然而，在过去的几年里，大量关于替代模型的研究被发表，该模型通过对特质图的评分来建立类别。在这一版中，我将讨论该系统是当前模型的辅助工具还是已准备好取代它。

2. 研究表明，BPD 通常始于青少年时期，并且可以在这一时期进行识别和治疗。认为青少年不能被诊断为 BPD 的观点是错误的。

3. 研究让我们对 BPD 的童年先兆与增加成年人患病的风险因素有了更多认识。

4. 从影像学研究中获得的新信息使人们对与 BPD 有关的神经生物学变化有了更好的理解。

5. 关于 BPD 对患者长期影响的重要新数据已经公布，包括跟踪患者长达 24 年的前瞻性研究。

6. 我们现在有几种新的关于 BPD 的循证疗法，以及对现有疗法更大规模的研究。

7. 事实证明，对 BPD 采取短期疗法是有效的，而且可以用来提高护理的可实施性。

8. 现在已经有关于提高公众对 BPD 的有效认知以及通过心理教育帮助家庭的研究。

鉴于所有这些变化，第二版有一半以上的内容涉及较新的材料和最新的研究成果。除了一个重要的例外（对短期疗法的关注），这里描述的治疗方法与第一版基本相同。

目录 CONTENTS

第三部分
治疗

引言

　　BPD 患者是出了名的难缠。即使是有经验的临床医生，也会被他们的问题困扰。从 BPD 的临床表现来看，它具有广泛的令人困扰的症状。毫无疑问，这是一种严重的精神疾病。虽然 BPD 被归类为人格障碍，但它与 DSM-5 中所列的大多数其他类别不同。许多患有人格障碍的人认为自己是正常的。BPD 患者则不然，他们痛苦不堪，并经常寻求治疗。

　　BPD 最可怕的症状是长期自杀倾向、反复自杀未遂和自残。这些人正是我们所担心的并害怕失去的患者。在艰难的治疗后，治疗师无法确定他们是否还能再见到这些患者，或者是否有人会打电话来通知患者的自杀死亡事件。

　　即使对那些没有自杀风险的患者，治疗师也面临严重的挑战。BPD 与许多症状领域有关，每一个领域都可能带来困难的问题。情绪失调（或情感不稳定，一个非常相似的概念）很难管理，而且对药物治疗的反应也很微弱。无论是在治疗中还是在治疗外，冲动行为都会造成极大的干扰和困难。由于人际关系敏感，他们的人际关系会变得混乱，表现为依赖和愤怒，这种模式在治疗过程中经常反复出现，从而破坏治疗同盟。认知症状（偏执的想法、人格解体和幻听）也给管理带来问题。

　　因此，BPD 患者会让治疗师捏一把汗。这些是我们最有可能和同事会诊，或在病例会议上介绍的案例。出于同样的原因，在受邀的讲座和研讨会上，BPD 常常是该领域专家研讨的重点。

　　可悲的是，BPD 被许多临床医生忽视。很多时候，BPD 患者的情绪症状通常被视为重度抑郁症或双相情感障碍的变体。此外，特别是在青少年中，一些临床医生根本不愿意将其诊断为人格障碍。这就是 BPD 患者经常被误诊的原因。他们可能会获得多种药物的处方，但这些药物对他们的疗效微乎其微。即便患者得到治疗，也可能只是一般的支持性治疗，很少能得到他们所需的循证心理治疗。

撰写本书的目的

由于 BPD 是一个令人困扰的临床问题，一直是大量科学文献的主题。在撰写本书时，医学文献库和心理学文摘数据库（PsycINFO）已收录了近 8000 篇这类文章并且每月都有新的论文问世。在研究文献中，只有少数诊断具有如此强大的基础。然而，研究结果和大多数临床环境下的治疗行为之间存在着巨大的差距。

许多关于 BPD 的书籍都在宣传一种特定的治疗方法，通常用 3 个单词的首字母缩略词来描述，这类方法通常被戏称为"基于首字母缩略词的疗法"。本书则不同，旨在帮助临床医生了解实证数据如何为临床管理提供信息，以及有效的治疗方法中存在哪些共同因素。虽然仍有许多未知数，但科学已经开始揭开 BPD 的秘密。我将展示这项研究如何能够帮助忧心忡忡的临床医生。尽管我们只是刚刚开始了解这种障碍的原因，但患者的前景比之前想象的要光明得多，而且几种心理治疗方法已被证明是有效的。虽然治疗是困难的，但是我们比过去更清楚什么有效什么无效。

本书强调了循证实践，这是我汲汲致力的方法。过去关于 BPD 的许多文章都是基于临床意见。但无论我们实践的时间有多长，我们的经验的普遍性都会受到的患者以及我们自己先入之见的限制。这些偏见正是研究所要纠正的。

原则上，大家都同意精神障碍的治疗应该以循证发现为基础。但问题是往往没有足够的循证数据可循。我们被迫根据我们以前做过的事情，或者根据我们的"直觉"来做决定。然而，现在我们有了足够多的严谨调查，使 BPD 的管理有了数据基础。

即使如此，我们也不可能写一本关于 BPD 治疗的书，为每一种干预措施提供证据基础。不可避免的是，我所说的一切都必须以临床经验为基础。另外，我所推荐的一切至少与当前的实证研究相一致。我列举了 BPD 患者的临床案例来说明这些原则。我还描述了我自己的治疗方法，该方法借鉴了多种文献资料。我强调了阶梯式护理模式，其中大多数患者得到了短期治疗。但我并不想通过用首字母缩略词命名的方式来包装推广我的想法。这种东西已经够多了。相反，我利用了许多以前关于治疗 BPD 的书籍和文章，我从每项方法中都学到了很多东西。

但是研究结果和临床试验并不支持单一的治疗方法。本书总结了所有成功疗法的基本要素，并提倡综合疗法。因此，我避免将自己与任何"流派"相提并论。我一直认为过分忠于任何单一的观点，都会妨碍理解患者。相反，我会借鉴最科学、最有临床意义的观点。

虽然我无法让 BPD 的治疗变得简单，但我的目标是展示如何合理地进行治疗。

本书结构

本书分为三个部分。第一部分重点讨论了界定和描述 BPD 的问题。第一章回顾了正式定义问题。该章指出，我们需要更具体地诊断，以便采用更有针对性的治疗。第二章是本版的新内容，讨论了有人提出的用特质剖析取代 BPD 类别的维度模型。第三章研究了 BPD 的界限，以确定它是否"真正"是抑郁症、精神分裂症或创伤后应激障碍等其他疾病的一种形式。该章详细批判了"BPD 属于双相情感障碍谱系"这一颇具影响力的观点。

第二部分回顾了关于 BPD 病因学的研究。第四章研究了 BPD 在发育、人格特征、童年经历、青春期和成年发育中的根源等。第五章回顾了与 BPD 相关的生物、心理和社会风险因素。研究表明，该病症的发病途径并不单一，病因学最好从基因—环境相互作用的角度来理解。第六章提出了一个将所有这些因素整合起来的综合模型。

第三部分既是本书的最后一部分，也是最长的一节。它回顾了关于 BPD 治疗的研究，并对 BPD 管理提出了建议。第七章回顾了关于 BPD 长期对患者健康的影响的研究，并描述了对其治疗的意义。大规模前瞻性研究带来了新的且令人鼓舞的发现：大多数 BPD 患者能够完全或部分康复。我们可以围绕这个框架进行治疗。第八章批判性地回顾了 BPD 的药物治疗数据。该章指出，目前 BPD 的药物使用没有得到临床试验的支持，而且大多数患者都被过度用药。第九章检视了心理治疗的疗效证据。谈话疗法是治疗 BPD 的主流方法，大量数据支持这一结论。但是，正如 BPD 没有单一的病因一样，BDP 也没有单一的治疗方法。目前的研究支持数种专门为 BPD 患者设计的方法。第十章是本版的新内容，讨论了大多数患者如何按照阶梯式护理模式进行短期治疗，以及这种方法如何使治疗更容易获得。第十一章基于这些证据提出了整体管理建议。第十二章也是本版的新内容，探讨了病耻感的问题，并回顾了针对 BPD 患者家属的心理教育研究。第十三章讨论了对患者最有效的治疗性干预。第十四章提出了处理 BPD 治疗中出现的特殊问题的方法。第十五章讨论了如何处理与自杀有关的棘手的临床问题，并考虑让患者住院是否有任何益处。最后，第十六章探讨了我们对 BPD 的已知和未知之处，对未来的研究提出了建议，并指出这些知识如何进一步指导治疗。

第一部分
定义

第一章
作出诊断

　　在《美国精神疾病分类与诊断标准（第五版）》（DSM-5）第2节（美国精神医学学会，2013）中，对人格障碍的一般定义要求患者在情绪、冲动和认知方面存在长期功能障碍，严重影响其功能，并在生命早期发病。（该手册第3节中的替代系统将在第二章中讨论）。

　　值得注意的是，DSM-5取消了第1轴和第2轴之间的区分，这种区分的初衷是鼓励临床医生考虑人格障碍。但是，这种做法虽然用意良好却适得其反。像BPD这样具有重要临床意义的障碍被放在了"第2轴贫民区"，在那里它们可以被心安理得地忽略掉。

　　BPD与广泛的症状有关，包括长期低落和/或不稳定的情绪，广泛的冲动行为，亲密关系中的严重问题以及以轻微思觉失调发作（Zanarini et al.，1998a，1998b）等。它之所以被归类为人格障碍，是因为它会导致严重的长期人际关系和工作问题，以及异常的自我意识。但与其他人格障碍不同的是，BPD只是部分地自我调节，因为它与许多令人不安的症状有关，导致患者寻求帮助（Paris，2015b）。

　　BPD在社区中很常见。人们对其流行率的估计各不相同，但大多数研究发现：它影响了全国大约百分之一到百分之二的人口（Lenzenweger，Lane，Loranger，& Kessler，2007；Coid，Yang，Tyrer，Roberts，& Ullrich，2006；Torgersen，Kringlen，& Cramer，2001）。一项研究表明，即全国酒精及相关疾病流行病学调查（the National Epidemiologic Survey on Alcohol and Related Conditions，NESARC；Grant et al.，2004），发现了更高的流行

率，接近 6%。尽管这一估值在文献中被广泛引用，但它是一个异常值。通过更加严格的诊断标准重新分析该数据集之后，流行率下降到 2.7%（Trull et al.，2010）。

BPD 是临床试验中最常见的人格障碍类别。它的临床患病率远远高于其社区患病率，反映了这些患者强烈的求助行为特征。齐默曼（Zimmerman）、罗特希尔德（Rothschild）和海尔明斯基（Chelminski）于 2005 年提出，在一个大型临床样本中，约有 9% 的门诊患者符合这种障碍的标准。英国的一项研究（Newton-Howes et al.，2010）发现类似的流行率（8.5%）。这些估值与我自己所经营的一家为初级保健者提供咨询的诊所的经验相符。也有研究表明，BPD 可以在临床环境中被世界各国识别 Loranger et al.，1994）。

为了治疗 BPD，首要的是将它辨认出来。而要识别它，你必须知道要寻找什么。由于它的许多特征（如焦虑、抑郁、情绪波动、冲动行为）与其他精神障碍的特征重叠，因此在实践中经常漏诊 BPD。齐默曼和马蒂亚（Mattia）在 1999 年提出，只有一半符合 DSM 标准的患者在门诊中被医生诊断为 BPD。

人们普遍认为，通常而言是不可能在一个小时内的评估中诊断出人格障碍的。然而事实并非如此，你需要的只是提出正确的问题，并确保你已经良好了解了患者的生活史。如果没有获得足够的信息，你可能需要再见患者一次，和/或询问其家庭成员或重要知情人士。这样，大部分情况下，确定是否存在一种人格障碍，以及如果存在的话，患者的病态是否属于边缘型范畴也就并不困难。有经验的临床医生通常是可以在一个小时内做出诊断的。另一个误解是，当病人处于抑郁状态时，就不能诊断出人格障碍。但正如我们将看到的，临床医生通过仔细询问患者病史是可以将情绪状态与人格特征分开的。

BPD 诊断的一个问题来自其定义的方式。与精神病学中的大多数类别一样，它界限模糊，缺乏精确性。然而，这些问题并不比重度抑郁症更糟糕，因为重度抑郁症的诊断更为复杂（Parker & Manicavasagar，2005）。事实上，DSM-5 的现场试验发现，BPD 诊断在临床医生之间的可靠性高于重度抑郁症（Regier et al.，2013）。

对 BPD 诊断的另一个挑战是，认为每一个人格障碍应该是维度建构，正常和病态特征之间没有界限，而且特征概况的评分比分类诊断更有科学依据（Hopwood et al.，2018）。第二章讨论了这一观点，我会在那里探讨其优缺点。

BPD 的有效性受到质疑的其中一个原因是"边缘型"这个术语本身。没有人再像最早描述这种障碍的精神科医生阿道夫·斯特恩（Adolf Stern）一样，他于 1938 年提出这种障碍处于神经症和精神病之间的边缘上。此外，"边缘型"一词未能描述该障碍最突出的特征：情绪失调、易冲动和人际关系不稳定等。这种模糊性导致了 BPD 要么被视作别的疾病，要么被忽视的倾向。

我同意对使用"边缘型"一词的大多数批评，但问题是我们没有一个更好的术语来描述这种重要的疾病。许多建议集中在一个方面（情绪失调、易冲动或人际关系不稳定），但没有考虑到该障碍的复杂性。毫无疑问，情绪失调是 BPD 最重要的特征，但这种模式也可以在其他障碍中看到（Schore，2003）。

在这一点上，如果我们不了解 BPD 背后的机制，将其重新命名可能为时过早，而且对其进行替代的建议也会遇到同大多数人一样的问题。在未来，我们可能会找到更好的答案，但在我们了解更多之前，我们不妨继续使用这个公认不精确的诊断标签。

BPD 诊断简史

历史的视角有助于理解这些问题。斯特恩（1938）是第一个描述 BPD 的人。他观察到这类患者常常在当时被视为标准的治疗中变得更糟，而不是更好。如上所述，他认为这个群体不适合精神分析治疗，因为他们的病态处于神经症和精神病之间的"边缘"上。斯特恩记录了这些临床特征（"精神出血"、过度敏感、现实检验和人际关系上的困难），他的描述在今天和 80 多年前一样具有现实意义。

然而在斯特恩这篇文章发表之后的 30 年里，人们对 BPD 只有零星的兴趣。唯一的例外是罗伯特·莱特（Robert Knight）于1953 年发表的一篇论文，但对斯特恩所说的内容没有什么补充，对精神分析界以外的影响也不大。

有三位精神科医生对重提和普及 BPD 的概念做出了重大贡献。第一位是奥托·科恩伯格（Otto Kernberg）。他是一位心理学家，曾在梅宁格（Menninger）诊所和康奈尔大学工作。科恩伯格于 1970 年提出，性格病态（我们现在所说的人格障碍）有三个等级：轻度、中度和重度（边缘型）。

但是"边缘型人格组织"（borderline personality organization，BPO）这个概念有两个问题。第一，BPO 完全源自精神分析。它是基于精神机制的理论而不是基于可观察的行为来定义的。第二，BPO 缺乏一致的诊断标准，它把一大批人格障碍患者都定义为"边缘型"。

第二位先驱者是在芝加哥工作的罗伊·格林克尔（Roy Grinker）。格林克尔、沃博（Werble）和德莱（Drye）于 1968 年发表了第一份关于 BPD 患者的实证研究报告。该研究更重视临床观察而非心理动力推测，并根据可观察到的症状对患者进行了细分。他的小组还首次对这类患者进行了系统的随访研究（见第七章）。

第三位是麦克莱恩（McLean）医院的约翰·冈德森（John Gunderson）。他也是最有影响力的先驱。冈德森和辛格（Singer）于 1975 年在《美国精神病学杂志》上发表的开创性文章是 BPD 得到接纳的转折点。它表明这种形式病症的诊断可以用行为标准来变得可操作化，而且通过半结构化访谈可以得出可靠的诊断，从而将 BPD 与"近邻"的诊断区分开来。

我对阅读这篇论文记忆犹新。到那时为止，在我的一些老师的影响下，我一直拒绝接受 BPD 的有效性。因为这个概念似乎太模糊了，我拒绝让我的住院医生使用它。但冈德森和辛格说服了我和其他许多人相信它是有效的，而且有临床意义。

这些先驱者的工作影响了《精神疾病诊断与统计手册（第三版）》（DSM-Ⅲ，美国精神医学学会，1980）中采用的 BPD 定义。BPD 的诊断首次被纳入手册，并且人格障碍作为一个整体被赋予了一个单独的轴（第 2 轴），以鼓励临床医生对其进行酌情考虑。由此，研究工作开始起步。1987 年，国际人格障碍研究学会（International Society for the Study of Personality Disorders, IS-SPD）成立，并且主办了两年一度的会议。该学会还主办了 1988 年首次出版的《人格障碍杂志》。另有三本杂志专门讨论人格障碍的问题：《人格与精神健康》《人格障碍：理论、研究和治疗》以及《边缘型人格障碍和情绪失调》。由于 BPD 是这个领域最重要的临床问题，所以大部分研究都集中在这个类别上。

然而，尽管进行了大量的研究，对 BPD 的最佳分类方法仍有争议。DSM-5（美国精神医学学会，2013）第 2 节中最著名的系统与《精神障碍诊断与统计手册（第四版）》（DSM-IV）相同。它列出了九项标准，必须满足五项才能做出诊断。但使用简单的多数标准并不能准确地鉴别类似障碍。让我们更详细地回顾一下 BPD 诊断的历史。

DSM 系统中的 BPD

DSM-III 和 DSM-IV 定义的 BPD

我在上医学院时学习了《精神障碍诊断与统计手册（第一版）》（DSM-I）。作为一名住院医生，我学习了《精神障碍诊断与统计手册（第二版）》（DSM-II）。这两个版本都不及 DSM-III（美国精神医学学会，1980 年）的影响力，DSM-III 彻底改变了精神病学。DSM-III 使用可观察的标准和算法进行诊断，这与不精确的描述段落相比是很大的进步。DSM 系统使临床医生更有可能将同一种患者归入同一类型之中。从这时起，人们期望精神病学的诊断至少在原则上是可靠的。最后，DSM-III 将精神病学带回医学的主流。然而，大多数医学诊断植根于生物学的测量，而 DSM-III 中的分类几乎完全基于临床观察，这只能被认为是权宜之计。

DSM-III 的主要优点在于它提高了诊断的可靠性。但几十年过去了，重要的类别如重度抑郁症的诊断可靠性仍然很低（Regier et al.，2013）。总的来说，最高的可靠性是在研究中发现的，在那里每个观察者都被训练以同样的方式评价现象。但是多年来对精神科住院医生的教学经验告诉我，不能指望繁忙的临床医生花时间按规定的方式使用 DSM 标准。相比于翻开书本计算，根据一两个特征就下结论实在是太容易了。

这个问题适用于 BPD 的诊断。我见过许多临床医生根据单一的特征做出这种诊断：当病人过量服药或自残的时候，或者当他们表现出科恩伯格（1970）所说的分裂（把人看成全部是好的或全部是坏的倾向）的时候。但 BPD 是一种复杂的障碍，不能用任何一种症状或行为来定义。

虽然为诊断类别制定可靠的标准是一种好事，但可靠性并不能确立有效性。精神病学需要制订与其他医学专业一样有效的诊断方法。然而，只要精神障碍的分类是基于临床观察（而不是基于血液测试或医学成像等生物标记），它们的有效性就必然会比较弱。

有效诊断精神障碍的最佳标准是什么？在 50 多年前的 1970 年，两位来自洛瓦（Lova）的精神病学家伊莱·罗宾斯（Eli Robins）和塞缪尔·古兹（Samuel Guze），就这个问题写了一篇颇具影响力的论文。他们提出，基于以下几点的诊断是有效的：（1）明确的临床描述；（2）实验室研究；（3）与其他疾病的界限；（4）随访研究，记录特征性结果；（5）家族流行率研究。

BPD 在上述大部分理由上都不成立。它与其他精神障碍有很大的重叠，它缺乏特定的生物学特征，也没有特定的遗传史，它不是一般医学意义上的疾病。充其量 BPD 是一种具有一系列典型结果的连贯临床并发症。

然而，如果我们将罗宾斯和古兹的标准应用于 DSM 中所列出的大多数精神障碍，那么只有极少数会被认为有效。即使是研究最深入的精神分裂症和双相情感障碍等类别，也存在严重的重叠问题，缺乏实验室检测来确认其存在，而且不符合预期的家庭遗传模式。而重度抑郁症需要被划分为不同的亚类才能被有效认知（Parker & Manicavasagar，2005）。所有这些诊断都可能被证明是综合征，即同时出现的症状，而不是具有共同病因和发病机制的真正疾病。

虽然罗宾斯和古兹的建议是明智的，但诊断科学还没有先进到可以应用如此严格的标准，而且在未来几十年内也不会如此。因此，即使 BPD 缺乏有效性，但在这方面，它既不会比其他被广泛接受的障碍更好，也不会更差。在此期间，我们可以寻找完善诊断的方法。

在 DSM-III 中引入的 BPD 的八个诊断标准没有改变，但 DSM-IV（美国精神医学学会，1994）增加了第九项标准来描述认知症状。这一变化增加了一组重要的、有特色的临床特征，包括偏执倾向和人格解体。

按照 DSM 定义中的规则，临床医生要参考一系列标准，并且必须在病人身上找出其中的五项标准才能做出诊断。这种综合方法是 DSM 系统的典型特征。但该手册没有指定任何一旦缺乏就无法做出诊断的核心特征。同样，这个问题不是 BPD 诊断所特有的，而是几乎存在于所有的精神障碍的诊断中。

DSM-5 的第 2 节定义的 BPD

让我们看看 DSM-5（美国精神医学学会，2013）第 2 节是如何定义 BPD 的。与 DSM-IV（美国精神医学学会，1994）一样，首先确定的是人格障碍的总体诊断标准。该定义包括一种普遍且不确定的内在体验和外在行为模式。它在青春期或成年早期发病，在一段时间内保持稳定，造成痛苦或损伤，并且不能由文化或其他精神障碍来解释。

BPD 被定义为人格障碍的一个亚类，普遍具有人际关系、自我形象和情感不稳定的模式，伴有明显的冲动，从成年的早期开始，并在各种环境下出现。这九项标准描述了对被抛弃的恐惧、不稳定的关系、不稳定的自我形象、冲动、自我伤害行为、情感不稳定、空虚、过度愤怒以及偏执的想法或解离等。

这九项标准分为几个领域：情感症状、冲动行为、人际关系敏感性和认知症状（身份的标准相当模糊，无法明确地纳入其中任何一个领域）。其中的问题包括认知症状没能包括 BPD 的一个常见特征：与压力有关的短暂幻听（Zanarini, Gunderson, & Frankenburg, 1989）。

更大的问题是，五种症状的任何组合都能得出诊断——即使不是所有的领域都有症状，而且也没有必要的核心症状。在一个综合系统中，具有相同诊断的患者可能情况迥异（Clarkin, Widiger, Frances, Hurt, & Gilmore, 1983）。有太多的方法得出相同的结论。再者，有九项标准之后，问题甚至比有八项标准的时候更严重。此外，BPD 是一个复杂的综合征，不能用数量有限的标准来定义。任何心理测量学专家都会告诉你，我们需要远不止九项标准——无论是以问卷的形式，还是作为半结构化访谈的一部分。克拉克等人的批评在今天和 1983 年一样有效。过去 40 年来沿用的 DSM 标准是一个良好的开端，但它的范围过于广泛。

BPD 潜在的特质领域及其影响

虽然我支持保留 BPD 的诊断标准，但我认识到特质维度为临床医生提供了重要的额外信息，这些信息为任何人格障碍都提供了深入的视角。因此，我建议在对每个 BPD 患者进行评估时，应将识别这些特质维度作为评估的一部分。在第二章中，我回顾了这样做的几种方法。

BPD 患者具有遗传性特质弱点，但仅在暴露于社会心理压力源的情况下才可能引起症状。因此，如果不考虑其潜在的特质结构，就无法理解这种障碍。这些特质与对不良生活事件的高度敏感性有关。这些与边缘病理领域有关的特质，应该在症状出现之前就已经存在。

复杂的是，BPD 具有不止一个特质维度。它们对应于四个领域：情绪失调（或情感不稳定）、冲动性（或无节制）、人际敏感（通常导致假性亲密关系）和认知功能障碍。尽管人们认为这些因素中的一个或另一个特质是主要的，但使用聚类分析、因子分析或潜在类别分析并没有得出令人信服的证据来证明哪一特质是共同的。一项大规模的研究（Clifton & Pilkonis，2007）得出的结论是，单一因子能够很好地对数据进行简单拟合，反映出所有四个领域都是相互关联的事实。

总的来说，BPD 的研究者们认为，可以根据这些领域来理解其临床特征。现在让我们从每个领域来审视这种障碍。

情绪失调（或情感不稳定）

情绪失调（Emotional Dysregulation，ED）是指情绪反应和/或情绪发作后缓慢返回基线（Putnam & Silk，2005）。情绪不稳定（Affective Instability，AI）是一个与情绪失调非常类似的概念，它描述的情绪变化具有时间不稳定性、强度高以及从焦虑状态中恢复延迟的特点（Koenigsberg et al.，2002）。情绪失调或情绪不稳定是 BPD 的最核心特征（Linehan，1993）。齐默曼（Zimmerman）、米尔塔赫（Multach）、达尔林普尔（Dalrymple）和海尔明斯基（Chelminski）在 2017 年发现，如果使用这一个标准，就有超过90%的准确率筛查出 BPD。

在典型的情绪失调中，人们看到的是持续降低或升高的情绪水平。你无法让一个抑郁的人振作起来，也无法让一个正处于狂躁发作期的人平静下来。但是，在情绪失调和情感不稳定状态下，情感运作恒久不变。相反，患者的情绪变化很大，对环境诱因反应迅速而强烈（Gunderson & Phillips，1991）。在 BPD 中，患者可能每天，甚至每小时都有不同的情绪。

莱恩汉（Linehan）在 1993 年的文章中提出了一个颇具影响力的理论，即 BPD 的脆弱性主要来自容易使人情绪失调的天生气质，这种气质使人易患 ED。这种理论的基础是情绪调节作为大脑功能的广泛理论，不同个体的情绪调节功能可能因气质和生活经历而异（Gross，2014）。大量的实证证据支持这一特质在 BPD 中的核心地位。患有这种障碍的患者一开始就有更强烈的情绪，很难调节，并迅速从一种情绪转移到另一种情绪（Putnam & Silk，2005；Henry et al.，2001；Koenigsberg et al.，2002）。利弗斯利（Livesley）在 2003 年的文章中推测，边缘模式反映了情绪调节特质的异常。他开发了一个带有特定子量表的人格调查问卷，可用于评估情绪的不稳定性（Livesley，Jang，& Vernon，1998）。

由于情绪失调和情绪不稳定是描述以异常强烈的情绪对生活事件做出反应的两个概念，它们与特质心理学家所称的"神经质"在广义维度上有相似之处。这是一种衡量消极情绪（或通俗地说"脸皮薄"）的广义维度。神经质是人格五因素模型（five-factor model of personality，FFM，见第二章）中的一个因素，它可以通过自我报告问卷进行定量评估。科斯塔（Costa）和威迪基（Widiger）在 2013 年的文章中提出，特征神经质的异常高值有助于界定 BPD。然而，这一建议未能将负面情绪（如焦虑和抑郁）的水平与情绪的可变性以及不稳定的情绪区分开来。此外，神经质在焦虑症和属于 DSM-5 第 2 节 C 组的人格障碍中也很常见，即所谓的"焦虑/恐惧"组（Brandes & Bienvenu，2006）。

将 BPD 简化为其特质领域也存在方法论上的问题。一个问题是，自我报告的测量方法可能不是衡量人格的唯一或最佳方式。人们不一定总是记得他们过去的情绪有多不稳定，尤其是在他们非常沮丧的时候。研究人员可以不使用调查问卷，而是让患者使用纸笔或手机对自己的反应进行评分，从而评估每时每刻的情绪变化。一些研究小组已经使用了这种被称为生态瞬间评估的方法。我们的研究小组（Russell，Moskowitz，Zuroff，Sookman，& Paris，2007）发现，与正常对照组相比，BPD 患者会经历更多不愉快的情绪，并情绪的可变性也更大。其他研究者也有类似的发现（Ebner-Priemer et al.，2007）。相关文献综述见圣安杰洛（Santangelo）、布胡斯（Bohus）和埃布内·普列梅尔（Ebner-Priemer）2014 年所著文章。

到目前为止，还没有人发现情绪失调和情绪不稳定有任何一致的生物学关联性。有一种研究方法是将患者暴露在实验环境中，在这种环境中展示充满情感的图像。之后，实验人员会测量一系列的心理生理反应。但这种方法受限于实验的人工性质。实验模型与实际情况可能存在很大差异。

一个相关的方法是要求受试者通过观察人脸来识别各种情绪状态。在早期的一项研究中，弗兰克（Frank）和霍夫曼（Hoffman）于 1986 年提到，BPD 患者对速示器呈现的面孔异常敏感，尤其能准确识别负面情绪。后来，瓦格纳（Wagner）和莱恩汉在 1999 年发现 BPD 患者对显示恐惧的面孔特别敏感。这一观察被成像数据证实（Donegan et al.，2003）。因此，BPD 患者倾向于将中性面孔视为威胁，而这些反应与杏仁核的反应性增加有关。然而，这些都是复杂现象。Koenigsberg 在 2010 年的文章中提出，在患有 AI 的病人中，有广泛的大脑结构显示出活动变化。

冲动性（或无节制性）

冲动性描述了一组具有共同生物基质的精神病态现象。由默勒（Moeller）、巴勒特（Barratt）、多尔蒂（Dougherty）、施米茨（Schmitz）和斯旺（Swann）在 2001 年对冲动提出的生物心理社会学定义包括：（1）对行为负面影响的敏感度降低；（2）在完全处理信息之前对刺激做出快速的、无计划的反应；（3）不考虑长期后果。文献中还有其他几个描述类似现象的术语：去抑制化（Clark，Livesley，& Morey，1997）、低努力约束（Nigg，Silk，

Stavro, & Miller, 2005), 低尽责性 (Costa & Widiger, 2013), 以及外化行为 (Achenbach & McConaughy, 1997; Krueger, Caspi, Moffitt, Silva, & McGee, 1996)。在纵向研究中，冲动特征倾向于在儿童和青少年时期，往往遵循一致轨迹 (Masse & Tremblay, 1996)。

莱恩汉在 1993 年发表的文章中提出：冲动行为在很大程度上是失调情绪的反应。诚然，有些行为，如自残和物质滥用障碍，可以用来处理不愉快的情绪。然而，一些慢性焦虑症患者并不具备这些特征。在我们自己的研究中 (Zweig-Frank & Paris, 1995)，我们发现 C 组人格障碍的患者也有高水平的特征神经质，但很少表现出冲动行为。另外，反社会人格障碍 (Antisocial Personality Disorder, ASPD) 的患者也有明显的冲动行为，但没有明显的焦虑 (Paris, Chenard-Poirier, & Biskin, 2013)。相比之下，BPD 在这两方面的表现范围更广，因此，将冲动作为一个单独的潜在特质维度是有意义的。

另一个问题是“冲动性”一词的含义模糊不清 (Whiteside & Lyman, 2001; Livesley, 2017)。有些危险行为并不是一时冲动而实施的。比如自残就可能是事先计划好的，特别是在成瘾的情况下。即便如此，这个广泛的概念描述了一种对压力做出反应的倾向，也就是治疗师通常所说的治疗外见诸行动。

有大量的证据支持冲动性在 BPD 中的核心地位。标准的自我报告测量 (如 Barratt 冲动量表; Patton, Stanford, & Barratt, 1995) 显示，BPD 患者在这个量表所有子项上的得分都很高 (Links, Heslegrave, Mitton, van Reekum, & Patrick, 1995; Links, Heslegrave, & van Reekum, 1998; Paris et al., 2004)。

冲动性有助于解释为什么患者不仅有自杀倾向，而且会根据自身想法多次尝试自杀或实施自残行为 (Soloff, Lynch, Kelly, Malone, & Mann, 2000)。值得注意的是，冲动谱系障碍 (如反社会人格障碍物质滥用障碍) 是 BPD 患者的一级亲属中最常见的疾病，而且比情绪障碍更常见 (White, Gunderson, Zanarini, & Hudson, 2003)。此外，高水平的冲动性是 BPD 临床结果中最一致的预测因素 (Links et al., 1998)。

冲动性与生物学相关性一致 (Zuckerman, 2005)。神经生物学研究发现，BPD 患者的冲动性与神经递质活动异常有一致的关联性。与其他特质维度缺乏一致的相关性不同，冲动性的生物学相关性是稳定的，与调节行为抑制（Moeller et al.，2001）并和血清神经通路有关（Siever & Davis，1991）。

BPD 中的血清素功能障碍已经通过使用神经内分泌激发试验得到证明，该试验测量了大脑对增加血清素活性的药剂的反应（Ruocco & Carcone，2016）。这种关系也得到了神经影像学的证实：正电子发射断层可以扫描评估不同脑区的血清素活性（Siever et al.，1999；Leyton et al.，2001）。

人际敏感

第三个领域在冈德森（Gunderson）和林克斯（Links）于2008 年发表的文章中被认为是 BPD 的核心。他们描述了人际敏感性，即对真实或想象中的拒绝做出强烈反应的倾向。换句话说，BPD 患者的脸皮很薄，在与其他人的互动中尤其如此，特别是与他们有亲密关系的人。

鉴于与人相处的问题通常是产生不稳定和强烈情绪的原因，目前还不清楚人际关系的敏感性与情绪失调有什么不同。然而，可能有一个独立的生物机制与这种特质有关。史丹利（Stanley）和西弗斯（Siever）、赫帕斯（Herpetz）和伯奇（Bersch）在各自发表于 2010 年以及 2015 年的文章中都提到，人际关系敏感可能与催产素和血管升压素等神经肽的异常有关。由于催产素水平已被发现与爱和依恋有关，这一假设具有直观意义。然而，我们还需要进行更多的研究，目前还没有数据显示嗅闻催产素可以有效治疗 BPD。

认知功能障碍

BPD 的认知症状不能由情绪不稳定或冲动性来解释。幻觉或人格解体可由情绪失调期引发（Gunderson & Links，2008）。但是高度神经质的患者很少听到声音，其他冲动障碍的患者也是如此。

认知功能障碍并不像情绪失调或冲动那样是一种特质，因为这些现象在正常人中是罕见的。在符合 BPD 总体诊断标准的患者中，至少有一半人出现了认知症状，这些特征将 BPD 与其他人格障碍区别开来（Zanarini，Gunderson，& Frankenburg，1990；Yee，

Korner，McSwiggan，Meares，& Stevenson，2005）。这些症状并不意味着存在明显的精神病：患者可能有偏执的感觉，但不会以妄想的方式来解释这些感觉；他们可能听到声音或产生幻觉，但理解这些感觉是虚构的；他们可能会有人格解体的感觉，但不会影响现实测试。因此，BPD 认知功能障碍的生物学和心理学相关因素可能完全不同于精神病的相关因素。

认知症状可能反映了一个特质脆弱性领域，但我们对它们的生物相关性或它们在心理发展中的来源知之甚少。然而，即使在今天，这些现象似乎仍将这些患者置于"边缘"。

特质如何相互作用而产生疾病

BPD 是反映多个特质维度的组合和互动的结果。两个最重要的领域是情绪失调和冲动性，但它们本身并不能解释障碍的所有临床特征。它们的相互作用才是障碍的"根源"。此外，特质维度可以通过反馈循环相互作用。其中情绪失调促进冲动，而冲动的行动导致进一步的情绪失调。

这些问题在临床上常常表现为不稳定的关系史。亲密关系对每个人来说都是困难的。然而，如果人们对每一次冲突都有强烈的情绪反应，并且他们在问题出现时冲动行事，那么他们的关系必然是不稳定的。在 BPD 患者中，亲密关系的开始方式，即强烈的情感和冲动的"一头猛扎"，反映了他们的冲动特质。同样，这些特质也影响了亲密关系的结束方式，即带有愤怒和冲动的分手。

诊断方法

虽然我对目前诊断 BPD 的 DSM 标准不满意，但我还是把它们教给精神科住院医生。目前，最好大家都使用相同的手册。

但也有其他方法可以将诊断过程概念化。正如 Zanarini（2005）所指出的，BPD 是一种多维障碍，以至于患者在多个领域都有症状（情绪不稳定、冲动性、人际敏感和认知功能障碍等），因此做出诊断需要具备所有这些特征。狭义的定义会指向一个更加同质化的患者群体。

在我自己的研究中，我使用了一套由冈德森在麦克莱恩医院首次开发的系统，即《边缘型患者诊断性访谈》（*Diagnostic Interview for Borderline Patients*，DIB），该系统后来由扎纳里尼（Zanarini）、冈德森和弗兰肯堡（Frankenburg）在 1989 年修订为《边缘型患者诊断性访谈修订版》（DIB-R）。这个半结构式访谈在 BPD 病态的四个方面（情感的、认知的、冲动的和人际上的）对患者进行评估。每项都有单独评分（情感和认知为 0~2 分，冲动和人际为 0~3 分），最高分是 10 分，8~10 分是 BPD 的分界线。

DIB-R 的量表与 DSM 标准相似，但采用了更加严格的算法。情感量表测试情感不稳定和空虚（DSM 标准 6 和 7），但要达到满分 2 分，患者必须有严重的愤怒问题（DSM 标准 8）。认知量表检测人格解体、偏执倾向和假性幻觉（比 DSM 标准 9 的范围更广）；如果所有这些特征都不存在，那么其他三个领域就必须得满分。冲动量表对自杀和划伤自己（DSM 标准 5）以及其他自残行为（DSM 标准 4）进行了调查。人际关系量表描述了抛弃、不稳定和分离性身份识别障碍的问题（DSM 标准 1、2 和 3）。

DIB-R 评分为 8 分的患者总是符合 DSM 标准。然而，有相当多的人符合 DSM 九项标准中的五项，但他们不被认为患有 BPD，因为不满足 DIB-R 的标准。这些患者具有边缘性特征，但要么缺乏完整综合征中的冲动行为，要么没有冲突性关系（因为他们避免与其他人交往）。这类人具有"亚综合征"病理特征。也就是说，他们的症状类似于 BPD，但不符合该障碍的完整标准（Zanarini et al.，2007）。他们可以被称为处在 BPD 的"边缘"。

DSM-5 中的标准本可以像 DIB-R 中的标准一样缩小范围。例如，如果 DSM 对 BPD 的诊断需要满足七个标准而不是五个标准，那么它所描述的患者群体就会更加单一，可以与其他人格障碍的患者区分开来。我所治疗的病人很难说是一个豆荚里的豌豆，但他们彼此之间有一定的相似性。

案例 1　威尔玛（Wilma，典型的 BPD）

威尔玛是一位 39 岁的插图画家，与同一位女性伴侣生活了

15 年。这种关系最初是性关系，但逐渐演变成一种友谊。威尔玛与一名男子有外遇，然后与另一名女子发生关系。她将这些情况告诉她的女友，并引发了危机，随后她两次自杀未遂，之后住院治疗。在她第二次试图自杀时，威尔玛去一家酒店服用了过量的药物。但她还是打电话给她的伴侣让对方来救她，在接受评估时，威尔玛仍在与她的情人进行秘密交往，并且仍然难以做出决定。她睡眠不好，感到空虚，情绪反复波动，并会突然暴怒。威尔玛有自杀的念头，并且经常划伤自己（这是她多年的习惯），还酗酒。其他症状包括人格解体、偏执狂倾向和幻视。威尔玛会在她的房子里看到人，但知道他们不是真的。

威尔玛符合 BPD 的所有九个 DSM 标准，在 DIB-R 中的得分为 9~10 分。

案例 2　萨曼莎（Samantha，典型的 BPD）

萨曼莎是一名即将从大学毕业的 23 岁女大学生。她从高中开始就有严重的神经性贪食症。她强迫自己每天呕吐几次，还经常划伤自己，并想过自杀。最近，萨曼莎与一个每天吸食可卡因的毒贩男友有染。萨曼莎本人也每天酗酒并吸食大麻。

萨曼莎与男性和女性都有许多困难和高度冲突的亲密关系。她曾描述了空虚和无望的感觉，还出现了多种认知症状：人格解体、偏执性思维和偶尔出现的假性幻听。

萨曼莎符合 DSM 关于 BPD 的全部九项标准，在 DIB-R 中的得分是 9~10 分。

案例 3　萨拉（Sarah，典型的 BPD）

萨拉是一名 26 岁的护士，尽管她从青春期起就开始有很多问题，但这是她第一次来接受治疗。她最近曾因自杀威胁在两家医院的急诊室就诊。萨拉患有糖尿病，但不配合治疗。虽然她酗酒吸毒，但她在护士学校表现良好。萨拉性生活混乱，曾多次与吸毒成瘾和有犯罪行为的人发生关系，她试图拯救这些人。萨拉从未尝试过自杀，但曾用石头击打头部自残。

情况发生了变化，萨拉的问题开始影响她的工作。萨拉经常对同事们大发雷霆，并且有几次甚至冲出病房。长期以来，她与男友之间也出现过类似的问题，通常与强烈的嫉妒有关。

萨拉符合 DSM 关于 BPD 的所有九项标准，在 DIB-R 中的得分是 8~10 分。

然而，一些符合 DSM 标准的患者并没有按照 DIB-R 的标准在所有领域中得分。

案例4　梅丽莎（Melissa，符合 DSM 但不符合 DIB-R 的 BPD）

梅丽莎是一名 19 岁的女性，在一家面包店兼职。自 14 岁以来，她曾因神经性厌食症（无贪食症）而入院过七次。3 年前，梅丽莎在与她的心理医生争吵后曾试图自杀，现在仍有自杀的念头。梅丽莎从青春期早期就开始自残。

根据 DSM 标准，梅丽莎在饮食失调项目中被诊断为患有 BPD。她符合标准 1（被抛弃）、标准 3（身份紊乱）、标准 5（自残）、标准 6（情感不稳定）和标准 7（空虚），但不符合标准 2（关系不稳定）、标准 4（冲动）、标准 8（强烈愤怒）和标准 9（偏执狂）。在 DIB-R 中，梅丽莎的情感症状得分是 1~2，认知症状得分是 1~2 分，冲动性得分是 2~3 分（基于自残和攻击性行为），但人际关系得分只有 1~3 分（只有一个朋友，大多数"边缘"行为的对象是心理专业人士），她的总分是 5~10 分。

有些过去曾患有 BPD 的患者会恢复到不再符合标准的程度（见第七章）。

案例5　娜塔莉（Nathalie，在人生某阶段患有 BPD 但当前不符合 DIB-R 标准）

娜塔莉是一名 36 岁的独居女性。最近的症状是在与交往 2 年的男友分手后出现的。娜塔莉曾因威胁自杀在医院接受治疗，但未试图自杀。

从青春期开始，娜塔莉就经常自残，并多次过度用药。但她在 20 多岁时停止了这些行为。娜塔莉已失业 10 年，她只有几个朋友且与家人关系疏远。她从未有过成功的亲密关系。这些问题可以追溯到很多年前。娜塔莉只完成了高中学业且从未有过工作。

娜塔莉曾被诊断为患有终身 BPD，但目前却没有了，她在 DIB-R 标准中得了 6~10 分。这些变化主要是由于随着时间的推移，她的冲动程度有所降低，而且没有狂风骤雨般的亲密关系。

还有些患者有 BPD 的特征，但从未达到标准，需要进行不同的诊断。

案例 6　莫琳（Maureen，非 BPD 的人格障碍患者）

莫琳是一名 29 岁的女性，在一家社区诊所接受随访治疗。她是在吞服了 150 颗各种药片强烈企图自杀后就诊的。

莫琳的问题可以追溯到很多年前。她从一所社区大学毕业，但从未长期从事过任何工作。她与父母住在一起，没有与男性发展任何关系，但与女性保持着一些深厚的友谊。由于莫琳的过分要求，一段友谊破裂，导致了这次服药过量。

虽然莫琳在转诊时被假定为 BPD，但她只符合 DSM-5 的九项标准中的三项，并且在 DIB-R 中得到 4~10 分。由于她的低冲动性和对人际关系的有限参与，即使诊断她患有终身 BPD 也不符合标准。鉴于她在工作和人际关系方面的长期问题，她符合 DSM-5 现在所称的其他特定（或不特定）人格障碍的总体标准，其特征主要在 C 组。

诊断的重要性在于它能为管理提供指导。我们希望根据可靠有效的分类治疗患者。过于宽泛和模糊的诊断架构无法识别出显示与该障碍相关的所有（或大部分）临床特征的核心患者群体，而且会包括太多症状较轻但需要不同治疗方法的患者。

DSM 系统倾向于对 BPD 进行过度诊断。即便如此，许多临床医生仍不愿意将患者认定为有人格障碍，而将他们归类于其他诊断中。我们需要改进 BPD 的诊断，使其更加有效，以说服那些怀疑其有效性的临床医生。最好的方法是使标准更精确、更严格。如果冈德森和扎纳里尼描述领域中的问题都是必需的，就可以做到这一点。这样可以缩小 BPD 的定义范围，并描述一个可能需要相同治疗方式更具同质化的患者群体。

然而，尽管在开发测量 BPD 访谈方面做了很多工作，但对于常规的临床应用来说，访谈耗时过长。因此，现在有一些自我报告的测量方法可用于快速评估。在我看来，其中最好的是 BPD 调查问卷（Poreh，Rawlings，Claridge，& Freeman，2006）和扎纳里尼评定量表（Zanarini，Vulanovic，et al.，2006）。这些措施对于评估治疗期间的变化也很有用。

实践和社区中的 BPD

　　BPD 患者在实践中有多常见？是否有很多病例，还是只是看起来如此（特别是如果每个病例都感觉像 10）？研究揭示了这个问题。在各种临床环境中，按照目前 DSM 中的定义，有大量的病人符合 BPD 的诊断标准。

　　在实践中，大多数 BPD 患者曾因自杀到急诊室就诊或入院治疗（Zanarini，Frankenburg，Khera，& Bleichmar，2001）。但是他们在病房中的准确比例很难确定。大多数北美医院的病床数量已被大幅削减，并且管理式医疗以及拥挤的急诊室都不鼓励收治有自杀倾向的患者。此外，医院根据床位的数量和服务范围的大小有不同的入院门槛。因此，过去对 BPD 的估计，如在麦克莱恩医院所有住院病人中占比 25%（Gunderson，1984），不再适用于目前的临床情况。

　　我们掌握了更多关于 BPD 在门诊环境中的流行率的最新消息。最大的样本来自齐默曼等人在 2005 年的研究，该研究使用了罗德岛医院下属的一个大型诊所的数据，其中 9% 的病人符合诊断标准。

　　BPD 患者在初级医疗机构中也很常见，格罗斯（Gross）等人 2002 年的研究发现，在一组 218 名内科医生的诊治患者样本中抽样调查，6.4% 的病人符合 BPD 的标准。

　　毋庸置疑，BPD 患者在急诊室中尤为常见。福曼（Forman）、波克（Berk）、亨里克斯（Henriques）、布朗（Brown）和贝克（Beck）发表于 2004 年的文章报告，在 114 名反复企图自杀的患者中，有 41% 符合这一诊断标准，在 39 名仅有一次企图自杀的病人中，有 15% 符合这一诊断标准。

　　但临床病例并不一定能代表社区人口中精神障碍的发病率。

是否有类似问题的病人没有来寻求帮助？如果有，他们的症状更轻还是更加严重？我们需要研究来了解未经治疗的病人与那些要求治疗或最终被送进医院的病人有什么不同。

精神病流行病学衡量社区中精神障碍的流行率，它提供的数据可以指导研究、临床实践和精神健康系统的规划。然而直到最近几十年，很少有研究对任何人格障碍流行率进行评估。

流行病学集聚区（the Epidemiologic Catchment Area，ECA）研究（Robins & Regier，1991）是由美国国家精神健康研究所（the National Institute of Mental Health，NIMH）资助于20世纪80年代开展的一项大规模调查。它研究了最重要的 DSM-III 描述的第1轴障碍的流行率和相关性。然而，它未能提供有关大多数人格障碍的信息（被评估的只有 ASPD）。原因之一是 ECA 的工具（诊断性访谈表）是为非专业访谈者设计的。人格障碍需要有一定程度的临床经验才能准确评估。另一个原因是，大多数人格障碍的有效性研究基础不够完善。

另一份研究报告（Swartz，Blazer，George，& Winfield，1989）根据 ECA 关于一般症状的数据重建了对 BPD 的诊断，这种方法值得商榷。在20世纪90年代，由 NIMH 资助的下一波精神病流行病学调查，即全国并发症调查（Kessler et al.，1994），再次将调查局限于 ASPD，并没有尝试测量 BPD。

但在接下来的20年里，有几项研究应用流行病学的方法来测量所有人格障碍的流行率。一份来自挪威奥斯陆的报告（Torgersen et al.，2000）研究了该城市的人格障碍的流行率，发现0.7%的人有 BPD。第二项研究是在巴尔的摩的一个原本的 ECA 站点进行的（Samuels et al.，2002）。该研究也测量了所有第2轴的类别，发现有0.5%的 BPD。第三项研究——NESARC，旨在评估美国的酒精和物质滥用（Grant et al.，2004），检查了所有人格障碍的流行率，发现多达5.9%的人患有 BPD。然而，如上所述，真正的流行率接近2.7%（Trull et al.，2010）。

一项针对大学生的纵向研究（Lenzenweger，Johnson，& Willett，2004），对所有的人格障碍进行了检查。尽管是在一个相对优越的人群中，研究还是发现1.6%的人患有 BPD。一项针对儿童成年后的前瞻性研究（Crawford et al.，2005），通过自我报告数据估算了社区样本中人格障碍的发病率，并估算出 BPD 的发病率 3.9%。在英国，科依德（Coid）等在 2006 年发表了一项关于具有代表性的社区样本中所有 DSM 定义的人格障碍的研究，发现 0.7% 的人患有 BPD。在美国，伦岑维格（Lenzenweger）等（2007）使用了一个全国代表性样本，这一样本基于对全国并发症的调查（Kessler, Chiu, Demler, Merikangas, & Walters, 2005）。他们对 BPD 流行率的估计为 1.6%。

虽然研究结果各不相同，但都集中在 1%～2% 的流行率上。而 NESARC（Grant et al., 2004）的许多研究论文引用了 NESARC 中更高的估计值，由格兰特（Grant）等发表于 2008 年的文章显示该估计值接近 6%。但正如后来对相同数据的分析所示，可以确定这几乎就是一个过高的预测（Trull et al., 2010）。高比率的原因可能是评分者过于随意地对位于频谱上的临床特征进行评分。巨大的差异反映了一种由非专业研究助理评定病情界限的不确定性。正如我们所见，亚临床形式的 BPD 是存在的（Zanarini et al., 2007），尽管只符合 DSM 的两到四项标准的患者仍可能存在严重的功能障碍（Ten Have et al., 2016）。

埃利森（Ellison）、罗森斯坦（Rosenstein）、摩根（Morgan）和齐默曼（2018）在最近的一篇评论中提到，BPD 在社区环境中的流行率大约为 1%；在精神病门诊中为 12%；在精神病住院诊所中为 22%。因此，虽然结果不同，但似乎可以得出结论，BPD 的社区发病率与精神分裂症相似。从对临床人群的研究中也可以放心得出结论：临床医生所见的患者中有相当大比例的人患有 BPD，无论他们是否被确认为 BPD。

然而，尽管我们看到过许多 BPD 患者，但也有相当多的患者并没有临床表现。与其他精神障碍一样，BPD 的严重程度各不相同。医师们倾向于从最严重的病例来考虑诊断。即使是精神分裂症患者，许多也生活在社区中，而没有被精神健康系统随访（Harding, Brooks, Ashikaga, Strauss, & Breier, 1987）。同样地，接受过 BPD 治疗但症状并不太严重的患者也更有可能康复（见第七章）。

不幸的是，临床医生有时会有一种错误的印象，即所有的病例都像最棘手的病例一样，其中严重的病症持续多年而不会好转（Cohen & Cohen, 1984）。这是临床医生对 BPD 患者进行污名化的原因之一。他们在急诊室或病房里看到的病例都是症状最严重的时候。他们不认为以严重失调为特征的发作只是发作。根据我的经验，有许多 BPD 患者的问题只有他们的家人和他们的亲密伴侣知道。

性别是造成临床实践和社区流行率之间差异的原因之一。在临床上，BPD 主要是一种女性障碍，高达 80% 的临床病例为女性（Zimmerman et al.，2005）。而在社区中，情况可能并非如此。托格森（Torgersen）等（2001）在他们的调查中发现了更多的女性患者，但科依德等（2006）和伦岑维格等（2007）也发现了同样多的男性患者。总的来说，女性比男性更愿意寻求帮助：几乎所有的精神疾病诊所都会接诊更多的女性患者，而接受治疗的男性患者却越来越少。

几年前，我们小组对患有 BPD 的男性进行了一项专门研究（Paris，Zweig-Frank，& Guzder，1994a）。但我们不得不通过广告来寻找病例。我们在一份有许多年轻男性读者的"另类"报纸上刊登了我们的广告。我们本以为会发现大量与反社会人格障碍重叠的病例。然而，尽管我在实践中见过此类案例，但研究参与者中没有一个人有这种并发症。在大多数方面，BPD 的男性患者都与患有这种障碍的女性相同。最近的其他研究（例如，Goodman，Patel，Oakes，Matho，& Triebwasser，2013）也报告了类似的结果。我们研究小组还发现，在我们的男性样本中有 10% 是积极同性恋（Paris，Zweig-Frank，& Guzder，1995），但那是 25 年前的事情了。自那时起，报告的同性恋和双性恋可能变得更加普遍（Twenge，Sherman，& Mills，2016）。

对于临床样本中的性别差异，最有可能的解释是更有可能出现使女性患者接受治疗的症状。在一份较早的报告中，社区中患抑郁症的女性人数是男性的两倍（Weissman & Klerman，1985）。相比之下，符合物质滥用和精神病态标准的男性居多（Robins & Regier，1991），而患有这些并发症的男性不一定会出现在精神健康系统中，却可能会出现在法医人群中。

有类似心理问题的男性和女性可能以不同的方式表达痛苦。男性倾向于酗酒和犯罪，女性则倾向于把怒火发泄在自己身上，从而导致抑郁症，以及 BPD 特有的自残和物质滥用。虽然反社会人格障碍和 BPD 可能源自相似的潜在病理，受性别的影响而表现出不同的症状，但情绪失调的差异太大，不能将它们视为同一疾病的变种（Paris et al.，2013）。另外，同时患有这两种障碍的男性更频繁使用暴力（Robitaille et al.，2017）。

我们有更具体的证据表明，患有 BPD 的男性往往不寻求帮助。在一项对 18 至 35 岁的自杀者的大型研究中（Lesage et al.，1994），30% 的自杀者被诊断为 BPD（由心理解剖证实，其中的症状是通过与家庭成员访谈评估的）。大多数自杀者是男性，而且在他们死亡时，很少有人正在接受治疗。我们小组在后来的研究中也有类似的发现（McGirr，Paris，Lesage，Renaud，& Turecki，2007）。

这种差异适用于临床医生在精神健康系统中接诊的大多数病人（精神分裂症是一个例外，因为男性病人占多数）。正如我有时对学生说的那样，"男人就是不喜欢问路"。

下面的案例说明，男性也可能有典型的 BPD 病理。

案例 7　史蒂文（Steven）

史蒂文是一名 28 岁的兼职男子，他最近刚在一所社区大学完成了为期 3 年的戏剧课程。史蒂文与他交往了 2 年的女友同居，这段关系既艰难又充满风波，因为史蒂文的要求非常苛刻。他在与一位老师发生冲突后暴跳如雷因而来接受评估。

史蒂文的精神病史可以追溯到 18 岁，并且曾因自杀威胁而两次入院。虽然他从未尝试过自杀，但他经常划伤自己。他的主要问题是暴怒、威胁他人、偶尔破坏财产，并有酗酒的经历。其他症状包括脑中播放"有声有色的电影"，以及长期伴有暴力幻想和长期的人格解体及现实解体的感觉。

史蒂文符合 DSM 的所有 BPD 标准，在 DIB-R 中得分为 8~10 分。

为何 BPD 的诊断如此重要？

BPD 诊断是一种与众不同的诊断。如果我们未识别我们的患者有这种障碍，他们可能最终会得到错误的治疗，通常是无效的复方用药。即使有了正确的诊断，患者也可能接受被误导的或适得其反的干预治疗。如果没有被准确诊断，他们很可能接受价值有限的药物治疗。在治疗实践中，漏诊 BPD 会妨碍临床医生修改他们的治疗方法。

诊断 BPD 有几个好处。首先，可以识别复杂的精神病理症状，这些症状并不是孤立出现的。BPD 是一种可以解释同一患者同时出现多种情感、冲动和认知症状的概念。

第二个优点涉及 BPD 对患者影响的预测。随着时间的推移，BPD 的病程是有特点的，其症状从青春期开始，在成年早期达到顶峰，随后在中年逐渐减轻。

第三个优点在于预测对治疗的反应情况。例如，在存在任何人格障碍的情况下，抑郁症的药物治疗效果都会大打折扣，并且 BPD 患者对抗抑郁药的反应并不一致（见第八章）。

第四个优点是，一般形式的心理治疗对 BPD 并不奏效。相反，有充分的证据表明特定的心理治疗方法是有效的。如果我们不做出诊断，患者可能不会被转介接受这些治疗。

最后，未能识别 BPD 会导致对患者病程和治疗反应的错误预期。做出诊断后，我们就能够知会并通知患者及其家属。

BPD 的诊断存在一些问题，但这些问题并非独一无二的。DSM 中的大多数障碍都存在界限不清的问题。比如行为障碍（它与不当行为的界限不明确），或者社交焦虑症/社交恐惧症（不知不觉中很容易与羞怯混淆）。重度抑郁症的边缘很模糊，与正常的不快乐之间缺乏明确的界限（Horwitz & Wakefield，2007）。

我曾经与一位著名的心理学研究者讨论过 DSM 系统中的分类问题。他建议，在 1980 年 DSM-III 问世后，精神病学的学术界应该支持开展研究，以评估每项标准与诊断的相关性，以及与其他类别的不相关性。但是从来没有人进行过这样的研究。时至今日，我们仍不能断言重度抑郁症的标准是正确的，也不能断言要求九条标准中得找出五条来进行诊断是一个有效的程序。

针对 BPD 进行这样的研究是可以完成的。我建议进行研究来确定哪些标准能在建立判别效力方面做得最好。

综上所述，BPD 诊断存在很多问题。但我认为忽略或消除这一类别是错误的。如果我们这样做，将会导致临床后果。

诊断 BPD 的阻力来源

过去的 10 年中，在提高对 BPD 的认识方面，我们已经取得了很大的进展。这部分既要归功于人格障碍研究者的工作，也要归功于心理教育工作者的工作（见第十二章）。

尽管如此，我们在识别 BPD 方面一直存在障碍，导致许多患者接受了错误的治疗。而阻力的一个来源在于我自己的精神病学专业。正如我在第三章所讨论的，这些患者往往被视为患有与某些 BPD 症状重叠的其他疾病。因此，如果患者有情绪波动（大多数患者都有这种情况），他们可能被诊断为双相情感障碍；如果他们也像大多数人那样抑郁，他们可能被诊断为重度抑郁症；如果患者对药物治疗无效，他们可能会被贴上"抗药性抑郁症"的标签；如果他们有创伤性的经历，像许多患者一样，他们可能被诊断为创伤后应激障碍（posttraumatic stress disorder，PTSD）。

阻碍 BPD 诊断的一个原因是，生理学家更愿意把他们的患者归入他们认为掌握了有效治疗工具的类别中。因此，如果他们认为自己可以控制这些症状的话，他们更愿意做出双相情感障碍或重度抑郁症的诊断。而心理学家如果学会了帮助创伤患者的心理方法，可能会被创伤后应激障碍的诊断吸引。相比之下，治疗 BPD 则需要对专门的心理治疗忠诚，而这并不是每个人都能做到的。

另一个阻力来自人们如何看待"人格障碍"这个更为普遍的概念。诚然，这是一个比抑郁症等疾病需要更多解释的概念。但是，我们不难理解"没有生活"（患者有时会这么说，我在之后也会讨论）可能是导致严重不快乐的原因，我们不难理解这就是为什么帮助患者控制情绪、避免冲动行为、更好地与他人相处的 BPD 治疗方法比任何现有药物都更有效的原因。

尽管如此，我们仍需牢记，诊断不是一门精确的科学。在这一点上，分类的功能主要是作为一种沟通方式——描述具有相通概念的临床综合征，而这种描述会对治疗方案的选择产生影响。当我们最终了解了精神障碍的病因后，我们会有更好的方法。但就目前而言，做出 BPD 诊断是很重要的，因为它可以引导临床医生从无效治疗转向有效治疗。

临床意义

- BPD 诊断是一个描述广泛症状的诊断，它的根源在于人格特征。

　●完善诊断的最佳方法在于要求更多的标准和更多领域的症状。

　●特质的维度描述对研究的效用大于对临床实践的效用。

　●社区中 BPD 的病例多于临床医生所见的病例。

　●BPD 诊断描述了一类需要特定治疗方法的患者。

第二章
维度模型

　　正如我们所看到的，鉴别患者中的 BPD 可能是复杂而不确定的。即便如此，我更倾向于修复诊断而非将其消除。

　　一些研究人员认为，所有人格障碍的定义问题都是难以解决的。特质心理学家的批评尤其强烈，他们更倾向于使用一种能够确保持续变化的结构，而不是把患者划分为可或不可归类的类别。这种方法可以通过人格特质剖析来描述 BPD，从而找到解决之道。

　　这就是维度模型。这种观点将人格障碍视为连续体上的点，其中特质和障碍之间没有明确的分界。BPD 的概念既可以从特质特征中构建，也可以完全放弃特质特征，转而采用量化评分。

　　这是 DSM-5 第 3 节中提出的替代模型。这是一种通过使用一系列维度评分来构建 BPD 以及其他人格障碍类别的方法。这也是它被称为"混合"系统的原因。该模型旨在通过这种方式解决大部分人格障碍之间的异质性和重叠性的问题。由于对社区临床人群的研究通常不能显示出病态人格和正常人格之间存在任何明显的区别，因此该模型假设特质和人格障碍之间没有质的区别。于是，自恋型和强迫型人格障碍被视为正常人格维度的夸张表现。这些特质非常普遍，我们可以很容易地在家人、朋友和同事中识别它们（即使它们没有造成严重的功能障碍）。然而，这可能不是看待 BPD 这种严重偏离正常生活这一问题的最佳方式。

　　有些维度系统会完全消除类别。其中一个维度系统源于人格五因素模型（five-factor model of personality，FFM）。这是目前使用最广泛、最有效的人格特质测量系统，其测量数据来源于问卷调查数据（Costa & Widiger, 2013）。人格五因素模型从五个广泛的维度来描述人格：神经质（体验负面情绪的倾向）、外向性（需要与他人互动的倾向）、经验的开放性（衡量吸收力和创造力）、宜人性和尽责性。BPD 患者（以及其他人格障碍患者）的神经质程度得分高，而且，像大多数人格障碍患者一样，他们的宜人性和尽责性的得分较低。

第二种完全取代类别的维度系统是由彼得·泰勒（Peter Tyrer，2011）等人为《国家疾病分类》（第 11 版）［*International Classification of Diseases*（*11th Revision*）］（ICD-11）开发的。这一方法以自我报告问卷为基础，要求临床医生根据访谈数据对患者进行评分。世界卫生组织（2018）已在出版的 ICD-11 中采用了这一方法。

这些提议引发了更广泛的问题。维度诊断是否应该取代整个精神病理领域的分类？尽管 DSM-5 的编辑们曾认真考虑过这个选项，但最终未被采纳（Regier et al.，2013）。另一个问题涉及精神病学创建了一种与医学其他各个领域所青睐的分类诊断截然不同的诊断系统。这是否可能成为精神病学和医学界其他领域出现新的分歧的开端？

DSM-5 第 3 节中的 BPD

当我告诉一位我认识的癌症研究人员，DSM-5 的最终形式不是由普遍认同的事实决定的，而是由科学委员会投票决定的时，他感到非常惊讶。然而，在事实不明确或未知的情况下，投票可能是唯一的办法。许多科学领域都在与模糊的分类问题做斗争。几十年来，生物学家们一直在争论如何对物种进行最佳分类。甚至天文学界曾经也不得不就冥王星是继续保留为行星还是降级为矮行星进行投票。

问题在于，科学委员会的决定可能取决于其成员的看法和偏见的影响。因此，DSM-5 人格障碍诊断的委员会成员由支持分类的专家和支持维度的专家共同组成。该委员会的主席安德鲁·斯科达（Andrew Skodol）曾是大规模人格障碍分类结果研究的研究成员之一（将在第七章描述），但是他接受了 DSM-5 的编辑［匹兹堡的戴维·库普弗（David Kupfer）和 NIMH 的达里尔·里格尔

（Darryl Regier）〕的指示制作了一个维度系统。他们希望这种方法可以成为诊断系统的"典型案例"，最终将所有精神障碍的类别维度化。这一想法源于 DSM-Ⅲ 未能实现的目标，即描述有效的精神障碍，并将其特定于神经生物学测量。而研究普遍表明，被评为维度的特质与神经生物学的关系比与精神病学中任何现有诊断类别的关系都更为密切（Paris，2013c）。

人格障碍工作组的初步方案已在网上公布，以征求意见。他们提出了两个阵营之间的折中方案——一个混合系统，其中一些类别将被保留，但不会基于计数标准来评定存在与否（如 DSM-Ⅲ）。相反，诊断将完全基于特质特征（美国精神病学会，2013）。

工作小组意识到，DSM 中的许多人格障碍的类别缺乏研究支持。因此，最初的草案建议将类别数量从 DSM-Ⅳ中的 10 个减少到 5 个：反社会/精神病态型、回避型、边缘型、强迫型和分裂型。无独有偶，在斯科达参与的一个大型结果研究项目中，这 5 个类别中的 4 个也在研究之列。

建议的草案在一个网站上公布并经历了几次更新迭代。有一次，增加了第六个类别，即自恋型人格障碍（narcissistic personality disorder，NPD）。这一变化并不是因为突然出现了新的证据，而是基于一群坚决不愿看到这一诊断消失的调查人员的强烈游说。因此，自恋型人格障碍仍保留在可以从特质特征中构建类别的魔法圈中。尽管如此，该计划仍意味着放弃精神型人格障碍和偏执型人格障碍，使其成为分裂型人格障碍的亚型，同时彻底消除表演型人格障碍和依赖型人格障碍。

这些政治妥协导致了委员会的分裂。两个委员——加拿大的约翰·利弗斯利（John Livesley）和荷兰的罗埃尔·维尔霍尔（Roel Verheul）希望建立一个纯粹由维度构成的系统，但他们认为混合模型不连贯。他们从委员会辞职以示抗议。这一事件引起了媒体对创建 DSM-5 过程中存在问题的审视。

随着 2013 年新版出版截止日期的临近，需要做出决定。最后，美国精神病学会认为，考虑到较少的证据基础，所提议的修改太过激进（Silk，2016）。董事会再次通过投票表决，将混合系统纳入手册的第 3 节，其中包括需要更多研究的诊断结构。此后，它被描述为诊断的"替代模型"。

人们可能认为，不正式采用这一系统的决定会使其难以成功。我当时也是这么想的，但事实并非如此。此疗法的倡导者认为这个决定只是一个暂时的挫折，可以通过发表更多的研究成果来克服。《人格障碍杂志》（*Journal of Personality Disorders*）的现任编辑——罗伯特·克鲁格（Robert Krueger）和约翰·奥尔德姆（John Oldham）是混合系统的坚定拥护者。在克鲁格的领导下，从 2013 年至 2019 年，发表了 300 多份使用替代模型的研究。这些研究大多数是由致力于该系统的特质心理学家完成的。他们的维度计划（Krueger & Markon，2014）的目标是去除旧的分类，并用支持者通常所称的"DSM-5 系统"将其完全替换。

DSM-5 采用了阿拉伯数字而非罗马数字，这样它就可以进行修订（如 DSM-5.1、DSM-5.2 等），而不必再等待 19 年后才有下一本手册。这种期望既可以说是高瞻远瞩，也可以说是过于乐观。过去，如果 DSM 的更新过快，要求研究人员使用新的结构和工具时，他们就会感到不满。但现在，期刊不再需要分类诊断来发表有关人格障碍的研究成果。毫无疑问，这也难怪他们正在考虑随着时间的推移，所有精神障碍的诊断是否都可以变得维度化。DSM-5 创建者的最初设想也是如此。然而，由于反响强烈，导致在编写过程的最后阶段，人们认为需要更多的研究来证明彻底改变的合理性，所以该模型被置于上文所述的第 3 节。

该模型是一个"混合体"，因为它的类别是建立在五个特质领域之上的：消极情感、疏离、对立、去抑制（相对于强迫性）和精神病性。这些领域与以往的特质心理学模式有一定的相似之处，特别是 FFM（Costa & Widiger，2013）。然而，与 FFM 依赖于自我报告问卷的评分不同，该模型是由临床医生评分的。这就提出了一个问题，即使繁忙的从业人员可以接受人格特质评分培训，他们是否可以使用这种苛刻的程序得出可靠且具有外部有效性的分数？每一种评分都需要判断，以确定哪些是正常的，哪些是极端的，哪些是真正的功能障碍。研究已经表明，大多数从业者都忽视了 DSM 诊断系统的精确指示（First，Bhat，Adler，Dixon，& Goldman，2014），他们的评分反映的是一种全局性的、有点印象主义的观点。

委员会还制定了一个可以用来辅助诊断的自我报告测量方法。这就是 DSM-5 的人格调查表（Personality Inventory for DSM-

5，PID-5；Krueger & Markon，2014），它可以评估原生系统的 5
个特质领域和 25 个不良人格的特质因子。这份由 220 个条目组成
的问卷已经被缩减为 100 个条目（PID-5-BF；Maples et al.，
2015）。PID-5-BF 已经被用于临床监测患者的变化，但更长版本
的 PID-5 更可能主要被用作研究工具。

此时，替代模型已经对研究领域产生了明显的影响，但在实
践中尚未得到广泛应用。临床社区仍然更习惯使用分类，即使替
代模型在未来版本的 DSM-5 中被完全采用，它也需要时间才能
被广泛接受。克鲁格和马肯（Markon）在 2014 年发表的文章中
将这种情况归咎于"保守的政治力量"，他们认为分类模型是不
科学的，而维度模型则进步且经过实证。这一观点也得到了扎克
尔（Zachar）和福斯特（First）（2015）的支持，他们认为向
DSM-5.1 可能包含的内容过渡只是时间问题。

尽管很少有人会反对旧模型已经过时的说法，但我们并不知
道彻底改变旧模型将如何影响临床实践。我们从研究中得知，人
格障碍常常被误诊或完全被忽视（Zimmerman & Mattia，1999）。
把 DSM-III 和 DSM-IV 它们放在一个单独的轴上，结果只是让情
况变得更糟。临床医生会在他们的报告中写下"轴 2，暂缓"，以
便他们能够专注于处理他们认为自己知道如何治疗的障碍。

如果人格障碍是手册中唯一可以被维度化的诊断，这会造成
什么影响呢？这是否会使人格病理学更容易被忽视？如果是这样
的话，人格障碍患者是否会因为没有得到充分的评估而受到伤
害？我们不得而知。因此，这就是我至少在这个问题上仍然属于
"保守派"的原因。

在替代模型中，所有的人格障碍患者都要接受前文提到的五
种人格特质领域的评分，其中或多或少与 FFM 的领域相同（神经
质、外向性、宜人性），但是第五个领域——精神病性（出现精
神病性症状的倾向），并没有出现在大多数特质模型中，因为它
所描述的问题在社区人群中并不常见。我们认为有必要使用这一
概念来描述这些患者，因为他们中不少人有准精神病性的经历。

替代模型提供了比 DSM-IV 中更精确的人格障碍定义，侧重
于关注影响自我（身份和自我导向）和人际关系（移情和亲密关
系）的病症。然后，临床评估必须确定是否存在人格功能的损
害。如果存在，临床医生可以评估自我和人际关系的损害程度。

之后，可以确定是否存在符合六种已定义的人格障碍类型之一。如果无法识别特定的类型，人格障碍可以被评为特定特质型或未指定特质型。如果人格障碍没有指定的类型，临床医生可以评估其特质域名或特质面。在每一个步骤中，临床医生都被要求使用李克特（Likert）量表（从 1 到 5）来进行评分。

BPD 的诊断还需要满足以下七个特征中的四个或以上：情绪不稳定、焦虑、分离焦虑、抑郁、冲动、冒险和敌对（其中至少有一项必须是冲动、冒险或敌对）。一旦临床医生识别出这些特征，就有可能构建 BPD 的类别。该障碍的特点在下列四个方面中的两个或多个方面存在困难：身份认同（与空虚和解体有关）、自我导向（缺乏目标）、移情（与人际敏感性有关）以及亲密性（与不稳定的亲密关系有关）。

鉴于使用替代模型的研究论文已经发表了很多，新的数据有可能导致替代模型取代 DSM 第 2 节中的系统。替代模型的确有许多优点，它显然能更好地对临床上常见的未特定的人格障碍进行分类。另一个问题是，它对于 BPD 的描述是否足够充分，因为 BPD 与其他主要精神疾病的相似度高于正常人的人格变异，但与其他维度系统不同的是，它最终确实能诊断出 BPD。主要问题是该模型对于没有经过研究培训的临床医生来说可能太复杂了。

人格障碍的 ICD-11 模型

DSM 系统在北美占主导地位，但在世界其他地区，一般采用世界卫生组织开发的 ICD 系统。目前该系统已经历了第 11 次修订（ICD-11），已被普遍使用。ICD 是按条约规定的官方分类，DSM 的诊断可以被转化为其编码。

尽管 BPD 是"情绪不稳定"型人格障碍的一个子类别，而 NPD 也从未被接受，但 ICD 以前的版本对人格障碍类别的描述大体相似。当 DSM 系统的争议被国际媒体报道时，世界卫生组织悄然编制了自己的修订版分类。人格障碍再次成为采用维度诊断系统的试验案例。这个项目由英国精神病学家彼得·泰勒主持，他也负责了大部分的研究。

ICD-11 人格障碍系统（Tyrer et al.，2011）要求临床医生用

5 分制对人格障碍进行评分。该手册没有分类，而是手动指导临床医生在五个特质领域对患者进行评分。

这一分类方法的根本性改变是基于人格障碍的类别过于杂乱且定义不清，需要用特质维度完全取代（Tyrer et al.，2011）。

在这个系统中，首先要对人格障碍进行一般性诊断，与 DSM-5 的定义相似。从本质上讲，人格障碍的特点是自我功能方面的问题或人际关系的问题，且持续时间较长。这种障碍表现为认知、情绪体验、情绪表达和行为的适应不良模式等，这些模式可以在各种个人和社会环境中出现，并且它们不能主要用社会或文化因素（包括社会政治冲突）来解释。人格障碍还与个人、家庭、社会、教育或职业功能方面的困扰或损害等有关。

其次是对患者的五个特质领域进行评分。临床医生对人格障碍按照 5 分制评分（无、仅有困难、轻度、中度、重度），然后根据这些领域对患者进行评分：消极情绪、不合群、不受抑制、执拗（强迫性）和脱离。

因为需要决策的方面较少，这个程序比 DSM-5 的替代模型简单得多。

然而，我们尚不知晓这五个领域与 DSM-5 替代模型的对应程度。

我对这个系统有四个疑问。一是它将摒弃几十年的研究成果。二是我们不知道繁忙的临床医生是否能够使用这个系统来进行可靠的评级；毕竟，他们在使用目前的 DSM 系统时做得并不好。三是如果临床医生认为这个系统使用不便，那么患者就会继续遭受误诊之苦。我们可能会重蹈覆辙，过去的系统试图鼓励诊断，却只能使诊断边缘化。四是人格障碍将从其他精神障碍中分离出来，精神病学可能会从医学中孤立出来。

按特质特征进行诊断的主要优点是有大量的病例不符合现有的任何类别。在临床实践中，有太多的"不明"的病例。

由于诊断系统的任何急剧变革都可能有悖常理，人们需要考虑必须有多么有力的证据才能证明急剧变革是合理的。ICD-11 系统得到了许多赞成人格障碍维度诊断专家的认可，但并不包括那些吸引了最多研究的类别（BPD 和 ASPD）。

ICD-11 系统受到了一些反对。一组研究人员撰写了一篇论文为 BPD 的概念进行辩护，认为将一个已经被广泛研究的类别维度化会失去一些重要的东西（Herpertz et al. , 2017）。他们在论文的第 577 页指出：

> 根据 ICD-11 系统的诊断是基于对功能受损的广泛、潜在的污名化描述，还忽视了许多令人印象深刻的研究和治疗指南，而这些研究和指南推动了对患有边缘型和其他人格障碍的成人和青少年的治疗。在彻底改变高度影响医疗服务的分类法之前，迫切需要进行面对面的实地试验，同时听取患者的意见，并在科学家之间进行充分讨论。

由此召开了一系列会议，以在两个阵营之间找到一个折中方案。最终版本于 2018 年 6 月公布，在 ICD-11 系统的五个特质领域中增加了一个"边缘模式"。这种模式的描述标准与 DSM-5 中的标准非常相似。这一修改可能让许多人暂时满意，但泰勒（Tyrer）和穆德（Mulder）于 2018 年发表的文章已经明确表示，他们将继续努力彻底消除"边缘型"这个术语。

显然，关于如何鉴定 BPD 的史诗般斗争并没有结束。在 DSM-5 的第 3 节中，诊断仍然是一个选项，但其根源在于特质维度的评分。它在 ICD-11 中被保留下来，但被边缘化了。我们为这些教育型临床医生、家庭和公众，为了解 BPD 殚精竭虑的人们担心，这些变化可能会导致一种倒退。

维度与类别在 BPD 中的对比

特质维度能在多大程度上解释与 BPD 相关的各种特征？虽然有些人比其他人情绪更不稳定或更容易冲动，但很少有人会每小时都有情绪波动、服药过量、自残或出现微精神病症状。这些临床特征远远超出了夸张的特质，并将 BPD 与主要精神障碍联系得更紧密，而非人格的正常变异。

然而，特质和障碍之间存在明显的联系。行为遗传学研究，即比较单卵双胞胎和双卵双胞胎的一致性，表明所有的特质维度都具有遗传性，其比率一般在 40%～50%（见第五章）。人格障碍的情况也是如此。大多数研究发现，BPD 的遗传率与其基本特质的遗传率在同一范围内，换句话说，接近一半的方差（Gunderson et al. , 2011）。特质的高度遗传性表明神经机制驱动人格差异。这一研究领域还表明，人格特质是分层次组织的：大量更为狭窄的维度与遗传和生物机制相关联，这些维度聚集成四个或五个"超级因素"（Livesley et al. , 1998）。

另一个支持维度的观点是，特质是稳定的，而人格障碍的分类以及其所依据的症状则可能是不稳定的（Skodol et al. , 2005）。正如第七章所显示的，即使患者不再表现出足够的症状来满足BPD 的标准，BPD 的特质也会继续导致功能失调。

对 DSM-5 中的分类诊断最强烈的批评之一是，其中列出的许多人格障碍从未得到过恰当的研究。我们只在两个类别——ASPD 和 BPD 上有大量的实证数据。关于分裂型人格障碍的研究较少，但这种情况也作为精神分裂症的变体被列入 DSM-5 中。关于 DSM 中其他七个类别的研究文献也非常有限，有些主要是出于历史原因而存在。我们需要将具有突出症状的诊断（已引起最多研究的类别）与主要反映特质的诊断（大多数其他类别）区分开来。如果其中一些诊断消失了，我们可能不会漏判。我认为DSM-5 第 3 节中的 6 个类别比第 2 节中的 10 个类别更为合理。

相比之下，BPD 更像是一种严重的精神障碍，而不像其他人格障碍。它有一系列令人不安的异常症状，而大多数人从未经历过。它不是人格的夸张，而是一种导致严重功能失调的障碍。尽管 BPD 可以通过特质指标的得分"映射"出来，但这样做并不能完全解释其临床表现。BPD 的一些特征可以在社区人群中识别出来，如情绪不稳定和冲动性，但慢性自杀和自残则超出了正常的经验范围。更普遍的观点是，症状不同于特质：症状存在于可诊断障碍的人身上，而通常不存在于那些仅易患障碍的人身上。

BPD 的特质和症状之间的分离得到了一些研究的支持。在一项针对 BPD 和其他人格障碍患者的大规模随访研究中，莫雷（Morey）和扎纳里尼（Zanarini）对 FFM 进行了研究，并在 2000年发表的文章中证实了 BPD 患者的神经质程度较高。但这一维度上的一些因素并不能解释冲动性上的一些因素。索尔斯曼（Saulsman）和佩奇（Page）于 2004 年在报告一项对人格障碍患者应用 FFM 的研究的荟萃分析时，发现几乎所有的人格障碍都与高度神经质有关。这些障碍中的大多数还显示出低宜人性和低尽责性。

这些研究结果表明，虽然 FFM 提供了一个非常广泛的图景，但它缺乏临床细节（五个维度可以细分为三十个"方面"，但关于这些方面的研究很少）。与其说 FFM 是对人格障碍的测量，不如说是对人格的测量。在社区人群中为描述特质维度的正常变化而开发的工具，并不适合评估病理学。

一个解决方案是开发类似于 FFM 的测量方法，但能更好地测量精神病理学。一些工具就是为此而设计的，如非适应性和适应性人格表（Schedule for Non-Adaptive and Adaptive Personality；Clark，1993）及人格病态诊断评估（Diagnostic Assessment of Personality Pathology；Livesley，2003），两者都很努力地在他们的问卷中加入以病理为导向的条目。

在另一种方法中，韦斯特恩（Westen）、谢勒（Shedler）和布拉德利（Bradley）于 2006 年发表的文章中，提出了通过原型匹配来完善 DSM 的分类。该方法要求临床医生对临床特征进行分类，以接近于每种障碍的特征。虽然这种方法可能有其优势，但对于临床应用来说可能过于耗时，这也是它没有得到广泛应用的原因。我们应该牢记，DSM 系统是为实际使用而设计的，因此，必须首先考虑临床实用性（First，2005）。

像大多数医生一样，我接受的是重视实用性而不是符合理论的训练。因此，我认为将特质心理学应用于诊断是抽象的。此外，专业人员都是忙碌的人，他们希望迅速做出诊断，而他们的患者也不一定愿意花 30~60 分钟来填写问卷。

我也怀疑仅凭自我报告问卷或临床医生的评分是否能准确地测量出大脑是如何组织人格的。要解决这个问题，最好的办法是确定人格特质是否与基因或生物标记相关。但到目前为止，这方面的证据还不足以令人信服。

特质心理学家指出，维度传达的信息比分类更多。的确如此，但临床医生可能会在信息较少的情况下更好地工作。最终，DSM 的诊断通常未能帮助临床医生决定治疗方案。这是一个需要数十年才能解决的问题。就像治疗精神分裂症和躁郁症一样，治疗 BPD 没有特效药，但确定这一诊断告诉我们，这些患者需要一种专门的心理治疗方法。这也是应该保留 BPD 诊断的主要原因。

归根到底，分类和维度这两类诊断方法应该是相辅相成的。

我们经常在医学中使用维度。例如，血压可能在正常水平内变化，直到超过120/80。此时，高血压仍属一类疾病，因为维度临界值是质变的标志，在这一点上，并发症的可能性会大大增加。

精神病学中的所有诊断类别都有模糊的边缘。人们可以很容易地将维度诊断用于抑郁或焦虑。甚至精神分裂症也属于这个谱系，孤独症也是一个例子。但是维度诊断方法的问题在于其无法让临床医生确定病人是否超出了正常范围。人格障碍并非始于某一维度的极端，而是始于那些功能不佳的人。

我们不必期望类别完全不同，只要它们能够有效地描述临床表现如何聚集在一起即可。临床医生使用诊断来交流病人的情况就是出于这个原因。与研究人员不同的是，临床医生对多维度的诊断并不感冒。由于维度系统在实践中难以操作，尽管明尼苏达多相人格问卷（Minnesota Multiphasic Personality Inventory）背后有大量的研究，但如今几乎没有临床心理学家使用该问卷进行诊断。我们也可以从结构化的内部意见中获取数据，但临床医生往往时间紧迫，可能无法以可靠的方式对特质进行评分。我还担心，一个理论上优越、但实际上有缺陷的系统的结果是临床医生会更容易忽视 BPD。

维度系统保留了真正的研究价值。特质比类别具有更多的生物相关性。即使症状缓解，特质仍保持稳定。它们是在病情发展之前和缓解之后易患障碍的标志，但它们不能取代临床实践中的类别。

总而言之，维度可以很好地描述 BPD 的特质，但不能说明其症状。然而，如果不了解其特质领域，我们就无法理解这种障碍。本书所要阐述的理论认为，特质是当患者暴露于压力源时会发展成障碍的基本病症。但分类也同样重要，它告诉我们特质领域是如何聚集在一起的，以及应该寻找何种症状模式。我们也无法确定哪个系统是更好的治疗指南。

对所有精神障碍采用维度诊断？

在推动人格障碍的维度诊断的同时，也有一项对所有精神障碍进行维度诊断的提议（Krueger，Kotov，& Watson，2018）。最近一期的《世界精神病学》（*World Psychiatry*）用很长篇幅介绍了这一被称为"精神病理学层次分类法"（Hierarchical Taxonomy of Psychopathology）的系统。同样，其支持者的论点是，这种分类法比 DSM 更有科学依据（Kotov et al.，2017）。但问题是，在没有强有力的证据的情况下，精神病学是否应该如此彻底地将自己从医学中分离出来，更不用说临床心理学了。

最近基于这些假设开发的另一个系统是由 NIMH 提出的研究领域标准（Research Domain Criteria，RDoC）（Cuthbert & Insel，2013）。目前该机构要求提交的所有赠款申请都必须符合该标准。然而，RDoC 系统仍处于早期开发阶段（Paris & Kirmayer，2016）。它尚未被应用于理解人格或人格障碍。我们还需要记住，精神病理学的维度模型通常来自临床评估或自我报告等观察结果。但现代精神病学的目标是以神经科学为基础。

这就是 RDoC 的基本理念，它将所有的精神障碍简化为神经连接的问题。问题在于神经科学远未发展到足以解释精神病理学的程度，而当问题出现在复杂的高阶结构（如人格）中时更是如此。基于异常神经连接的系统能在多大程度上说明复杂形式的精神病理学还不得而知。目前，RDoC 是对可能的未来发展的一种投资，但不是目前诊断精神障碍的候选方法（Paris & Kirmayer，2016）。

关于维度模型的一些结论

在 DSM-5 和 ICD-11 中，人格障碍的定义都需要临床判断。我们看到的人格特质的变化在什么情况下属于正常范围，在什么情况下是可以被视为病态的障碍？如果特质心理学家将障碍视为夸大的特质是正确的，那么临界值的界定将是任意的。

另一个问题是，诊断结构容易发生"概念蠕变"（Haslam，2016），即诊断往往会随着时间的推移而扩大范围。维度诊断会增加这种错误的风险，并失去正常和病态之间的界限。弗朗西斯（Frances，2013）在对过度扩张的诊断结构进行批评时强调，如果不能证明功能障碍，就无法诊断出精神障碍。出于这个原因，弗朗西斯反对使用人格障碍的类别来描述政治人物。因此，无论患者的特征图有多么突出，除非这些特征造成了困扰或明显的功能丧失，否则患者不应该被诊断为人格障碍。

我最初并不赞成在 2013 年采用替代性的 DSM-5 人格障碍模型，但更多的是出于实际考虑而不是理论上的原因。我们已经面对一个严重的问题，那就是临床医生无法诊断人格障碍，甚至认为人格障碍是标示长期社会心理功能障碍的最准确方法。临床医生如果没有经过良好的训练，就无法对人格特质维度做出可靠的评级。任何占用宝贵时间的系统都很可能不被遵守（在 DSM-III 中引入的五轴系统用意良好，但在 DSM-5 中被弃用就是一个很好的例子）。此外，像 PID-5 这样的问卷调查尚未被证明能够为心理或精神药物治疗提供具体的指导。

尽管有这些疑虑，我还是觉得 DSM-5 第 3 节中的模型比其他模型更好。至少，它能导向对 BPD 的诊断。以这种方式识别出的许多患者不太可能与符合当前标准的患者有很大的不同。我们不必将数十年来对 BPD 的研究成果连同不精确的诊断一并丢弃。

由于每个 BPD 患者都不尽相同，特质维度可以告诉我们一些额外的信息。维度和类别并不相互排斥。正确的答案可能类似于物理学中的波和粒子可以共存。归根结底，最重要的是我们临床医生是否能识别 BPD 并提供针对该障碍的治疗方法。

临床意义

- DSM 系统存在缺陷，但仍然是最广泛使用的识别 BPD 的方式。
- 作为人格障碍基础的特质维度为分类诊断提供了额外信息。
- BPD 类似于严重精神障碍的分类，仅凭维度来定义并不足够。

第三章
与其他精神障碍的界限

为什么 BPD 仍然存在争议

BPD 在社区中很常见，也是临床实践中最常见的人格障碍类别。齐默曼（Zimmerman）等（2005）发现，在一家大型诊所的所有门诊患者中有 9% 符合该障碍的标准，但其中的大多数病例被临床医生漏诊。其中一个原因可能是 BPD 并非一种经典的自我协调型人格障碍，而是与各种自我失调的症状有关（Paris，2018）。它与抑郁、焦虑和物质滥用的合并率尤其高（Zanarini et al.，1998a）。在患者接受所谓的"抗药物性抑郁症"治疗时，临床医生不会开具针对 BPD 的特定心理治疗方法处方，因为患者通常会接受这种治疗。

对 BPD 诊断的抵触情绪也源于其历史。它的概念被认为是模糊的，是精神分析基于臆测的遗留产物，只有伍迪·艾伦（Woody Allen）会认真对待它。海因茨·莱曼（Heinz Lehmann）是我最尊敬的老师之一，他告诉我不要诊断 BPD，"因为没有人知道它意味着什么"。在那次谈话的时候（1969 年），莱曼可能是对的。

另一个问题源于这个术语本身：没有一个"边界"可以成为"边界线"。阿基斯科尔（Akiskal）、陈（Chen）和戴维斯（Davis）于 1985 年发表的文章中，将边缘一词描述为"一个寻找名词的形容词"，令人印象深刻。尽管精神病学中的其他术语，如精神分裂症也同样存在问题，但目前的标签无助于人们接受这一概念，也没有公认的替代词。情绪失调障碍是一种可能的替代方案，但它未能反映出这些患者的冲动性和人际关系失调的特点。

五十年前，当以心理动力学为导向的老师们训练我诊断边缘型人格时，他们鼓励我去阅读罗伊·格林克尔（Roy Grinker）和他同事在 1968 年（当时的最新版）发表的著作。即便如此，我也没有被说服。我仍然忠于莱曼，多年来一直拒绝做出诊断。我几乎没有想到我有一天会成为 BPD 的研究者。

我改变想法的原因是，在我执业的早期，我对长期有自杀倾向的患者产生了浓厚的兴趣。我接受过心理治疗的培训，但对将这些技能用来治疗"忧心忡忡的患者"感到不满。毕竟，作为一个医学专家，我应该把精力集中在最受困扰的人身上。此外，治疗有自杀倾向的患者将为我提供一个成功或失败的标志：患者最终要么活着，要么死亡。

随后，冈德森（Gunderson）和辛格（Singer）在 1975 年发表的文章中表明，BPD 患者可以通过半结构化的访谈来进行诊断，这一发现使诊断从对隐藏心理机制的推测转移到对可观察现象的评估。现在，这个概念对我来说开始有意义了。我的一位患者甚至建议我认真对待 BPD，他递给我一篇奥托·科恩伯格（Otto Kernberg）于 1970 年发表的论文，并说："读读这个，可能会有帮助。"我逐渐意识到，BPD 作为一种诊断结构描述了我最感兴趣的患者。

当我确信诊断 BPD 是有用的，我就阅读了我能找到的关于这个主题的所有内容。我发现许多作者根据他们的临床经验，提出了一些有思想、有见地的观点。然而，我仍然不满足于我对这个问题的理解。此外，他们的假设是，通过"努力克服"过去的生活事件就可以治愈障碍。像许多其他治疗师一样，我也尝试过对患者采取这种方法。虽然我最终对患者的经历有了更深的理解，但这样做对患者当下的生活几乎没有什么改变。因此，较早的文献很少为治疗 BPD 患者提供实际帮助，而且它们几乎都不是基于实证研究的。

最终，我进入了研究领域来探索这些问题。在这方面，我与同时代的许多人没有什么不同：人格障碍研究的领军人物几乎都是受过一定研究训练的心理治疗师。

在 1980 年 BPD 被 DSM-III 纳入后的四十年里，临床医生对诊断 BPD 的抵制有所减少，但仍有一些阻力。这个问题至少部分反映了 BPD 并发症的问题。由于 BPD 的并发症非常广泛（Shah & Zanarini，2018），因此有足够的空间忽视人格障碍并通过症状做出其他诊断。

并发症和共现①

不愿意诊断 BPD 的现象至少部分反映了治疗上的困难。临床医生可能害怕这些患者，想使他们察觉到的"问题"消失。一个策略是将症状归于另一种被认为更容易治疗的诊断。在精神病学中，这样通常会导致开具药物处方。当然，人们通常不会这么说。相反，人们听到的是，由于 BPD 与其他疾病（尤其是抑郁症）高度并发，因此应该治疗"并发症状"。但是，我们不能把诊断割裂开来，一次只治疗一个方面。正如第八章所述，抗抑郁药对 BPD 患者没有什么帮助。此外，并发症是 DSM 系统的一个伪命题，其为多种障碍描述了类似的标准。

多年来，每当我发表关于 BPD 患者临床样本的论文时，审稿人都会要求我记录下与情绪障碍有关的并发症。这一要求显然是基于假设，即抑郁症才是"真正的问题"，抑郁症可以解释人格障碍，或者人格障碍只不过是情绪障碍的错误标签。

但 BPD 真的是另一种精神障碍的一种形式吗？鉴于 DSM 中几乎每个类别都有严重的并发症，其他主要精神障碍，如重度抑郁症，是否更为"真实"？鉴于这些有效性问题，共现（co-occurrence）是一个比并发症（comorbidity）更中性的术语，其意味着存在两种不同的病症。

多年来，BPD 一直被认为属于多种障碍的范畴。首先是精神分裂症。近几十年来，最常见的候选障碍是抑郁症和双相情感障碍。也有一些临床医生认为 BPD 是创伤后应激障碍的一种"复杂"形式（Giourou et al.，2018）。但是，所有与 BPD 合并的障碍都只对应该综合征的一个方面，没有一种障碍能解释其广泛的病理。

---

①　并发症原文为"comorbidity"，指同一患者身上存在着不止一种相互有联系的障碍或疾病。共现的原文是"co-occurrence"，指同一患者身上同时存在不止一种彼此独立的障碍或疾病。——译者注

BPD 的诊断描述了一种特质和症状的混合体：它既可追溯至多年前的人格特质紊乱，又有与近期生活事件相关的急性症状。与情绪障碍、焦虑症和物质滥用的广泛共现反映了一种普遍的人格障碍，而且无法将其区分为症状性精神药物干预的目标。

BPD 和精神病

鲜为人知的是，约有一半的 BPD 患者在患病的某个期间会出现幻听（Schroeder et al.，2013）。这些症状通常与压力和情绪失调有关，患者几乎总能立即或在不久之后就意识到他们所听到的声音是想象出来的。此外，我们还可以在 BPD 患者身上看到短暂的精神病发作，需要精神药物的干预（Zanarini et al.，1998a）。

在大多数情况下，BPD 和精神分裂症之间的重叠对于鉴别诊断来说不是一个严重的问题。在过去有可能出现这种情况，那时精神分裂症的定义很宽泛并被过度诊断。这就是斯特恩（Stern）最初的想法：BPD 处于神经症和精神病之间的边界上。他的假设与诊断术语假神经症精神分裂症（Hoch，Cattell，Strahl，& Penness，1962）有相似之处，该诊断术语提出具有多种神经型症状的患者都有潜在的精神病。

尽管 BPD 患者通常有轻微精神病症状，但主要影响情绪和冲动的人格障碍（如 BPD）与主要影响认知的人格障碍（如分裂型人格障碍）是可以被区分的（Spitzer，Endicott，& Gibbon，1979）。无论是家族史研究（White et al.，2003），还是神经生物学研究都不支持 BPD 和精神分裂症之间存在任何联系。相比之下，家族史和生物标记研究显示分裂型人格障碍显然与精神病相关（Siever & Davis，1991）。

由于认知症状在 BPD 中的出现频率尚未得到广泛重视，人们偶尔还会混淆 BPD 与精神病的鉴别诊断。大约一半的 BPD 患者会出现幻觉（通常是听觉，但有时是视觉）以及其他认知症状，特别是亚妄想型偏执感受和反复发作的人格解体（Zanarini et al.，1990）。

这些都是临床上需要进行特定管理的重要特征。由于认识到这些特征，DSM-Ⅳ 中引入了 BPD 的第九条标准。遗憾的是，新的标准只提到了偏执和分离症状，而对于在 BPD 中常见的瞬时性的、与压力相关的幻听却只字未提（Yee et al.，2005）。

当认知症状更加明显时，就会出现与精神分裂症鉴别诊断的问题。然而，BPD 患者的精神病现象仍然是短暂的，并且他们保留了洞察力。听到的声音在当时看来似乎是"真实"的，但患者逐渐意识到并非如此。尽管 BPD 患者在压力下会出现偏执的感觉，但他们并不会产生固定或怪异的妄想。

以下案例展示了这一人群的一系列认知症状。

案例 1：比尔（Bill）

25 岁的比尔，因长期试图自杀、不稳定的亲密关系和情绪不稳定而接受治疗。他也有偏执的想法，例如，他经常认为他的邻居们在密谋对付他。然而，所有这些想法都是对真实情况的夸大，从未涉及固定的妄想，而且他的想法缺乏精神分裂症中的怪异性。当比尔感到压力时，他经常听到脑海中有批评的声音，但他知道这些声音都是想象出来的。

尽管如此，比尔最初被诊断患有精神分裂症，并使用长效抗精神病药物治疗了精神病超过五年。比尔实际上很喜欢去这家诊所打针，因为这给了他每两周来一次与护士交谈的理由。然而，随着他的生活趋于稳定，比尔的轻微精神病症状连同他的其他症状一起得到缓解。30 岁时，比尔停止服用神经安定剂，并且再也没有产生偏执的想法或幻觉。

案例 2：温迪（Wendy）

温迪是一名 24 岁的学生，因威胁要自杀而入院。她的其他问题包括情绪不稳定和人际关系紧张。在入院过程中，她报告说她听到一些声音，告诉她自己很坏或建议她自杀。这些经历并不是每天都会发生的，而是与压力事件或她感到异常痛苦的时候才联系在一起。虽然温迪有时相信和她交谈的声音，但一旦声音停止，她就知道这些声音是她想象出来的。她没有对这些幻觉产生妄想。

案例 3：朱恩（June）

朱恩是一名 17 岁的女孩，因自残和过量服药而正在接受治疗。她经常听到一些声音，并描述自己生活在一个想象的世界里，那里有一些友好的人物对她说话，让她感到安心。有时她认为这是一个真实的世界，也许在另一个星球上，如果她死了就可以进入其中。大多数时候，朱恩都能很好地立足于当下，但她有非常丰富的幻想生活。与此相关的是，朱恩最近看了根据汉娜·格林（Hannah Green, 1964）的书《我从未向你承诺过玫瑰园》（*I Never Promised You a Rose Garden*）改编的电影，这对她的经历产生了影响。

也有一些精神分裂症患者会被误诊为 BPD。

案例 4

一名 25 岁的女性曾多次因服药过量和自残到急诊室就诊，从而被诊断为 BPD。然而，仔细的精神状况检查显示，她每天都有幻听，这些声音是两个男人在谈论她。患者将这些视为"灵魂"，她认为这些"灵魂"在过去五年里一直在迫害她。为了进一步支持精神分裂症的诊断，患者自 20 岁以来一直功能良好，但自从患病后就变成了另一个人：疑神疑鬼，无法工作或重返校园。

BPD 和抑郁症

BPD 患者经常有慢性或急性的抑郁症状。事实上，当患者处于危机状态中时，他们通常符合重度抑郁症的标准（要做到这一点并不难，因为这一诊断的标准较低，只要求患者的悲伤和功能障碍持续两周即可）。

这些现象会导致临床医生淡化或忽视伴随的人格病理学。我已经数不清看过多少份急诊室报告将 BPD 患者描述为仅患有重度抑郁症，而忽略或者"推迟"人格障碍的可能性。然而，更大的问题是人格障碍是否"只不过是"另一种情绪障碍的形式。数十年前，阿基斯科尔（Akiskal）等（1985）提出 BPD 是抑郁症的一个变种。

这个想法有几个问题：首先也是最重要的一点是，抑郁症在

BPD 中具有不同的模式。典型的抑郁症患者无论生活中发生了什么都会感到悲伤。根据定义，你几乎无法让临床上的抑郁症患者振作起来。

BPD 的情况则完全不同。我们看到的不是情绪的持续低落，而是情感的不稳定性。情绪可以一天甚至一小时一变（Gunderson & Phillips，1991）。患者可能醒来时感到焦虑，下午感到抑郁，晚上感觉很好，但在睡前却陷入了愤怒。对 BPD 的情感不稳定性的研究表明，从抑郁到愤怒的转变尤其常见（Koenigsberg et al.，2002；Henry et al.，2001）。这种情感不稳定、情绪失调和人际关系敏感的模式与典型的抑郁症几乎没有相似之处。这一点也是 BPD 的关键特征（Linehan，1993）。

其次，抗抑郁药物对 BPD 的疗效远不如对典型抑郁症有效。正如第八章所示，这些药物最多只能"减轻"BPD 的症状，但几乎永远不会像在典型的抑郁症中那样导致病情缓解。因此，忽视人格的情绪障碍诊断往往会导致治疗效果不佳。目前，最有证据支持的治疗方法是特定模式的心理治疗。

再次，BPD 患者对抑郁的主观体验是独特的。悲伤更为强烈（Stanley & Wilson，2006），其特征是依附性依赖，这在重度抑郁症患者身上并不常见（Wixom，Ludolph，& Westen，1993）。

由于 BPD 患者经常感到悲伤，他们常常符合心境恶劣的标准，DSM-5 现在称之为持续性抑郁症（情绪低落的日子比不低落的更多，至少有两种抑郁症症状，如情绪低落、疲劳或失眠）。然而，尽管这个类别描述了一系列的症状，它却具有异质性（Chen，Eaton，Gallo，Nestadt，& Crum，2000）。此外，虽然抗抑郁药物对一些心境恶劣患者有帮助，但不如对全面符合标准的抑郁症患者的效果稳定（De Lima & Hotopf，2003）。

当 BPD 患者到急诊室和诊所就诊时，一般是因为发生了一些让他们感到比平时更难过的事情。与 BPD 本身一样，重度抑郁症的诊断需要出现九个症状中的五个。一个人如果连续两周感到情绪低落并伴有其他四个症状，就符合诊断标准。这种过于宽泛的定义使重度抑郁症成为一个异质性的类别，其症状的严重程度从忧郁症到接近正常的应对损失反应不等（Horwitz & Wakefield，2007）。

大规模抑郁症的序贯治疗（简称 STAR*D）研究（Rush，2007）以及其他研究（Moncrieff & Kirsch，2005；Kirsch et al.，

2008）表明，只有大约一半的抑郁症患者对抗抑郁药物有充分的反应。诊断重度抑郁症给了我们一种特异性的错觉，但可能不足以为临床诊断提供足够的有用信息。

另一个支持 BPD 是重度抑郁症观点的论据是患者存在情绪障碍的家族史（Akiskal et al., 1985）。事实上，在一级亲属中，诸如物质滥用和 ASPD 等冲动性障碍实际上比情绪障碍更常见（White, Gunderson, Zanarini, & Hudson, 2003）。另一个论点（Akiskal et al., 1985）是基于生物标志的共性，如快速眼动潜伏期（rapid eye movement, REM），即睡眠中的 REM 比大多数人更早开始。然而，只有当 BPD 患者同时也患有抑郁症时，才会出现这些生物标志（De la Fuente, Bobes, Vizuete, & Mendlewicz, 2001；Philipsen et al., 2005）。

最后，当 BPD 得到成功治疗后，抑郁症也会得到缓解。一方面，接受药物治疗的抑郁症患者不会失去人格障碍的临床特征（Lopez-Castroman et al., 2012），但是另一方面，纵向研究表明，随着时间的推移，从 BPD 中康复的患者，其临床上显著的抑郁症状确实会消失（Gunderson et al., 2004）。

认为抑郁症"胜过"BPD 的诊断的观点没有把冲动和不稳定的人际关系问题考虑在内，而只是简单地认为这些问题是次要的。然而，鉴于大多数抑郁症患者并不存在这些问题，很难说所有这些长期问题都可以用情绪来解释。

同样，也有观点认为不能对目前处于抑郁状态的患者进行人格障碍的诊断（Farabaugh, Mischoulon, Fava, Guyker, & Alpert, 2004）。这种观点认为，一些抑郁症患者只是看起来有人格障碍的症状，但经过治疗和缓解后，这些症状就会消失（Farabaugh et al., 2004）。然而，这个情况恰恰不会发生在 BPD 患者身上。相反，抑郁症经过治疗后人格症状的缓解并不常见（Lopez-Castroman et al., 2012）。虽然有些难治性抑郁症患者的症状与人格障碍患者的症状相似，但 BPD 患者的病程截然不同，他们的症状从年轻时就开始，而且几乎不会完全消失。BPD 患者长期处于抑郁状态并伴有急性加重，即使他们不再符合重度抑郁症的标准，也几乎不会出现情绪稳定。

专注于情绪异常的临床医生会开出抗抑郁药。很少有人意识到这些药物对 BPD 的治疗价值不大。两篇科克伦（Cochrane）综

述（Binks et al., 2006a; Stoffers et al., 2010）和国家健康与护理
卓越研究所（National Institute for Health and Care Excellence, 缩
写为 NICE, 2009）通过荟萃分析得出结论，抗抑郁药物对这一
临床人群的效果甚微。如果忽略了 BPD 所特有的情绪波动，就很
容易将患者视为患有重度抑郁症（Gunderson & Phillips, 1991）。
这是一个很好的例子，说明了识别 BPD 的重要性。

总而言之，BPD 与抑郁相关，但不能解释抑郁的原因。情绪
低落既不能解释患者行为冲动的原因，也不能说明 BPD 所特有的
人际关系混乱。

案例 5：苏珊（Susan）

苏珊是一名 24 岁的女性，她正在接受长期抑郁症的治疗，
她的情绪转变迅速，通常会切换到愤怒和暴怒。她还有自残和反
复过量服药的历史。苏珊被诊断出患有重度抑郁症，并接受了多
种抗抑郁药物治疗。然而，这些药物都没有产生任何持久的效
果。每次换药只能短期改善几周，然后又回到以前的状态。一旦
苏珊开始接受心理治疗，她就能够完全停止使用抗抑郁药物。

BPD 和双相谱系

最近（也是目前最有影响力的）试图将 BPD 从 DSM 的精神
疾病列表中删除的建议是，这些患者"真正"患有双相情感障
碍。BPD 患者被以前的临床医生诊断为双相情感障碍的情况十分
常见（Gunderson et al., 2009）。

特别是进入 21 世纪以来，出现了双相情感障碍谱系的概念。
这一概念将双相情感障碍的诊断结构扩展到更广泛的综合征
（Angst & Gamma, 2002; Ghaemi, Ko, & Goodwin, 2002）。除了双
相情感障碍的传统形式——双相情感障碍 I 型（伴有狂躁）和双
相情感障碍 II 型（伴有轻狂躁），该谱系的障碍还包括双相情感
障碍 III 型（抗抑郁药诱发的轻度狂躁）和双相情感障碍 IV 型（超
快速周期性双相情感障碍）。这一概念也意味着双相谱系可能包
括许多目前被诊断为单相抑郁症、焦虑症、物质使用障碍、进食
障碍以及人格障碍的病例。

许多临床医生认为，任何形式的情绪不稳定都是双相情感障碍的一个症状。然而，快速的情绪波动也是人格障碍的最大特征之一。此外，BPD 和双相情感障碍之间存在着重要的差异（Paris，Gunderson，& Weinberg，2007）。第一，BPD 患者的情绪与双相情感障碍患者的情绪具有不同的特质。第二，BPD 患者的情绪转变是对生活事件的反应。第三，时间框架有所不同，BPD 患者的情绪是在数天或数小时内发生变化，而不是在数周内。这种模式背后的生物机制可能完全不同。每天或每小时情绪不稳定的模式并不支持将 BPD 视为双相情感障碍的一个亚临床形式，从家族史、生物标记或 BPD 对患者健康的影响得出的数据同样不支持这一结论（Paris et al.，2007）。

因此，双相情感障碍的情绪变化与 BPD 的情绪变化有着本质上的区别。没有人能够让一个严重抑郁的人振作起来，也不能"打倒"一个正在经历狂躁发作的人。尽管从抑郁到兴奋的变化是双相情感障碍 II 型的特征，但 BPD 的情绪更有可能是从稳定转变为愤怒（Koenigsberg et al.，2002）。此外，与双相情感障碍不同，BPD 的情绪变化通常是对周围事件的反应（Henry et al.，2001）。当临床医生仔细访谈 BPD 患者时，他们几乎总能找到情绪变化的诱因。

时间框架是情绪快速变化反映双相情感障碍这一观点最重要的问题之一。在患者被认为明显患有任何属于双相情感障碍谱系的障碍之前，他们至少应该有过轻狂躁发作。对于被称为"双相情感障碍 IV 型"的病例来说，情况并非如此，该类型实际上描述了 BPD 的情感不稳定（Ghaemi et al.，2002）。除非能够证明 BPD 中的情绪波动与双相情感障碍有关，否则双相情感障碍 IV 型的概念必须受到质疑。

界定 BPD 和双相情感障碍 II 型之间界限的关键问题涉及轻狂躁发作的定义。根据 DSM-5 的定义，轻狂躁包括"情绪异常且持续升高、膨胀或烦躁至少持续 4 天，并且几乎每天大部分时间都存在"（美国精神病学会，2013，p. 124）。这种情况在 BPD 中很少见（Henry et al.，2001）。当仔细询问患者"兴奋"的时间时，我们会发现兴奋的情绪不是连续的，而是与悲伤或焦虑，特别是与愤怒混合在一起。对轻狂躁的评估依赖于患者不准确的既往记忆，即他们的情绪是否经历高涨，这些变化持续了多长时间，以及他们是否在 4 天内保持稳定。因此，对轻狂躁的评分往往是不可靠的（Dunner & Tay，1993）。

临床医生的判断很容易为先入为主的观念所左右。因此，患者不一定会被问及足够详细的问题，如情绪高涨持续多长时间、是否持续以及是否伴随着行为变化，例如，失去睡眠需求、多言多语、过度消费或性滥交。相反，临床医生对情绪不稳定有下意识的反应，因为这反映了双相情感障碍。他们也可能被筛查工具的使用误导。例如，一个广泛使用的筛查工具——情绪障碍问卷（Mood Disorder Questionnaire），更容易筛查出 BPD 而不是双相情感障碍。鲍尔（Balling）、海尔明斯基（Chelminski）、达尔林普尔（Dalrymple）和齐默曼（Zimmerman）（2019）等发现，这个问卷中只有三个条目（与典型的躁狂症有关）能准确筛查出双相情感障碍。

当患者出现轻狂躁时，他们可能符合双相情感障碍 Ⅱ 型的标准。有些人可能会将其解释为“并发症”的一个例子，对此我有不同的看法。因为我认为这些障碍是不同的，如果患者有典型的双相情感障碍（Ⅰ型或Ⅱ型），我会拒绝诊断其为 BPD。我承认这样做会偏离 DSM 的指示，但一贯回避排除标准的 DSM 系统才是导致多重诊断的真正原因。此外，精神分裂症和双相情感障碍等严重精神病对人格有深远的影响。当存在这些情况时，增加人格障碍诊断几乎没有意义。如果一名患者的人格改变是继发于重度神经认知障碍或智力障碍，我们也不会增加人格障碍的诊断。双相情感障碍 Ⅰ 型会影响人格，程度较轻的变体双相情感障碍 Ⅱ 型也会影响人格。

情绪障碍是否会导致 BPD 的其他症状？阿基斯科尔（Akiskal，2002）认为冲动和人际关系问题通常是情绪波动的次要因素。这种观点似乎认为人格本身就是情绪的一种副现象。“双相情感障碍狂躁者”先入为主的观念决定了临床现象的解释方式。

目前，“狂热”地将各种精神障碍视为双相情感障碍，可以被称为“双相情感障碍帝国主义”。这是困扰精神病学的众多诊断风潮中的最新一种（Paris，2015c）。从这个角度来看，大量的精神障碍都应该被重新定义为“软性双相”。Angst 和 Gamma 在 2002 年建议将许多（即使不是大多数）单相抑郁症和物质使用障碍的病例纳入其中。此外，对青春期前儿童的双相情感障碍诊断（Biederman，2006）已变得非常普遍，这些诊断主要是基于冲动和情绪不稳定。然而，很难理解为什么儿童的每一个攻击性或行为干扰都应该等同于典型的双相情感障碍中的易怒。事实上，DSM-5已经创建了一个新的（虽然有争议）破坏性情绪失调障碍分类，以阻止临床医生过度诊断儿童期的双相情感障碍。

在极端情况下，"双相情感障碍帝国主义者"可以把大多数精神障碍移到双相情感障碍的范畴中，但到底有多少精神分裂症患者实际上患有双相情感障碍仍然存在争论。正如我的一位同事（Patten，2006）所问的那样，是否有人未患双相情感障碍？

这些都不是学术问题。一旦患者被诊断为双相情感障碍，他们就会服用情绪稳定剂和抗精神病药物。这会给患者造成深远的影响。它造成的问题已经超出了人格障碍的范畴：尤其是如果抑郁症患者（以及其他几乎所有情绪不稳定的人）被认为是属于双相情感障碍的范畴，他们将接受同样的治疗。然而，如果这些药物被证明是不必要的或无效的，那么"双相情感障碍帝国主义"就会对患者造成真正的伤害。而无论是锂还是抗惊厥情绪稳定剂，都缺乏它们对BPD患者有效治疗的证据（Binks et al.，2006a；Stoffers et al.，2010；NICE，2009；Crawford et al.，2018）。双相情感障碍谱系的倡导者是真诚的，但没有批判性地考虑证据。我们不能根据症状表现的重叠，就挥挥手决定BPD属于双相情感障碍谱系。在医学上，我们并不否认疼痛或炎症等症状一定反映相同的病因或发病机制，或需要相同的治疗方法。医学诊断的进步是基于能在客观层面上区分不同疾病的生物标记物（血液检测或成像结果）的发现。在缺乏生物标记物的情况下，大多数精神障碍充其量只是一种综合征，而不是真正的疾病。

需要什么样的证据来解决双相情感障碍和BPD之间的界限问题？我遵循我们基于广泛的文献综述所提出的论点（Paris et al.，2007）。

第一种方法是确定BPD和双相情感障碍在多大程度上是合并症（或并发症）。如前所述，合并症在大多数精神障碍中极为常见，它是对不同的障碍都采用相似标准的系统产物。一个患者的症状越多（病情越重），就越有可能同时患有DSM中所列的一种以上的精神障碍。

BPD 和双相情感障碍之间的并发率在某种程度上有所增加（Gunderson，Weinberg et al.，2006）。然而，这种关系并非 BPD 所独有，在绝大多数情况下，双相情感障碍和 BPD 是截然不同的。此外，所有的研究都是在临床样本中进行的，没有人在社区人群中研究过这些关系。

解决这个问题的第二种方法是研究双相情感障碍是否出现在 BPD 患者的家庭中，反之亦然。我们在文献综述中并未发现这种关系（White et al.，2003）。

第三种方法是检查对药物的反应。如上所述，以及在第八章中进一步讨论的，支持情绪稳定剂对 BPD 有效的证据非常薄弱。从来没有人进行过一项随机对照试验（randomized controlled trial，RCT），证明这些药物对症状属于假定的双相情感障碍谱系的患者的治疗有一定的效果。

第四种方法是检查病程：观察 BPD 患者是否会随着时间的推移而发展为双相情感障碍，反之亦然。实际上，BPD 患者很少演变为双相情感障碍，它有一个完全不同的病程。与双相情感障碍不同，BPD 通常在中年时就会缓解。

第五种方法是研究是否有任何证据表明双相情感障碍和 BPD 有共同的病因。虽然双相情感障碍存在基因上的脆弱性，但我们对其机制知之甚少。正如第五章所讨论的，我们对 BPD 的病因知道得就更少了。虽然证据很少，但在基因研究、生物学研究、神经影像学或心理社会风险因素等中没有发现共同的病因。

我们的结论（Paris et al.，2007）是 BPD 和双相情感障碍Ⅰ型明显不同，但与双相情感障碍Ⅱ型有一些症状重叠。然而，即使是这样，也只是定义上的假象，以及是由难以确定轻狂躁病史导致的。我见过许多双相情感障碍Ⅱ型患者，他们是轻度的双相情感障碍Ⅰ型，通常对情绪稳定剂有反应。如果没有真正的轻狂躁，就根本谈不上双相情感障碍，因为"超快速"的情绪波动更像是人格障碍。同样，当我确信存在双相情感障碍Ⅱ型时，我不会给出 BPD 的诊断。

考虑到这些准则，在大多数情况下，做出这样或那样的诊断并不困难。尽管如此，偶尔也有一些患者似乎同时符合这两种诊断标准。由于患者并不总是很好的病史记录者，因此与关键信息提供者相互交流可能至关重要。如果诊断仍然不明确，最好的办法是长期随访患者的情况，以了解心理病理学的演变情况。

以下案例说明了 BPD 和双相情感障碍鉴别诊断中的一些问题。

案例 6：丽莎（Lisa）

丽莎从 16 岁起就开始自残，并因长期的自杀念头、烦躁和暴怒而来到诊所就诊。根据丽莎的情绪波动以及她多次冲动地与男性交往的情况——有时在最初的网络联系后，她会飞到几千米之外与他们见面，她被诊断为双相情感障碍Ⅱ型。在她患病的某些时候，丽莎还表现出准精神病的症状，例如，强烈幻想自己是"耶稣的妹妹"，被派往人间执行任务。有一次，她和她家附近的一尊雕像谈起这个想法，但雕像没有回话。丽莎除了听到别人叫她的名字，没有出现其他幻觉。大夫开了一整年的足够剂量的锂，但对她的症状没有效果。相反，一旦丽莎接受了心理治疗并建立了一个稳固的治疗联盟，所有症状都在几周内得到了控制。

丽莎符合 BPD 的所有 DSM 标准，在 DIB-R 上得分为 10/10。

接下来的两个案例描述了因 BPD 被转诊到我这里的患者，但他们更适合被诊断为原发性双相情感障碍。

案例 7：莫娜（Mona）

莫娜是一名 30 岁的儿童保育员，正在攻读本科学位。八年前，莫娜因精神病长期发作而三次入院，她认为自己受到一个阴谋的针对，并且她在这个世界上有一个使命。出院之后，莫娜不愿意吃药，而是接受了一段时间的治疗。虽然此后她没有复发，但她仍然认为有一个针对她的阴谋。尽管内心紧张，思绪混乱，她还是能够完成学业，没有过度消费，也没有滥交。莫娜有酗酒史，而且从未有过持久的亲密关系。

我给莫娜的诊断是双相情感障碍Ⅰ型。她的精神病发作与躁狂症一致，而双相情感障碍Ⅰ型的发作可以缓解多年。

案例 8：海伦（Helen）

海伦是一名 23 岁的女性，曾大量吸食可卡因，但即使她停止吸毒，她的症状仍然存在。有一次，海伦认为加拿大会出现宪政危机，因为她被从提案名单中删除。这与她是个"天才"的想法有关。有一次，海伦打电话给几个政府机构并试图联系首相。她目前的精神状态呈现出亚妄想症的状态。接受访谈时，她并没有精神错乱，但仍然在考虑家里的电话是否被窃听，或者她的医生是否在密谋利用她的思想。海伦有时会有自杀的念头，但只有一次，且自杀未遂。

妄想症的突出表现、幻觉的缺失以及正常功能期的存在都表明她患有双相情感障碍。尽管海伦在有这些想法的情况下仍能正常工作，但她出现的轻躁狂支持双相情感障碍Ⅱ型的诊断。

BPD 和创伤后应激障碍

范德克（van der Kolk）、佩里（Perry）和赫尔曼（Herman）在 1991 年发表的文章中最先提出 BPD 是 PTSD 的一种"复杂"形式。这个想法基于这样的假设：我们知道 BPD 的主要病因为虐待儿童。毫无疑问，研究数据表明，童年创伤在这些患者中普遍存在（见第五章）。但是，创伤史并不具有普遍性，这并不意味着不良的童年经历是主要的致病因素。对证据的仔细研究表明，严重创伤只出现在少数病例中。在社区样本中，大多数遭受童年虐待的人既不会发展为 BPD 也不会发展为任何其他可诊断的精神障碍（Fergusson & Mullen，1999）。

BPD 的创伤后理论具有误导性并过度简化，它导致了相当多的错误治疗。尽管该障碍可能与创伤事件有关，但除非同时存在其他风险因素，否则它不会发展为障碍（见第六章）。此外，正如后面几章所显示的，我们有理由相信，虽然必须始终认识到创伤的存在，但在治疗中集中在创伤上可能适得其反。

复杂性 PTSD 的概念（van der Kolk et al.，1991；Herman，1992）描述了长期遭受多重创伤经历的患者，因这些经历而出现情绪失调、冲动和人际关系等问题。这种概念与 BPD 重叠，但将原因归咎于创伤。虽然 DSM-5 中没有复杂性 PTSD，但世界卫生组织（2018）已经接受了这一诊断，并将其纳入 ICD-11。我对这一决定感到遗憾，因为它不会给 BPD 患者带来益处。

案例9：莉莉（Lily）

莉莉因长期自杀意念、多次服药过量和不稳定的亲密关系而来接受治疗。她还有短暂的人格解体。以前的治疗师诊断她患有PTSD。莉莉在7岁至12岁期间曾遭受继父的性虐待，因此她确实存在一些问题。然而值得关注的是她的姐姐也被同样的方式虐待，但从未有过到了需要寻求治疗这个程度的心理问题。尽管童年时期受到虐待的问题在她的心理治疗中占据重要地位，但随着莉莉找到固定的工作并进入一段更稳定、要求更低的亲密关系中，她的症状逐渐缓解了。

当治疗师断定童年虐待史指向BPD诊断时，可能会出现另一种错误。一些临床医生有一种令人遗憾的倾向，即无论是否存在BPD的特征性症状，只要有创伤就会被认为是BPD。

案例10：梅雷迪思（Meredith）

梅雷迪思是一名30岁的女性，最近因与她的姐姐发生争执后殴打他人而被捕。她去姐姐家抱怨对方没有在童年时期保护她免受虐待。梅雷迪思的童年性虐待从未被阻止过。她的父亲在她6岁时就去世了，她的母亲则有许多不同的男朋友，在她来了月经初潮后，其中有几个对她动手动脚。有几次，梅雷迪思感到孤独和绝望，又无法向母亲寻求支持，当这些男人对她进行性骚扰时，她没有提出抗议。尽管如此，梅雷迪思还是获得了大学学位，并担任了教师。她从未有过稳定的恋爱关系。

梅雷迪思符合人格障碍的总体标准，但在DIB-R上的得分为0/10。尽管她没有任何症状，一位心理学家还是根据她经历的童年创伤给她下了BPD的诊断。

同样基于BPD起源于童年创伤的理论，一个类似的主张提出这些患者可能合并患有分离性障碍（Sar, Akyuz, Kugu, Ozturk, & Ertem-Vehid, 2006）。对于这个观点可从两个方面予以反驳：首先，如第五章所述，创伤本身并不会导致BPD，无论是否遭遇童年不幸，分离都是该障碍的一个特征。其次，并不存在分离性身份识别障碍。这种情况是一些积极鼓励患者分离的可疑疗法造成的（Piper & Merskey，2004a，2004b）。不幸的是，DSM 系统为虚构的诊断（分离性身份识别障碍）创建了一个单独的类别。尽管饱受批评，DSM-5 还是将其保留了下来。此外，由于分离性障碍在手册中被单独列为一章，所以每本教科书都觉得必须有一章来讨论这个问题，而撰写这一章的作者往往会过度热衷地捍卫这个概念。

BPD 和注意缺陷与多动障碍

目前流行的几类精神疾病受到了严重的过度诊断（Paris，2015c）。另有一种可能成为流行病的就是注意缺陷与多动障碍（attention-deficit/hyperactivity disorder，ADHD），因为它被用来解释一系列广泛的成人精神病理学。我们有多种理由来怀疑这种疾病的高流行率是否合理（Paris，Bhat，& Thombs，2015），并且质疑当下实践中兴奋剂处方的高使用率（Olfson et al.，2016）。

一些成人 ADHD 患者也可能患有 BPD（Miller，Nigg，& Fara-one，2007），但这可能是诊断标准重叠造成的假象（Moukhtarian et al.，2018）。虽然 ADHD 的行为与 BPD 的行为有表面上的相似性，但神经心理学研究发现这些人群在认知方面存在重大差异（Lampe et al.，2007）。此外，最近一项基于一个大型纵向追踪的社区样本的重要研究（Moffitt et al.，2015）发现，大多数具有成人 ADHD 症状的人在儿童时期从未被诊断为 ADHD。临床医生应牢记，如果没有明确的 ADHD 童年病史，就不能对成人做出这一诊断。

对成人 ADHD 的过度诊断（Paris et al.，2015）导致大量 BPD 患者被开具兴奋剂的处方。目前尚且不存在支持这种做法的合理性的良好实证证据。奥尔夫森（Olfson）、布兰科（Blanco）、王（Wang）和格林希尔（Greenhill）等在 2013 年发表的文章中提出，近年来，在日常实践中为各类患者开具兴奋剂处方已变得更为普遍。即使患者似乎在短期内从服用这些药物中受益，我们也应该记住，这些药物也能促进从未患过 ADHD 的正常人集中精力完成任务。没有证据表明兴奋剂对 BPD 的治疗有任何特殊价值（Binks et al.，2006a；Stoffers et al.，2010）。的确，我们应该思考是否应该给有各种物质滥用的患者开具类似苯丙胺的药物。

最近的一篇综述描述了 ADHD 和 BPD 之间的差异（Moukhtarian, Mintah, Moran, & Asherson, 2018）。这两种障碍在注意力和冲动性方面有共同的问题。然而，注意力不集中的原因有多种，如焦虑症和抑郁症。如上所述，要诊断成年人为 ADHD，必须要有充分记录的童年症状史。这种临床表现在 BPD 患者中并不常见。

BPD 和其他人格疾病

多年来，许多采用 DSM 标准的研究（例如，Pfohl, Coryell, Zimmerman, & Stangl, 1986；Nurnberg et al., 1991；Zanarini et al., 1998b）都发现人格障碍有高度的并发症。似乎如果患者有一种人格障碍，他们往往会有两种或三种人格障碍。这一观察结果被用来否定对人格障碍进行分类的想法，但它真正表明的是 DSM 系统的不精确性。人格障碍中的并发症只是另一个伪命题。既然这些类别都没有任何必需的标准，那么它们出现重叠也就不足为奇了。

然而，有时这些重叠的确具有临床意义，特别是在 ASPD 和 BPD 之间。如果一个 BPD 患者（尤其是年轻男性）符合 ASPD 的标准，治疗的效果就会大打折扣（McMain & Pos, 2007）。有些研究，包括一项对高危儿童成年后的前瞻性队列研究（Robitaille et al., 2017），甚至表明男性中 BPD 和 ASPD 的结合具有显著的暴力风险。

案例 11：戴维（David）

戴维是一名 37 岁的水管工，在与女友分手后服用了过量药片。他的问题由来已久，可以追溯到童年时期，当时他逃学，参与偷窃和诈骗、吸毒和酗酒。戴维大量吸食海洛因和可卡因，曾两次因贩卖毒品而入狱。在此期间，他养成了自残的习惯，以此作为摆脱麻烦的一种方式。戴维从来没有稳定的工作，人际关系也很不稳定。

虽然目前的临床情况（长期自杀意念以及伴有情绪波动和暴

风雨般的亲密关系）表明他患有 BPD，但 ASPD 的历史更显著。
戴维很可能不会从通常为 BPD 患者提供的治疗类型中受益，这种
类型的治疗侧重于情感调节。

BPD 和其他人格障碍之间的重叠并没有真正的临床意义。关
于其他大多数人格障碍类别的研究很少，其有效性值得怀疑。然
而，患有反社会人格障碍的男性，特别是那些有物质滥用或暴力
行为的男性，也可能有 BPD 的特征，并符合所有诊断标准
（Paris，Chenard-Poirier & Biskin，2013）。但是，当患者被明确诊
断为 BPD 时，如果他们同时符合几乎未被研究过的其他人格障碍
（例如，表演型或依赖型）的标准，治疗计划则不应当受到影响。

至少有一半的人格障碍患者不符合任何一个类别，却符合总
体定义，因此在 DSM-Ⅳ中他们被诊断为其他未特定人格障碍
（Johnson et al.，2005；Zimmerman，Rothschild，& Chelminski，
2005），这个类别现在被 DSM-5 称为其他特定/未特定人格障碍。
许多不符合 BPD 标准，特别是那些被研究措施定义得较为狭窄的
标准的患者，都属于这个类别。正如第七章所显示的，患者可以
从 BPD 中康复而仍然符合人格障碍的总体标准，在这种情况下，
他们属于其他特定/未特定的类别。

案例 12：乔治（George）

乔治是一名 37 岁的男子，有物质滥用的历史（酒精和可卡
因），他在工作和人际关系方面都存在长期问题。乔治是一名同性
恋者，他从未建立过持久的关系。他在工作中与他人争吵，无法保
持稳定的工作。他独自生活，与其他人的唯一联系是通过互联网。

乔治符合人格障碍的总体标准，但没有患 BPD。他表现出的
唯一特征是情绪不稳定和易怒。在 DIB-R 测试中，他的得分是
5/10。

共病在临床中的重要性

本章淡化了 BPD 共病的重要性，BPD 是一种临床症状与多
种障碍重叠的总体诊断。重度抑郁症很常见，但仅有这个诊断对

于治疗计划来说并无太多启示作用。心境恶劣是 BPD 临床表现的重要组成部分。如果明显存在双相情感障碍 Ⅱ 型的症状，临床医生甚至不应做出 BPD 的诊断，但要确保患者确实有轻躁症发作，而不仅仅是情绪波动。

然而，一些共病确实会对治疗计划产生影响。具体来说，是否存在其他冲动性障碍非常重要，而且会严重干扰治疗。如果患者有严重的物质滥用障碍，可能需要首先对物质滥用进行治疗。同样的原则适用于更严重的可能占据患者全部生活的厌食症和贪食症。但漏诊 BPD 会给管理带来真正的后果，因为 BPD 患者需要接受特殊而有效的治疗，即专门的心理治疗（Zanarini，2009）。

案例 13：卡罗琳（Caroline）

卡罗琳是一名 44 岁的护士，她的问题包括情绪不稳定、自杀威胁、酗酒并对苯二氮䓬类药物有依赖性、性滥交以及与不合适的伴侣（通常是已婚男子）的关系不稳定。卡罗琳曾参加过康复计划，但即使在需要工作的日子里，她仍然继续暴饮暴食和吸毒。即使在初次咨询时，她在服用 4 毫克氯硝西泮后也会出现去抑制化症状。

卡罗琳满足 DSM 和 DIB-R（8/10）的 BPD 的标准，但被建议在接受人格障碍的治疗之前，先接受成瘾的治疗。

案例 14：贝蒂（Betty）

贝蒂是一位 25 岁的失业女性，她在 10 岁时患上神经性厌食症。她一直决心不计后果地保持苗条。在接受初次访谈时，贝蒂的体重为 99 磅，还希望能再减掉 10 磅。她有时会暴饮暴食，然后通过催吐来控制食量。贝蒂还每天使用泻药，并有强迫性锻炼的习惯。

贝蒂描述了她情绪波动以及微精神病的症状：偶尔出现幻听（她无法听清的声音）和幻视（如蜘蛛）。普遍出现的冲动模式包括滥用酒精和苯二氮䓬类药物、性滥交、划伤自残、威胁自杀和在暴怒状态下打碎东西。她的亲密关系不稳定，只有几个朋友。

贝蒂符合 DSM 对 BPD 的所有标准，并在 DIB-R 中得了 8/10 分。然而，她的饮食障碍已经占据了她的生活，以至于在她的厌食症得到控制之前，人格障碍的治疗对她不太可能有帮助。

临床意义

- BPD 与其他精神疾病有重叠，特别是抑郁症和双相情感障碍，也可能与精神分裂症和 PTSD 相混淆。
- 这些其他障碍都不能解释 BPD 的全部症状：情绪不稳定、冲动、人际关系不稳定和认知症状。
- 将 BPD 诊断为其他障碍的一种形式，可能会导致患者接受错误的治疗，和/或无法接受已被明确证明对 BPD 有效的治疗。

第二部分

病因

第四章
贯穿生命周期的 BPD

BPD 的童年征兆

大量的研究表明，严重的精神障碍都有童年征兆。例如，后来发展成精神分裂症的成人，在童年时就表现出轻微的异常，其中一些异常可以通过回放录像进行识别。成人的抑郁症往往在儿童时期就有亚临床症状（Cicchetti & Toth，1998）。

大多数成人 BPD 患者是在青春期发病（Zanarini et al.，2001）。这种发展途径表明与之前的功能相比发生了质的变化。然而，一些存在患上 BPD 风险的儿童，具有与该障碍相似的特征，即具有高度的情绪不稳定、冲动和认知功能障碍。

我们还拥有有关 ASPD 前兆的大量数据。符合这一类别标准的成人几乎总是在童年时期患有早期行为障碍（Robins，1966；Zoccolillo，Pickles，Quintan，& Rutter，1992），并且 15 岁前有行为症状史的要求被纳入 DSM-5（美国精神病学会，2013）。

不幸的是，我们没有类似数量的数据来说明 BPD 患者在儿童时期是什么样的。此外，导致 BPD 的途径也不像导致 ASPD 的途径那么一致。因此，并非所有发展成 BPD 的患者都能在高风险群体中找到。有些患者有类似的风险因素，但发展成了完全不同的疾病——这就是奇凯蒂（Cicchetti）和罗戈施（Rogosch）在 2002 年发表的书中提到的所谓殊途同归的一个例子。

许多描述自己儿童时期有严重问题的 BPD 患者报告未曾接受过治疗。有些人指出，他们的生活在进入青春期之前都是正常的。这些不一致的模式表明有多种途径可以导致相同的临床症状。此外，由于我们对过去事件的看法很大程度上深受我们当前状态的影响，因此仅仅依靠仔细询问历史可能是不够的，这就是为什么纵向研究很重要。

已经有几项此类对儿童进行了几十年的追踪研究。其中最著名的一项是帕特里夏·科恩（Patricia Cohen）开展的社区儿童研究，该研究针对一个社区中的群体成员，一直追踪到他们 30 多岁（Crawford, Cohen, & Brook, 2001a, 2001b; Cohen, Crawford, Johnson, & Kasen, 2005）。问题在于，参与者中患有 BPD 的人太少，因此必须对数据进行更全面的分析，以了解成年后出现任何类型人格障碍的人的情况。

另一项著名的研究是理查德·特伦布莱（Richard Tremblay）于 2006 年发表的在蒙特利尔对高危儿童的随访调查。该研究的目的是确定 ASPD 的早期前兆。我们团队利用这些数据来预测成年后的自杀行为（Brezo et al., 2007）。我们还使用样本中男性的随访数据来预测 BPD 和 ASPD（Robitaille et al., 2017）。然而，这项研究的参与者流失率很高，而那些找不到的参与者很可能有更多的精神病理问题，这些问题困扰着许多纵向研究。而且由于该研究的重点是 ASPD 的结果，因此尚未对该队列中的女性成年后的情况进行追踪。

最可靠的数据来自对存在患上 BPD 风险的儿童的随访研究。其中，最重要的是对匹兹堡女孩的纵向研究（Stepp, Lazarus, & Byrd, 2016）。斯特普（Stepp）的团队在社区中发现处在青春期前的一组问题女孩后，致力确定她们的 BPD 前兆。该队列的随访时间还不够长，无法确定哪些女性最终可以被诊断。目前明确的是，破坏性行为障碍（行为障碍和对立违抗型障碍）在青春期形成边缘型特征的人中很常见。

BPD 的许多特征性症状（如长期自杀倾向），在童年时期并不常见。虽然儿童可能会考虑或威胁要自杀（Pfeffer, 2002），但在青春期之前尝试自杀的情况并不常见（Brent, 2001）。BPD 的前兆更有可能出现在特征中而不是在症状中。扎纳里尼（Zanarini）和弗兰肯堡（Frankenburg）（2007）称其为该障碍的"气质特征"，它们先于症状出现，甚至在症状消失后也可能仍然存在。

内化和外化特征

对于儿童来说，避免将研究局限于诊断类别，可能有益于从更广泛的角度来衡量精神病理学。外化和内化问题的区别是一个更广泛的概念，为研究儿童病理学提供了一个框架（Achenbach & McConaughy, 1997）。儿童行为检查表（Child Behavior Check-list），可由家长或教师评分，评估儿童一系列的行为、问题和症状。它的两个基本的外化和内化维度很好地描述了在儿童身上看到的精神病理的范围。

类似的维度构成了成人精神障碍的基础（Krueger et al., 1996）。DSM 中列出的大多数障碍都可以通过因子分析分为内化或外化领域的因素（Krueger, 1999）。尽管这种模式并没有考虑认知领域，但它描述了适用于各年龄段的人格和症状的基本结构。

成年 BPD 患者同时具有外化和内化的症状。换句话说，他们既是冲动的又是情绪失调的。患有这种障碍的儿童可能具有这些特征的组合（Depue & Lenzenweger, 2001）。这样，BPD 的童年模式将不同于 ASPD，其中 ASPD 的前兆主要涉及外化行为，即行为障碍，很少有内化症状（Robins, 1966）。

一般来说，儿童精神病学的转诊模式反映了由外化症状引起的混乱。这就是为什么与成人精神病学中女性占主导地位的情况相反，大多数的儿童精神病患者是男孩。此外，特别是在青春期之前，有患病风险的女孩症状可能不太明显，所以我们需要对社区样本以及高风险样本进行纵向研究。

再者，由于与 BPD 相关的风险因素和发展途径表现出多重分歧（相似的条件导致不同的结果）和殊途同归（多重条件导致一个特定结果），我们不应该期望风险和结果之间的关系是线性的。但生活逆境的影响，无论是短期还是长期，都取决于天生气质中的脆弱性。

儿童边缘型人格病态

一些儿童有类似于 BPD 的症状。被称为《儿童边缘病理学》

（Kernberg, Weiner, & Bardenstein, 2000；Paris, 2004）的一份临床文献描述了一个兼具冲动、情绪症状（行为问题、自杀威胁和情绪不稳定）以及认知现象（包括微精神病现象，如幻觉和偏执倾向）的群体。因此，这些儿童在受到成人 BPD 影响的三个特质维度上存在可测量的精神病理学特征，其人际关系也受到了干扰。

我们团队研究了一组这样的儿童（Guzder, Paris, Zelkowitz, & Marchessault, 1996；Guzder, Paris, Zelkowitz, & Feldman, 1999）。我们使用了一个专门为评估临床情况而开发的工具，该工具仿照为成人 BPD 开发的结构性访谈，名为"边缘型患者的儿童诊断问卷"（the Child Diagnostic Interview for Borderline Patients, C-DIB；Greenman, Gunderson, Cane, & Saltzman, 1986），其子量表可评估病理、冲动、抑郁和自杀以及微精神病症状的多个维度。

案例 1：罗里（Rory）

罗里是一名 9 岁男孩，在课堂上因为有捣乱行为而被学校开除，之后他被转介到一家儿童精神病诊所。在一次捣乱事件后面对校长时，他威胁要从窗户跳下去。罗里是一个愤怒和郁郁寡欢的孩子，没有朋友，也不喜欢运动或游戏。他曾多次说他希望自己死了。他会突然暴怒，有时会用头撞墙。

罗里的父亲是个酒鬼，很早就离开了他母亲，此后就再没有在养育儿童方面尽责任。他的母亲是一位长期抑郁的女性，曾是多家社会机构的患者，还接受过心理咨询。罗里 3 到 5 岁时，被安置在寄养家庭生活，直到他的母亲将他领回家。

罗里举止不定，形容自己"精神恍惚"。他描述了一种生动而热切的幻想生活。他有时认为自己与养兄詹姆斯有联系，而他已经 4 年没见过詹姆斯了。他经常听到詹姆斯的声音，但他不确定这是否只是他的想象。

然而，童年时期的边缘性病理与成年后 BPD 的相关性并不明确。与儿童期的许多诊断一样，它与其他类别重叠，而且大多数病例涉及男孩而不是女孩。Lofgren（洛夫格伦）、Bemporad（本波拉德）、King（克恩）、Lindem（林德姆）和 O'Driscoll（奥德里斯科）等于 1991 年发表了对这些儿童中的 19 人的随访调查报告。到 18 岁时，这批儿童已经出现了在 DSM 所有分类中的广泛的人格障碍（而不是第 1 轴的诊断，如精神分裂症或双相情感障碍），但没有出现 BPD 的病例。我们从自己的随访中也得到了类似的结果（Zelkowitz et al.，2007），许多患者在青春期表现不佳，但只有 20% 符合 BPD 的诊断标准。

因此，童年时期的边缘性病理可能是广义上的成人人格障碍而非 BPD 本身的一般前兆。尽管如此，一些研究小组发现，与这种病理有关的社会心理风险因素与那些患有 BPD 的成人所描述的风险因素惊人地相似，比如忽视、虐待、家庭功能紊乱和父母精神失常（见帕里斯的综述，2000b）。儿童时期的边缘性病理也与成人 BPD 中反应功能缺陷的神经心理学异常有关（Petti & Vela，1990；Lincoln，Bloom，Katz，& Boksenbaym，1998；Paris，Zelkowitz，Guzder，Joseph，& Feldman，1999）。

相比之下，从纵向数据中获得的更好证据显示，破坏性行为障碍（特别是对立违抗型障碍）以及 ADHD 可能是青少年时期 BPD 的童年前兆（Stepp et al.，2012a，2012b）。然而，这些类别具有异质性，并不总是导致相同的结果。总之，我们对 BPD 的儿童期前兆仅有暗示性证据。在症状出现之前，识别潜在患者具有非常重要的实际意义。如此一来，我们就可以锁定高危人群努力并开发预防方法。

为什么青春期对精神病态至关重要？

青春期伴随着社会心理挑战，对于因人格特质而容易受到伤害的人来说，这个发展阶段可能尤其困难。青春期的大脑结构会发生重大变化（Cicchetti & Rogosch，2002）。神经连接受到修剪，变得更加稳定。青春期也与激素水平升高有关，这有助于塑造新的神经回路，进而导致行为的变化。激素和青春期大脑相互作用的时间不同，会产生个体行为差异以及男孩和女孩之间的差异。

临床上显著的冲动性和自杀倾向的出现与青春期发病的 BPD 相关的自杀倾向的出现和发育时间有关。在青春期之后，特质的脆弱性和压力事件可能达到一个"临界点"，患者开始出现广泛的情绪波动和各种各样的冲动行为，包括自残、服药过量和物质滥用，这正是在BPD中发现的临床情况。

许多严重的精神障碍始于青少年时期，BPD也不例外（Sharp，Vanwoerden & Wall，2018）。BPD症状首先在青春期开始显现。首次临床表现的平均年龄为18岁，标准偏差为5~6岁（Zanarini et al.，2001），所以真正的发病时间往往是在青春期前后。因为青少年会隐藏问题，也很少主动向精神健康专家报告，所以我们可能识别不到。虽然有些儿童在出现症状之前，一直到青春期都保持功能正常，但有些儿童已经出现了自杀念头。在物质滥用（Schuckit & Smith，1996）和饮食失调中，早期发病但不向精神健康系统报告的情况也很常见。

任何精神障碍的早期发病通常都表明存在一个重要的生物因素，但是定义一种气质上的脆弱性可能是很困难的。我们需要了解更多关于BPD患者在童年时的情况。他们是否出现了一些重要的但未被识别的症状？他们是否暴露于在后来才产生全面影响的压力因素之下？

同样重要的是，要将只有暂时性症状的青少年和那些有可能在以后成长中出现人格障碍的青少年分开。BPD最常见的症状之一是自残，这点在青少年群体中呈上升趋势。大约20%的人至少尝试过一次自残（Nixon，Cloutier，& Jansson，2008）。在这个阶段，虽然大多数人实施的自残是短暂行为，但持续定期自残的人则具有患BPD的风险（Fok，Stewart，Hayes，& Moran，2014）。波尔诺瓦洛娃（Bornovalova）、希克斯（Hicks）、亚科诺（Iacono）和麦格（McGue）等于2009年发表的关于双胞胎样本的研究，纵向随访参与者到成年早期，他们发现BPD特征在青春期的稳定性取决于遗传风险的水平。

为了理解这些发展路径，我们还需要考虑性别。ASPD（患者主要是男性）和BPD（在临床上，患者主要是女性）具有类似的童年前兆和社会心理风险因素（Paris，Chenard-Poirier，& Biskin，2013），但他们的发展轨迹是不同的。青春期有此行为症状的女孩，在成年后，往往会发展出一系列的人格障碍，包括BPD（Rey，Singh，Morris-Yates，& Andrews，1997；Goodman，Hull，Clarkin，& Yeomans，1999）。性别差异也会影响行为症状的发生时间，如男孩比女孩更早出现攻击行为（Crick & Zahn-

Waxler，2003）。这种进入青春期才出现冲动性行为的顺序，与青少年冲动性疾病的发病顺序相似，如物质滥用（Chambers，Taylor，& Potenza，2003）和神经性贪食症等（Garner & Garfinkel，1980）。

对青春期 BPD 的误解

温斯珀（Winsper）等（2016）回顾了大量文献，支持在青少年时期诊断 BPD 的有效性。问题是为什么临床医生仍然不愿意做出诊断。在夏普（Sharp）于 2014 年发表的一篇综述中，他在102 页总结了一些常见的误解：

> 尽管支持青少年人格障碍的评估、诊断和治疗的研究明显增加，但临床医生仍然不愿意在日常临床诊断中应用治疗指南和精神病学命名系统。这种差距来自几个方面的信念：一是精神病学命名系统不允许诊断青少年的人格障碍；二是人格障碍的某些特征很常见，并不是只见于人格障碍的症状；三是人格障碍的症状能由其他精神病学综合征进行更好的解释；四是青少年的人格仍处于发展阶段，因此太不稳定，不适合诊断为人格障碍；五是由于人格障碍持续时间长、对治疗有对抗性并且很多治疗师不愿治疗，给青少年贴上BPD 的标签会使他们感到耻辱。

我一直惊讶于许多临床医生认为 DSM 有一条禁止在青少年时期诊断人格障碍的规则。虽然早期版本（DSM-Ⅲ 和 DSM-Ⅳ）确实如此，但自 DSM-Ⅳ修订版（DSM-Ⅳ-TR，美国精神医学学会，2000）出版后，规则变为如果人格障碍持续了至少一年，则确实可以在青少年时期进行诊断。ASPD 是个例外。因为它是由成年后仍未缓解的行为障碍引起的，所以只能在 18 岁时诊断。

一个相关的误解是，我们应该避免做出 BPD 的诊断，因为许多年轻人经历了会随着时间缓解的"青春期动荡"，过早地给问题贴上标签可能会产生病耻感。但按照这种逻辑，我们也必须避免诊断 18 岁以前的精神分裂症和双相情感障碍。自从一项经典的研究（Offer & Offer，1975）问世以来，人们就一直知道，大多数青少年并没有经历过重大的动荡。那些经历过动荡的人，通常的确会出现精神障碍的早期症状。

按照类似的逻辑，我们该避免将青少年"污名化"诊断为任何严重的精神障碍。但是，对诊断 BPD 的抗拒要比对诊断精神病或情绪障碍的抗拒强烈得多。如果我们竭尽全力避免"污名化"，可能会错过治疗有严重问题的青少年的机会。或者我们至少可以随访他们，以确定他们的精神病理是否会随着时间的推移而持续，从而满足手册中的一年要求。

为了消除这些误解，夏普（Sharp）和塔克特（Tackett）于2014 年出版了一本大型手册，从多个角度审视了儿童和青少年BPD 的研究。我希望这一出版物的发表预示着人们对临床问题的错误态度将发生巨大变化。

青少年和成人的 BPD 症状

纵向数据揭示了 BPD 在青少年时期的前兆，以及可以预测病程持续到青少年时期的症状。克劳福德（Crawford）等（2001a，2001b）发现，在发展成 B 类（所谓的"表演型/怪异型"）人格障碍的青少年中，外化症状预测了男性持续的精神病理，兼有外化和内化症状则预示了女性会持续出现症状。被诊断为 B 类人格障碍的患者往往被报道行为问题、抑郁症和焦虑症等病史（Bernstein, Cohen, Skodol, Bezirganian, & Brook, 1993；Pepper et al., 1995；Lewinsohn, Rohde, Seeley, Klein, & Gotlib, 2000）。

关于青春期前的预测因素的研究也描述了 BPD 的风险与外化和内化症状的合并出现有关（Sharp & Tackett, 2014）。反社会结果的前兆往往出现在发育早期，即使它们没有引起临床上对具有这些前兆的儿童的注意（Caspi, Moffitt, Newman, & Silva, 1996）。BPD 可能也是如此，所以我们必须知道追寻的目标。

如前所述，有些研究人员在对青少年时期的 BPD 进行全面诊断方面一直持保守态度，但一些研究已经记录了典型的案例（Ludolph, Westen, & Misle, 1990；Block, Westen, Ludolph, Wixom, & Jackson, 1991；Garnet, Levy, Mattanah, Edell, & McGlashan, 1994；Mattanana, Becker, Levy, Edell, & McGlashan,

1995；Becker，Grilo，Edell，& McGlashan，2002；Chanen et al.，2004）。在这个发展阶段，我们开始看到这种障碍的典型行为特征——企图自杀和自残以及伴随特征，如物质滥用。

就算患者被随访到成年早期，青少年时期的 BPD 诊断也不一定稳定（Bernstein et al.，1993；Garnet et al.，1994；Meijer，Goedhart，& Treffers，1998；Mattanana et al.，1995）。但这种诊断的不稳定性可能会或不会被视为恢复。行为模式的转变足以使患者从一种人格障碍类别转为另一种人格障碍类别，或转向 DSM-5 中其他特定（或不特定）的人格障碍。诊断的不稳定性可能反映了人格障碍可以互为并发症的事实，因此患者不会保留一种稳定的人格障碍诊断（Grilo，Becker，Edell，& McGlashan，2001）。这些观察结果可能更多地反映了分类系统的不精确性，而不是精神病理学的基本性质（Kernberg et al.，2000）。

经过平均 4 年的时间，我们团队对 47 名曾在青少年人格障碍专门诊所就诊的女性进行了随访调查。在她们当中，有 31 人曾被诊断为 BPD（Biskin，Paris，Zelkowitz，Raz，& Renaud，2011）。调查结果显示，只有三分之一的参与者在青少年后仍然符合 BPD 的特征。这表明 BPD 在青春期的稳定性有限。未能缓解 BPD 症状的患者更有可能有严重的抑郁症、情感不稳定、物质滥用和儿童性虐待史，但这并不意味着 BPD 症状有所缓解的人没有进一步的精神病理问题。

这些结果与澳大利亚一项关于青少年 BPD 两年稳定性的研究相似（Chanen et al.，2004）。波尔诺瓦洛娃（Bornovalova）等随访 14 至 24 岁的双胞胎样本，他们于 2009 年发表的文章中指出，那些 BPD 症状未能缓解的人有较高的遗传负担。目前尚不清楚在青春期较早发病的病例是否比较晚发病的病例有更好或更差的病程和预后。曾经有人认为"青春期动荡"不会带来成年后精神病理的风险，但目前的证据并不支持这些问题是正常现象的观点（Cicchetti & Rogosch，2002）。

因此，虽然青少年时期的人格病理可以缓解，但它不一定是短暂的现象。前瞻性的社区随访研究表明，即使分类诊断不稳定（Bernstein et al.，1993），有这些症状的青少年在成年早期仍会遇到严重的困难。在其他报告中（Johnson et al.，2005；Kasen，Cohen，Skodol，Johnson，& Brook，1999），青少年时期的人格障碍预示着成年早期的各种症状以及自杀倾向。由于上述原因，我们不应该抗拒对青少年患者做出 BPD 的诊断。

案例 2：多拉（Dora）

多拉是一名 14 岁的女孩，和她的单身母亲生活在一起。她的母亲移民到一个大城市，却没有获得足够的社会支持。尽管有这些不利条件，但多拉在学校里表现一直很好，直到她提前进入青春期（10 岁）。13 岁时，她加入了一个病态的同龄人群体，经常吸毒，自残，并离家出走。

在儿童保护机构介入后，多拉被送到一家精神病诊所接受评估。她的 DIB-R 评分为 8/10，符合 DSM-5 中所有 BPD 的诊断标准。

治疗青少年的 BPD

患有 BPD 的青少年是可以治疗的，但必须首先认识到问题所在。由于人们普遍认为情绪波动是双相情感障碍的症状，因此 BPD 的诊断常常被忽略。不过，我们可能正在迈入一个新时代。在休斯敦梅宁格医院工作的卡拉·夏普（Carla Sharp）成立了一个由研究青少年 BPD 的专家组成的国际"智囊团"。这项研究的另一个主要中心位于澳大利亚墨尔本，由安德鲁·查恩（Andrew Chanen）领导。安德鲁·查恩曾是澳大利亚精神病学家帕特里克·麦戈里（Patrick McGorry）的学生，他的这位老师是早期精神病运动的世界领导者，旨在早期阶段识别和治疗精神分裂症。应用类似的方法，查恩（Chanen）和麦考特森（McCutcheon）制订了一个早期识别和治疗青少年 BPD 的计划，他们在 2013 年发表的文章中提出，一些在年轻时患上 BPD 的患者有可能在早期就被识别出来并得到成功治疗。查恩（Chanen）、波克（Berk）和汤普森（Thompson）在 2016 年发表的文章中，还推荐了一种治疗青少年 BPD 的方法，可以将其描述为一种阶梯式护理形式（见第九章）。

没有具体的"警告信号"表明青少年正处于发展为 BPD 的风险中。通常情况下，临床医生只能观察和等待。有观点认为，即使青少年出现情绪不稳定和冲动，他们也面临着许多成人精神障碍的风险，而 BPD 只是其中之一（de Clercq, van Leeuwen, van den Noortgate, de Bolle, & de Fruyt, 2009; Wright, Zalewski, Hallquist, Hipwell, & Stepp, 2016）。在一项针对英国 11 岁儿童和美国成年人的大规模社区研究中，扎纳里尼（Zanarini）等在 2011 年发表的文章中提出，约有 3% 的参与者符合 DSM 中 BPD 的诊断标准。不幸的是，由于缺乏持续的资金支持，这项研究没能得到继续跟进。

所有这些研究都与莱恩汉（Linehan, 1993）最初提出的生物社会模型的修订一致。塞尔比（Selby）和乔伊纳（Joiner）在 2013 年发表的文章中提出，基因与环境的相互作用会导致"情绪倾斜"，从而形成恶性循环，最终引起严重的精神病理。克劳尔（Crowell）、博伊沙恩（Beauchaine）和莱恩汉（Linehan）在 2009 年发表的文章中认为，BPD 始于早期的脆弱性，表现为与冲动相关的高度情绪敏感性增强，这在青少年时期应该很明显。克劳尔（Crowell）和考夫曼（Kaufman）在 2016 年发表的文章中指出，这种模式需要通过纵向研究加以证实，但它得到了多项横断研究以及成年患者提供的回顾性数据的支持。

与早期精神病的研究并行，在这一发展阶段识别 BPD 可能有助于早期干预，避免障碍的进一步发展（Chanen & McCutcheon, 2013）。第九章对早期诊断的依据和青少年 BPD 的治疗原则进行了全面的总结。

许多患有这种障碍的青少年直到成年早期才准备好接受治疗。尽管如此，有些青少年在这个阶段就能从有效的精神治疗中受益。我们需要研究来确定 BPD 的早期治疗是否真的可以预防我们在成人中看到的与该障碍相关的并发症。

迟发的 BPD

在发展谱系的另一端，一些患者在成年后甚至在中年早期才出现 BPD 的特征性症状。根据定义，这些患者不能被诊断为人格障碍，因为这种障碍被定义为始于青春期或成年早期。这条重要的准则将人格障碍的概念缩小到早期发病的内在和长期问题，而不是后来未能适应生活的变迁。那些多年来功能正常但没有从抑郁症中恢复过来的患者，即使他们有类似的症状，也不应该被诊断为 BPD。

尽管如此，患者可能具有这种障碍的脆弱性，并且仅表现出轻微的亚临床特征（Zanarini et al.，2007）。我们可以在一些不再符合 DSM 中 BPD 的诊断标准，却继续表现出情绪失调的老年患者中看到一些这样的气质性症状（Paris，2003）。有些患者可能受到所处文化和环境的保护，没有出现更多的症状。文化和/或环境的后续变化可能会引发与典型临床表现相符的症状，而这种变化通常在生命早期的阶段就发生了。

案例 3：琼（Joan）

琼是一位 40 岁的模特，她一生的大部分时间都很能干且成功。她的症状始于 30 多岁，包括割腕、自杀威胁（没有真正服药过量）、暴饮暴食和情绪波动。琼经常听到一些声音，比如她的前男友在侮辱她。她和男人的关系一向很差，经常有出轨和/或身体暴力。琼形容她的生活为"一塌糊涂"。

琼与一个男人同居了 12 年，他是她三个孩子的父亲。她因为他的不忠而离开了他。她与她的下一任男友同居了 7 年，但他却殴打她、侮辱她，而且出轨。

琼符合 DSM-Ⅳ 中关于 BPD 的所有九项标准，在 DIB-R 中的得分是 9/10。BPD 在中年早期发病的情况并不常见，如果在 10 年前就诊，琼可能会被贴上表演型人格障碍的标签。她是一个引人注目的美女，衣着优雅，凭借自己的美貌吸引了足够的注意力来满足她自恋的需要。但随着琼年龄的增长，以及对亲密关系的失望，她无法继续从事模特工作，而模特工作一直是她自尊的主要来源。虽然琼是一位母亲，但她为人父母的能力有限，很少从与孩子们在一起的时光中获得真正的快乐。

案例 4：拉里斯（Lalith）

拉里斯是一名 25 岁的研究生，在印度的家乡接受教育。虽然拉里斯述说她一直不快乐，但只要她住在家里，学术上就会有稳定的进展，她还有一群支持她的朋友。然而，当她搬到北美后，这一切都改变了。失去了家庭和社区的支持，拉里斯感到很迷茫。她与一名当地男子陷入了一段无疾而终的恋爱，堕胎后又开始反复服用过量药物。无论这位患者有什么问题，如果她所处的环境不同，她很可能不会患上 BPD。

正如拉里斯的案例所表明的那样，人格特征是功能正常还是功能失调往往取决于社会环境。几乎每个人都有适合自己的环境，每种类型的人格都会在对其特征有利而不是不利的环境中表现良好（Paris，1997b）。如果包容的环境限制了情绪不稳定的程度，那么，这个人只会被描述为"情绪化"——这完全不是一件坏事。同样地，冲动如果能受到抑制，就只意味着人们能够快速应对挑战。这一特质可以是好是坏，取决于具体情况。

临床意义

- BPD 是一种发展障碍，它源于体现生物脆弱性的特质。
- 边缘型病理可以在童年时出现，但不一定会发展为成人 BPD。
- BPD 和许多其他精神障碍一样，通常始于青春期，可以在青春期诊断，也可以在青春期治疗。
- BPD 的早期识别有可能成为早期有效治疗的基础，并且针对该年龄段已经制定了一套特定的治疗方案。
- BPD 的晚期发病可能反映了不同的发病过程，也可能是社会保护因素所致。

第五章
风险因素

　　BPD 与其他精神疾病一样，只能在广义病因学模型中被理解。我们需要考虑生物学、心理学和社会风险因素，以及它们之间的相互作用等。在本章中，我首先回顾了与该障碍有关的所有风险因素的研究。

来自行为遗传学的教训

　　行为遗传学带来了心理学历史上一些最重要和令人惊讶的科学发现（Knopik、Neiderheiser, DeFries, & Plomin, 2017）。普罗明（Plomin）、德弗里斯（DeFries）、克诺皮克（Knopik）和尼德海泽（Neiderheiser）等在 2016 年发表的文章中，回顾了该领域中的十大重复性发现，其中以下五项与个人特征特别相关：

　　1. 所有的心理特征都受到明显的、实质性的遗传影响。

　　2. 遗传性是由许多影响较小的基因造成的。

　　3. 心理特征之间的表型相关性显示出显著和实质性的基因调控。

　　4. 大多数的"环境"测量明显受到遗传影响。

　　5. 同一家庭中的孩子并不会以同样的方式受到环境的影响。

　　下面我们来研究一下得出这些重要的临床相关结论的方法。行为遗传学将心理特征或精神障碍的遗传因素与环境影响分开。数据通常来自对同卵双胞胎和异卵双胞胎样本的问卷调查。如果单卵双胞胎比双卵双胞胎更相似，那么所研究的特质一定是遗传的。可以计算出遗传性的定量程度，即遗传相似性在总变异中所占的百分比。这些估计值适用于群体，但不一定适用于个人，因此我们不能说任何患者的任何症状都有特定的遗传率。

然而，对于我们所能想到的几乎任何特征，大约有一半的变异与遗传有关。从数量上看，人格特质的遗传影响水平通常在40%~50%之间（Knopik et al.，2017）。此外，人格特质维度的遗传率会随着年龄的增长而增加（Jang，Livesley，& Vernon，1996）。遗传因素的普遍性是惊人而强烈的，几乎所有被列入DSM的精神障碍都是如此，大约各占一半（Kendler & Prescott，2007）。

尽管这些发现为非遗传因素留下了关键的50%，但这些环境影响的本质才是真正令人震惊的。影响人格特质的偏差几乎完全是"非共享的"，即与人们更加相似的因素无关（Plomin et al.，2016）。因此，在同一个家庭中长大并不意味着孩子们会有相似的特征。事实上，你的兄弟姐妹可能并不比一个完全陌生的人在性格上与你更相似。因此，行为遗传学研究对"亲子关系在人格发展或精神障碍中起主要作用"的假设提出了严峻挑战。

对患有人格障碍的双胞胎研究也显示了同样的模式。在挪威的一项研究（Torgersen et al.，2000）发现221对双胞胎（92对单卵双胞胎和129对双卵双胞胎）中至少有一个人患有人格障碍，其中大约20%的案例被诊断为BPD。大多数人格障碍的遗传率约为50%，而BPD的遗传率为60%。托格森等（2012）在更大样本（2800对双胞胎）的研究中，采用了访谈和自我报告相结合的方法，发现BPD的遗传率为67%。波尔诺瓦洛娃等（2009）在一个纵向随访的双胞胎样本中发现，在整个青春期过程中，遗传因素变得更加突出。

迪斯泰尔（Distel）等于2008年发表了在比利时、荷兰和澳大利亚三个国家开展研究的文章。在大型双胞胎样本中，他们使用自我报告的测量方法研究了BPD的遗传率。他们发现，42%的变异是由可遗传因素造成的，58%是由非共享的环境因素造成的。在一个大型社区的双胞胎样本中，遗传偏差由单一因素导致，而环境偏差则是特定于每个DSM标准的（Reichborn-Kjennerud et al.，2013）。综上所述，BPD变异的重要部分（约一半）是可遗传的。

与BPD最相关的特征（如情绪不稳定），具有相似的遗传率，为 40%~50%（Livesley et al. , 1998；Jang, Livesley, Vernon, & Jackson, 1996）。因此，人格障碍表现出与其潜在特征维度大致相同程度的遗传影响。

行为遗传学的发现得到了家族史研究结果的支持。虽然家族史研究不能将遗传因素与环境因素区分开，但它们记录了精神障碍在一级亲属中的发病情况。当我们将这种方法应用于 BPD 时，我们并不能经常找到具有相同诊断结果的亲属。然而，一级亲属往往有亚综合征病症（Zanarini et al. , 2007）。当他们患有可诊断的障碍时，这些障碍通常属于冲动型，如物质滥用和 ASPD（White et al. , 2003）。亲属可能在较小程度上患有重度抑郁症（与 BPD 的内化症状有关）。总的来说，家族所遗传的是特征水平，而不是特定的诊断类别。

行为遗传学告诉我们，人格和人格障碍受到可遗传因素的强烈影响，但该学说并没有解释基因如何影响行为。

BPD 中遗传影响的性质

近年来，神经科学的进展给研究人员和临床医生带来了通过遗传学和生物学了解人的思想的希望。然而，尽管大肆宣传，我们离实现这一目标还很远。总的来说，遗传学研究告诉我们更多的是大脑如何工作，而不是精神疾病的原因或其治疗方式。

探寻遗传标记、特定的神经递质异常或脑功能成像的变化，已经带来了许多具有指导意义的发现，但这些发现很少针对特定的疾病。生物测量与特质维度的关系比与类别的关系更为密切。当我们考虑到与精神病理有关的那些复杂又广泛的症状时，它们之间缺乏直接的关系其实并不令人惊讶。

遗传和特质脆弱性本身并不会导致精神障碍，因为当环境相对温和时，特质可以与正常功能兼容。并非所有具有特质脆弱性的人都会患上精神障碍。因此，生物还原论是一种具有误导性的过度简化，而仅仅基于神经科学的精神病学研究计划必然会失败。

在医学上，一旦确定了遗传模式，下一个逻辑步骤就是寻找异常的基因，但是一个基因导致一种疾病的情况是很罕见的（少数孟德尔疾病除外）。因此，研究还没有发现有任何基因与任意一种最主要的精神障碍（抑郁症、双相情感障碍或精神分裂症）有关。精神疾病背后的遗传因素反映了一种复杂的遗传模式，其中许多基因相互作用产生对脆弱因素的遗传影响（Morton，2001）。

基因通常与特质相关，而不是与可诊断的障碍相关。这些关系很复杂，不涉及孟德尔式遗传。相反，基因的作用似乎更像一个管弦乐队，在多个部位建立起它们的影响。广义的人格维度（如神经质）也与单一基因无关。所以我们需要研究显现出来的症状背后的生物学机制，即所谓的内表型①（Gottesman & Gould，2003）。问题是，我们不太清楚我们要找的是哪种内表型。

人们曾希望通过基因关联研究来解释 BPD 的脆弱性。然而，正如大多数精神障碍一样，单一等位基因只能最多解释大约 1%的变异（Ni et al.，2006，2007）。

虽然我们需要放弃发现"引发"精神障碍的单一基因这一梦想，但至少我们现在可以检查整个基因组。这种方法就是全基因组关联研究（genome-wide association study，GWAS），然而其结果并不令人乐观，因为我们往往会发现在数百个基因中，每个都对引发精神障碍有微小影响。这还只是一项用 GWAS 研究 BPD 的发现（Witt et al.，2017）。此外，遗传变异与其他主要的精神障碍重叠，没有一个位点与边缘型病态有特定关系。虽然我们可以创建一个多基因风险评估模型来测量边缘型病态与多个基因的关系，但这种方法仍然无法解释行为遗传学研究中发现的遗传性水平。

除非将环境纳入考量，否则查找特定的基因将可能没有用处。基因之间相互作用，并由环境开启和关闭（Rutter，2006）。我们从最早的卡斯比（Caspi）等（2002，2003）的研究就已经知道，只能通过研究遗传脆弱性和生活压力源之间的相互作用来了解它们的影响。

精神障碍可以由基因驱动的神经递质活动差异来定义这一观点也被证明过于简单。几十年来，研究人员一直试图通过影响神

①　内表型是与基因成分和神经精神疾患临床症状相关的生物指标，它在弥合神经精神疾患微观水平与宏观水平之间的差别上起重要作用。——译者注

经化学的基因异常来解释精神障碍的原因，但没有取得成功。大脑功能太过复杂，无法用所谓的"化学失衡"来解释。冲动性障碍（ASPD、物质滥用障碍和贪食症）的早期研究经常发现大脑血清素活动和冲动性之间的关系（Siever，Torgersen，Gunderson，Livesley，& Kendler，2002）。然而，增加大脑中血清素活动的药物对 BPD 患者的影响很小，详见第八章。同一种递质对不同的受体部位可以产生不同的作用。互相影响的多种神经通路决定了信号在大脑中的传递方式。

总之，基因并不能以任何直接方式决定行为。它们能折弯嫩枝，但无法显示出树的最终形状。神经科学家们急于将症状归结为遗传和细胞机制，却没有足够仔细地研究生物和环境风险因素之间的相互作用。

Bassir Nia 等人（2018，p. 60）很好地总结了目前的知识状况：

> BPD 具有复杂的、多因素的病因，是由遗传和环境基质之间的相互作用造成的。根据双胞胎和家族研究，BPD 具有中度至高度的遗传性。然而，我们对 BPD 的遗传结构的理解非常有限。这造成了一个关键障碍，因为遗传学可以为确定新的治疗目标和开发目前缺乏的预防性和改善疾病的药物治疗铺平道路。我们以局限性、挑战以及未来的方向为重点回顾了 BPD 的遗传学研究。与其他主要精神障碍相比，BPD 的遗传研究仍处于非常早期的阶段。大多数早期的 BPD 遗传研究是在小样本中进行的未经复制实验的关联研究，它们侧重的是单一候选基因。

在过去十年中，研究人员也在寻找与 BPD 有关的表观遗传因素。这指的是附着在 DNA 上的化学变化（甲基或组蛋白基团），可以打开基因或使其沉默。一些研究（Dammann et al.，2011；Teschler，Gotthardt，Dammann，& Dammann，2016）报告说，BPD 患者有异常的 DNA 甲基化，尽管导致精神病理的确切机制仍然未知。

我们还需要知道基因变化会影响大脑的哪些部位。例如，人们很早就知道杏仁核——大脑中与焦虑相关的"警钟"——在 BPD 中过度活跃（Donegan et al.，2003）。最近的一项研究（Perez-Rodriguez et al.，2017）发现，引导大脑的新连接生长的脑源性神经营养因子（BDNF）改变了 BPD 患者杏仁核的活动。

这些是漫长的研究旅程中的第一步。我们还远远没有了解到遗传变异如何导致 BPD 心理上的敏感性。让我们跳出遗传学的范畴，研究一下关于 BPD 的生物学相关因素的情况。

BPD 的神经生物学相关性

BPD 的神经生物学的研究仍然很活跃，并已在评论文章中做了很好的总结（参见 Krause-Utz、Niedtfeld，Knauber，& Schmahl，2018）。由于特质与生物标记的关系比障碍与生物标记的关系更密切，制定研究战略时可以考虑将 BPD 分解为情感、冲动性、认知和人际关系等部分，并分别寻找每个方面的生物学相关因素。

神经递质

到目前为止，精神障碍最一致的神经化学相关因素与冲动性有关，这一特质长期以来与中枢血清素功能的缺陷有关（Coccaro & Kavoussi，1997）。

已有数种方法被用于评估 BPD 患者血清素的活性。在神经内分泌激发实验中，研究者给予一种刺激中枢血清素活动的药物。Coccaro 等（1989）以及 Rinne、Westenberg、den Boer 和 van den Brink（2000）等发现冲动攻击性患者（其中许多人患有 BPD），表现出催乳素钝化（未能对这种药理学挑战做出反应）。我们的研究小组（Paris et al.，2004）观察到在 BPD 患者中，血清素活性反应比正常对照组的反应更快，效果更差。事情的一个转折点是，一项功能性磁共振成像（functional magnetic resonance imaging，fMRI）研究发现，催乳素钝化在患有 BPD 的男性中比在女性中更常见（Soloff，Meltzer，Becker，Greer，& Constantine，2005），这表明性别与不同的代谢途径有关。我们应该记住，血清素有许多不同的大脑受体，每个受体都有不同的功能（Soloff et al.，2007）。

如果低血清素是 BPD 背后最重要的生物学问题，那么人们可以期待选择性血清素再摄取抑制剂（selective serotonin reuptake inhibitors，SSRIs）能够逆转 BPD 的症状，但事实并非如此，我们必须再次抗拒将复杂问题过分简单化的诱惑。

可以理解的是，当生物学研究人员有了一个新的工具，他们就会尝试着用它来理解精神障碍。然而，这不是十年能达成的任务，而是一个世纪的任务。

脑成像

自 21 世纪初以来，脑成像已成为生物精神病学最重要的工具。正电子发射体层摄影（Positron emission tomography，PET）可以测量大脑中不同区域吸收和代谢放射性物质后的活动。在 BPD 中，这一系列的研究集中在血清素上，所使用的"激动剂"通常是这种神经递质的前身。虽然这些研究（Siever et al.，2002；Leyton et al.，2001）表明血清素在大脑几个部位的活动性较低，但是这些发现同样不是 BPD 所特有的。

我们还应该记住，血清素有许多不同的受体，每个受体都有不同的功能。尽管一些研究方法通常将血清素的活动作为一个整体来研究，但 PET 研究（Soloff et al.，2007）可以只以一种类型的受体为重点。

一种没那么昂贵的方法是功能性磁共振成像（见上文），因此它在研究中得到了更广泛的应用。我们可以通过功能性磁共振成像看到哪些大脑区域在"发光"，并将活动水平与特定的环境联系起来。虽然功能性磁共振成像产生的漂亮彩色图片可能会给人留下深刻的印象，但大量发现都存在着许多是否可以被反复证明的问题。

然而，在成像文献中存在一种模式有助于解释 BPD 的具体特征，特别是情绪失调：

> 相对健康的对照组而言，BPD 患者在对消极和积极的社会情绪场景做出反应时，视觉处理系统会过度亢奋，前运动皮层也更加活跃。此外，如果刺激是负面的，BPD 受试者似乎在杏仁核、纺锤体、楔前叶和海马旁区表现出比健康志愿者更大的活动性，相对地，健康志愿者会调动背外侧和岛叶区。这些发现符合 BPD 患者使用更多的反射性、高度警觉和引发行动的系统来处理社会情绪刺激，而健康志愿者则调用更多的感知性和较少的反应性网络。这些观察结果可能有助于解释 BPD 患者具有更强的情绪反应能力（Koenigsberg et

al. , 2002, p. 784)。

这些发现在最近的研究中得到了证实，并且在文献中体现出相当的一致性。在一篇评论文章中，克劳斯-乌茨（Krause-Utz）、温特（Winter）、尼德费尔德（Niedtfeld）和施马尔（Schmahl）在发表于 2014 年的文章的第 438 页，有如下结论：

> 在神经化学层面上，观察到 BPD 患者的神经递质系统功能改变，包括血清素、谷氨酸和 γ-氨基丁酸系统等。BPD患者在神经层面上显示出额叶——边缘系统的结构和功能异常，包括参与情绪处理的区域（如杏仁核、胰岛）和参与调节控制过程的额叶脑区（如前扣带皮层、内侧额叶皮层、眼眶额叶皮质和背外侧额叶皮层）。边缘系统的过度活跃和额叶脑区的募集减少可能与 BPD 情绪处理紊乱及其他诸如冲动和人际关系障碍的核心特征相关。为了阐明这些发现是否为BPD 的特异性质，还需要与其他临床组进行比较。

在 2018 年发表的另一篇综合评论中，佩雷斯·罗德里格斯（Perez-Rodriguez）等得出了大致相同的结论：脑成像研究显示BPD 中情绪和行为控制自上而下的失调。在最近的研究基础上，这些学者还假设催产素和类鸦片系统的异常可能是 BPD 的人际功能障碍的原因。BPD 患者身上经过客观测量的高度情绪反应可能和他们对这些反应的意识之间存在着脱节。

脑部扫描能够进行有关患者的大脑结构容积是否较小（或较大）的检查。BPD 患者的扫描结果通常表现为较小的海马体、杏仁核和前额叶皮层（O'Neill & Frodl, 2012）。该研究还表明 BPD的生物学缺陷与边缘通路前额叶控制对边缘通路控制不良有关。然而，这个情况普遍存在于涉及冲动行为的所有障碍之中，而不是 BPD 所特有的。

整体来看，所有这些大脑扫描的发现都是具有暗示性的，因为它们表明 BPD 患者有较高的情绪激活水平，缺乏充分的来自前额叶皮层高级结构的控制和调节。然而，目前尚不清楚大脑活动和体积的这些变化在多大程度上先于 BPD 的发展——倘若如此，它们就会成为先天性生物脆弱性的标记。或者，它们是否由生活中的事件和/或障碍的过程导致，目前尚不得而知。为了回答这个问题，我们需要对高危人群进行纵向研究，其中也包括对他们进行脑成像。

神经心理测试

测量 BPD 患者生物因素的另一种方法是通过神经心理学的工具（例如，威斯康星卡片分类测试、持续操作测试或 Go/No-Go 任务①）来评估患者的计划和控制冲动的能力。这些方法还对执行功能进行评估，即与前额叶皮层活动相关的行为和认知。BPD 患者在所有的测试中都表现出了执行功能异常（O'Leary，2000；Leyton et al.，2001）。这些发现再次与高级皮层中心没能调节边缘系统的理论相一致。

神经连接

"研究领域标准"（the Research Domain Criteria，RDoC）取代了以 DSM 为基础的分类诊断，成为获得美国国立卫生研究院（Cuthbert & Insel，2013）资助的必要条件。世界各地的大学也在跟进这一研究方向，但是不能确定它是否会带来突破性进展。

我们现在可以总结一下神经科学和认知科学告诉我们的关于 BPD 的知识，以及有待发现的东西。在总结中，Herpertz（赫柏兹）等人（2018，p. 96）指出：

> 情绪失调是 BPD 的一个标志。因此，对 BPD 患者的大多数干预措施都是为了改善情绪调节能力……研究表明，前额叶边缘回路可能在临床上有效的心理治疗的效果中发挥重要中介作用，即通过调节杏仁核、岛叶和背侧前扣带皮层的功能和结构，以及参与情绪认知调节的前额叶区域，并加强边缘和前额叶区域的耦合来改善临床结果。

总之，生物学研究的发现与我们对这种障碍的了解是一致

---

① 持续操作测试是一个测量注意力维持、选择性注意和冲动的工具。这项测试通常要求被试对不同的数字或符号做出连续反应，评分取决于正确、遗漏和错误反应的数量与时间。Go/No-Go 任务是研究反应停止能力的一种常见范式。这项任务通常涉及两个不同的字母或图案的随机交替，要求被试者对其中一个刺激物做出反应（所谓的 Go），而不对另一个刺激物做出反应（所谓的 No-Go）。对"No-Go"刺激的错误反应通常被认为是反应停止困难。——译者注

的：遗传和生物学变异驱动着 BPD 的基础特征，但是我们对于大脑功能与情绪、行为和认知异常之间的关系知之甚少。对冲动性的研究要更加深入一些，然而我们对情感不稳定性的生物学知识了解不多。对 BPD 症状的认知也是如此。

BPD 的发展必定有生物因素，但是单凭生物因素并不足以引发 BPD。它们反映的是引发症状的特质和遗传变异。如果缺乏这种气质上的脆弱性，就不会发展为 BPD。然而，它们并没有为这种障碍提供完整的解释。BPD 患者气质上的变异受到基因影响，与大脑化学和结构的变化有关。但是，特质差异本身不一定会导致精神病理，只有在受到环境中压力的挑战时才会引发问题。

BPD 的心理学理论

长期以来，人们一直认为 BPD 几乎完全源于心理，并且这种疾病来自有问题的家庭经历。当孩子患上 BPD 时，治疗师就毫不犹豫地将责任归咎于父母头上。

精神动力理论是由成人精神病态起源于童年的假设推动的。分析的范式还假定，成人的病态越严重，其起源就越早。BPD 的症状有时被认为反映了幼儿阶段甚至婴儿期的问题。

这些想法完全不科学，它们仅仅基于理论、纸上谈兵的投机以及基于 BPD 患者与幼儿行为之间的肤浅关系。此外，精神分析师只是从极少数接受治疗的患者中归纳出这些观点。理论上来说，所有这些想法都可以通过实证进行检验，但研究人员过了很长时间才对研究它们产生兴趣。

尽管心理动力学理论对 BPD 的研究支持甚少，但它们仍然发挥着一定的影响。我仍然要提醒学生不要急于断定每个患有这种疾病的患者在童年早期都一定经历了严重困难。

现在让我们思考一些主流理论。马斯特森（Masterson）和林斯利（Rinsley）在 1975 年发表的文章中提出，因为 BPD 患者有分离问题，他们一定没能在童年时期（幼儿阶段）掌控好分离——个体化。这些作者还提出，母亲应该为 BPD 负责任，因为她们不希望与孩子分开（母亲过度保护）。这个说法不过是一副巨型图景的冰山一角。

杰拉尔德·阿德勒（Gerald Adler）在 1985 年发表的文章中，对 BPD 提出了不同的理论。他认为这些患者所描述的强烈的孤独感根植于童年时期母亲对情感的忽视。虽然他没有提出数据来支持这一假设，但这与后来的许多研究是一致的。

一个更复杂版本的情感忽视理论产生了更大的影响。依恋理论现在是精神分析中的主流，也是一个激发了大量研究的模型（Cassidy & Shaver，2016）。这个基本理论源于这样的假设，即儿童时期对照顾者的非正常依恋会在以后的生活中导致精神病态。

福纳吉（Fonagy）、塔格特（Target）和杰尔杰伊（Gergely）在 2000 年发表的文章中，将这一理论应用于 BPD。他们提出，儿童时期的异常模式（不安全型和混乱型依恋）是患者人际关系困难的原因。尽管依恋理论是一种很有发展前景的调查方向，但它仍然更偏向描述性，而非解释性。依恋行为不仅仅是父母教养的结果，也反映了受遗传影响的人格特征，而且童年和成年期的模式之间有很大的不连续性（Rutter & Smith，1995；Paris，2000a）。

尽管一些依恋理论的研究人员明确否认所谓"父母的过错"（Bateman & Fonagy，2006），人们却很难避免受到这种暗示。此外，即使 BPD 患者有异常的依恋（该障碍定义的一部分），也不一定意味着问题是由儿童早期的经历引起的。

奥托·科恩伯格是最早打破让父母对 BPD 负全责这一悠久传统的精神分析师之一。他于 1976 年发表的文章提出，BPD 植根于体质上的脆弱性，被概念化为干扰认知发展的异常攻击性水平。尽管 20 世纪 70 年代的科学无法衡量冲动的生物学相关性，最近的研究表明科恩伯格的观点已经得到了（至少是部分的）证实。

现在让我们剖析一些用于研究 BPD 心理风险的方法。

回溯性研究

回溯性研究是一种直截了当的方法，它要求患有 BPD 的成人通过自我报告或面谈来描述他们的童年，但是对这些数据的解读会遇到几个陷阱。

第一个也是最主要的陷阱是，童年症状的报告反映了回忆偏差，也就是说患病中的人倾向于以消极的方式回忆他们生命早期的事件（Schacter，1996）。BPD患者对当前和远期的生活事件的感知都可能出现扭曲。

第二个陷阱是混淆严重创伤和轻微创伤，大多数BPD患者可能会报告不太可能产生后遗症的事件（Paris，1994；Zanarini，2000）。

第三个陷阱是临床样本中的关联性不能代表社区研究显示的儿童逆境造成的长期影响。遭受严重创伤的儿童不一定会发展出精神障碍（Paris，2000a，2000c；Fergusson & Mullen，1999）。

考虑到这些局限性，童年逆境与BPD之间关系的回溯性研究描述了童年创伤和/或被忽视与成年BPD之间密切且相当一致的关系。但鉴于该方法存在的缺陷，这些关系只能被视为需要在前瞻性研究中证实的假设。

前瞻性研究

从社区样本中抽取的儿童的前瞻性随访研究提供了一种更好的方法来理解逆境、个性和精神病理之间的关系。进行前瞻性研究的研究人员不必依赖于不具代表性的临床样本或不可靠的记忆。

精心设计的大规模社区样本研究有避开所有这些问题的潜质。不幸的是，这种研究很少见（例如，Caspi et al.，1996；Cohen et al.，2005）。

然而，前瞻性研究也有其自身的局限性。第一个问题是，该方法对常见障碍的结果的检验比对罕见障碍的更好。纵向社区研究已经阐明了抑郁症、犯罪和物质滥用等高发疾病的先兆（Tremblay，2006）。然而，像精神分裂症或BPD这些患病率不到1%的疾病，在社区中更难被发现。

第二个问题是，即使在最好的意愿下，最容易退出研究的人很可能正是那些精神疾病最严重的人。随访所有参与者并不总是切实可行，即使尝试这样做也会导致昂贵的研究成本。

第三个问题是，前瞻性研究并不总是测量生命早期的气质。尽管一些研究使用的是新生儿群组，但许多研究只在童年中期才开始进行随访调查。

第四个问题是，这项研究仍然难以区分遗传与环境的影响来观察它们的交互作用。理想的研究需要长时间跟踪同卵双胞胎和异卵双胞胎。

第五个问题是，只有少数大规模的前瞻性研究将人格障碍作为一种结果进行了检验。最早这样做的项目之一就是"社区中的儿童"的研究。该项目对纽约州奥尔巴尼·萨拉托加地区（Albany-Saratoga area）的一组儿童进行了30年的随访调查。但该研究只发现了极少数被实际诊断为BPD的患者，而且其关于人格障碍的报告使用症状数量（而非完整的诊断）作为结果变量。

总之，尽管前瞻性研究产生了可以阐明人格障碍如何形成的提示性成果，但我们仍然缺乏一项将遗传及气质作为控制变量的研究，去随访大量儿童从幼年到成年的情况。

高风险研究

心理逆境对精神障碍的影响也可以通过开展高风险研究来进行研究，即对已知暴露在致病经历中的儿童进行随访。例如，随访调查有早期被忽视和创伤史的儿童，从而确定他们是否有更高的患上BPD的风险。虽然这种类型的研究很重要，却开展得很少，主要是存在实践和伦理上的困难。

一个例外是由纽约的凯瑟琳·维多姆（Catherine Widom）领导的研究小组所做的工作，她是世界上为数不多的收集有关童年创伤结果的前瞻性数据的研究人员之一。维多姆于1999年发表的文章中提到，她从法庭记录在案的儿童虐待和忽视案件中挑选出了一个样本，在大约20年后采访了这些人，并将他们与没有遭受虐待或忽视的匹配对照组进行了比较（Horwitz, Widom, McLaughlin, & White, 2001；Widom, 1999；Widom, DuMont, & Czaja, 2007）。尽管身体虐待比性虐待更能预测后遗症，但受虐待和被忽视的妇女产生心境恶劣、反社会型人格障碍和酗酒问题的比例更高（Widom et al., 2007）。值得注意的是，这群人也表现出很强的恢复能力（Widom & Kuhns, 1996），只有少数人出现了症状。当将最近的生活压力纳入考虑时，受虐和被忽视妇女的心境恶劣、反社会型人格障碍和酒精问题的高比率就不再显著了（Widom & Kuhns, 1996；Horwitz et al., 2001）。BPD成年患者的检查结果也得出了类似的结论。

近年来，来自高风险样本的最重要数据出自"匹兹堡女孩研究"（Stepp, Scott, Jones, Whalen, & Hipwell, 2016）。该研究招募了大量（2451 名）学龄前女孩，并在青春期对她们进行了随访调查。BPD 在发病前往往伴有破坏性行为障碍，如多动症和对立违抗型障碍（Stepp，Burke，Hipwell，& Loeber，2012）。结果还显示，与情绪失调相关的特征会导致强烈的家庭冲突，并产生恶性循环（Stepp et al.，2012a，2012b，2014）。

这些情况反映了恶性循环。有时恶性循环甚至会在青春期前就出现临床上的明显症状。贝尔斯基（Belsky）等在 2012 年发表的文章中提出，尽管 BPD 的特质是可遗传的，但是如果在生命的最初 10 年中有暴露于家庭环境中的粗暴对待的记录，该障碍的临床特征会在 12 岁前就变得明显。

研究还表明，童年创伤与成年后长期后遗症之间的关系微弱得出人意料（Werner & Smith，1992；Rutter，2012）。这种不协调可能有几个原因。首先，决定对逆境的反应的是脆弱性因素。其次，童年时期的多重逆境以及青春期和青年期持续面临的新的逆境会产生累积风险。最后，童年环境与成年结果之间的关系也可以部分地通过共同的遗传来解释。有酗酒或犯罪记录的父亲可能会生出有冲动症状的孩子，无论他们是否参与抚养孩子（Rutter，2006）。BPD 患者的父亲可能有反社会型人格障碍和物质滥用（White et al.，2003）。在缺乏基因变量控制、双胞胎研究和前瞻性研究的情况下，我们不能得出家庭逆境本身会导致病态的结论。这个问题解释了在前瞻性研究中找到的 BPD 的心理社会危险因素为何不是这种障碍所特有，而是同样存在于其他形式的病理中（Stepp，Lazarus，& Byrd，2016）。只有考虑到气质，才能发现特异性因素。

养育方式、 情感忽视和 BPD

20 世纪八九十年代的实证研究对心理动力学理论提出的养育方式与 BPD 患者之间的关系进行了研究。关于 BPD 患者童年经历的数据系统记录了各种心理逆境的报告（Zanarini，2000）。

早期的研究，包括我们研究小组的一些研究（Frank & Paris，1981；Paris & Frank，1989；Zweig- Frank & Paris，1991），发现边缘型人格障碍的患者报告了他们在情感上被忽视（与阿德勒的见解一致）以及受到过度保护（与马斯特森的观点一致）的问题。
我们的小组使用了一种标准测量方法，即亲子关系量表（the Pa-
rental Bonding Instrument，PBI；Parker，1983），这个量表要求成
人从两个维度回溯性地评估养育的质量：关爱还是忽视、自主性
还是过度保护。我们可以想象这样一种情景：父母无法满足孩子
的情感需求，同时又阻止他们在别处找到替代父母的依恋对象，
这很可能会扰乱建立心理韧性的机制。

　　然而，回顾过去，我不得不对我们的发现提出疑问。我记得
当时期刊编辑让我在一篇论文的标题中加上"回忆"这个词，后
来我才意识到他的坚持是多么正确！

　　有效性取决于目前生病的患者回溯性报告的准确性。关于儿
童期被忽视和过度保护的报告都可能受到患者症状严重程度的影
响。另一个问题有关对照组。当我们将自己的患者与患有抑郁症
等较轻疾病的患者进行比较时，BPD 的患者几乎将他们童年的一
切都描述得更糟。在后来的研究中（Paris，Zweig-Frank，&
Guzder，1994a，1994b），我们将 BPD 患者与由其他人格障碍患者
组成的对照组进行了比较，发现差异缩小了。父母的忽视和过度
保护的报告可能不是 BPD 所独有的，也常见于抑郁症患者（Par-
ker，1983）。

　　第三个问题关乎对父母虐待的看法是否随着时间的推移而稳
定。在另一项研究（Zweig-Frank & Paris，2002）中，我们使用亲
子关系量表对已康复的 50 岁患者进行测试。结果显示父母忽视
的分数并不高（尽管过度保护的分数仍然很高）。BPD 的康复可
能影响这个群体，使他们以更好的方式看待自己的父母。虽然我
们没有在不同的时间点对同一群体进行亲子关系量表测试，但是
我们在治疗中看到了类似的现象：随着患者病情好转，他们对家
人的正向评价增加了。

　　这并不是说所有关于情感忽视的发现都应该打折扣。事实
上，这正是莱恩汉于 1993 年发表文章的理论基础。这个理论将
情绪不被认可看作环境风险的关键。情绪得不到认可可能会对脆
弱人群产生更强烈的影响。纵向研究发现，质量较高的养育方式
对问题人格特质有缓和作用（de Clercq，van Leeuwen，de Fruyt，
van Hiel，& Mervielde，2008）。她在文章中有见地地提出，家庭
可能很难认可存在患有 BPD 风险的儿童异常强烈的情绪。正如我

们将看到的，在情感忽视的背景下，虐待儿童和其他不那么微妙的逆境的影响可以得到最好的诠释。

儿童受虐待和创伤

关于 BPD 患者童年的研究中，最引人注目的发现是他们之中报告了创伤事件的人数，特别是童年受性虐待（childhood sexual abuse，CSA）和身体虐待（physical abuse，PA）。与没有患病的人相比，此类经历通常在患者中更为常见。大多数患者都报告了某种形式的儿童虐待（Herman，Perry，& van der Kolk，1989；Ogata，Silk，Goodrich，Lohr，Westen，& Hill，1990；Paris，Zweig-Frank，& Guzder，1994a，1994b；Zanarini，2000），而且，其中 BPD 患者的比例明显高于邻近障碍（有几项研究将 BPD 患者与抑郁症或其他人格障碍进行了比较）。

这些发现对临床医学界产生了巨大影响。截至 2019 年初，霍夫曼等人于 1989 年发表的论文已经被引用了 1700 多次。这些报告被广泛解释为支持将 BPD 解释为对童年虐待的反应的心理学理论（例如，Herman & van der Kolk，1987）。这些发现不仅与 BPD 患者的症状是童年经历的重演的想法相关联，甚至与障碍本身可以重新定义为复杂性创伤后应激障碍（见第三章）的想法相联系。

然而，这些想法都是线性思维的例子———一种会引起误解的、对复杂关系的过度简化。儿童期创伤和成人精神病态之间的联系只能被理解为风险因素，而不是病因，况且这个因素在大多数患者中并不存在。我们还需要从社区研究的角度来看待创伤的影响。治疗师所看到的患者并不代表在童年时期有过创伤经历的更多人群，他们只代表那些症状严重到需要寻求帮助的人。我们接诊的患者甚至不能代表所有符合。

大多数成年 BPD 患者确实报告了严重的童年逆境，包括童年性虐待、身体虐待、父母忽视和功能失调的家庭等（Zanarini，2000）。然而，这些发现被误解了，所以复杂性创伤后应激障碍的概念是有问题的。

受虐待的情况不止一种，我们必须审视具体情况。当严重和长期的虐待与较轻的事件（涉及陌生人猥亵的单一事件）区分开来后，案例的数量减少到大约三分之一（Ogata et al.，1990；Paris et al.，1994a，1994b）。扎纳里尼在 2000 年发表的文章中提出，约 25% 的 BPD 患者报告了最严重的创伤形式（来自照顾者的童年性虐待）。此外，风险与结果之间没有特定的关系。创伤是许多精神障碍的风险因素，而 BPD 可以在没有任何创伤史的情况下发生。儿童虐待几乎总是发生在家庭功能失调和情感忽视的背景下，我们不能脱离这种背景去考虑创伤。

童年逆境长期后遗症的社区研究（Malinovsky-Rummell & Hansen，1993；Browne & Finkelhor，1986；Fergusson & Mullen，1999，Rind & Tromovitch，1997；Rind, Tromovitch, & Bauserman，1998）一致表明，只有少数遭受过性虐待或身体虐待的儿童会出现精神障碍。照顾者的虐待，特别是长期和频繁的虐待，确实会增加风险。然而，即使乱伦这种风险最高的虐待，也并非可以用来预测精神障碍的原因（Fergusson, Lynskey, & Horwood，1996）。同样，尽管童年时期受到忽视和父母分离是许多形式的精神病态的风险因素，它们也不一定会导致精神障碍（Paris，2000a）。

风险和结果之间的差距可以用人格特质中介对逆境的反应这一事实来解释。这些气质、人格和脆弱性在个体中的差异具有很强的遗传成分（Plomin et al.，2016）。因此，儿童时期逆境的长期结果取决于基因和环境之间的相互作用（Kaufman，2006；Rutter，2006）。

除非面对来自环境的最严重和持续时间最长的损伤，一般来讲，大多数儿童都有很强的韧性（Rutter，2006）。诱发因素有助于解释为什么有些人最终会发展出症状，而其他人则不会。那些情绪失调和冲动的人更有可能在负面生活事件发生时出现 BPD 症状。相比之下，那些具有不同特征图的人可能有其他形式的病理风险，但不是 BPD。

总之，对儿童逆境的研究很重要，但它一直以来都受到误解。为了正确研究这种关系，研究人员需要进行高风险或前瞻性研究。理想情况下，对大量受虐待儿童进行随访至成年的高风险研究，可以确定逆境是否导致精神障碍，以及如果是的话，逆境导致精神障碍的频率如何。同样，这样的研究也非常罕见。不仅因为它的实施成本高昂，也因为在不采取干预措施来防止后遗症产生的情况下，跟踪了解受虐待儿童在道德上存在问题。然而，我们可以在能接受治疗的高风险人群中进行前瞻性研究。这就是前面提到的"匹兹堡女孩研究"的模式。

关于虐待的长期影响的最有价值的数据来自社区研究。对普通民众的上门调查识别出了曾经遭受过儿童性虐待和/或身体虐待的人员。报告显示大约 20% 的童年被虐待的人在成年后会发展出可测量的病态（Browne & Finkelhor，1986；Fergusson & Mullen，1999）。不过尽管 20% 是一个很高的概率，但是令人吃惊的是，80% 的受害者没有出现精神障碍。因此，虽然创伤是精神病态的一个风险因素，但它并不总是会导致疾病。韧性才是决定性因素。

虽然在 BPD 患者的病史中几乎总能发现童年性虐待和身体虐待，但"情感虐待"实际上更常见（Zanarini，2000），这个术语指的是儿童被口头贬低和不断被批评的情况。郭（Kuo）、库里（Khoury）、梅特卡夫（Metcalfe）、菲茨帕特里克（Fitzpatrick）和古德温（Goodwill）于 2015 年发表的文章表明，这种形式的虐待与 BPD 中看到的情绪失调有关。

我们必须明白，童年时各种形式的虐待和创伤都与情感忽视和家庭功能紊乱有关。忽视使儿童更容易受到掠夺者的影响，同时更不愿意向家人寻求帮助以阻止虐待。证据普遍支持莱恩汉于 1993 年发表的文章中提出的各种形式的被忽视的情绪是情绪失调发展的背景的观点。

复原力的普遍存在

临床界中对于证明不同类型的儿童期逆境都具有韧性的研究不充分。如果患者患病，治疗师倾向于认为他们一定受到了虐待。此外，当患者报告受到虐待时，治疗师又倾向于将所有症状归因于这些经历，而不是并存的风险。

有趣的是，当指出韧性作用的研究结果引起公众注意时，却引发了争议。一些人担心，韧性会被解释为虐待对儿童没有实质伤害的证明。当然，没有研究人员会声称这是事实。1998 年，一位研究型心理学家布鲁斯·林德（Bruce Rind，两项主要研究的作者）在美国国会受到谴责，因为他发表的调查结果显示大多数人能从童年性虐待中恢复。这项决议是由一位自身行为都经常受到质疑的政治家——国会议员汤姆·迪雷（Tom DeLay）提出的。可能有人会觉得每个人都应该为大多数儿童能够从不良经历中恢复感到高兴，而不是在那里抱怨有效的科学发现。

临床医学界关注儿童性虐待的影响是正确的。这些经历能造成伤害，但眼下的问题是它们是否会导致精神疾病。所有不幸的生活经历都会产生一些影响，但不一定会导致精神障碍。虽然儿童时期的性虐待会增加成年后各种诊断的风险（Kendler & Prescott, 2007），但除非有其他风险因素，否则只有一部分人会永久受到儿童虐待的影响。这是个好消息，还有另一个好消息是：儿童虐待的现象在人口中的发生率有所下降（Jud, Fegert, & Finkelhor, 2016）。不幸的是，这一趋势并不意味着我们看到的BPD 病例会减少。

我们有许多数据来证明韧性的普遍性。例如，在一项著名的对暴露在贫困和家庭功能严格失调中的儿童进行的研究中，维尔纳（Werner）和史密斯（Smith）于 1992 年发表的文章中提出大多数在这样的环境中长大的儿童都成了功能良好的成年人，尽管有些人不得不首先度过一个风雨如晦的青春期。另一个著名的一直随访儿童到成年期的研究项目，即怀特岛研究（the Isle of Wight Study, Rutter, 2006），也得出了类似的发现。

总而言之，虽然童年的逆境不是任何精神障碍的原因，但却是许多精神障碍的风险因素。如果儿童很脆弱，逆境可能会击垮他们，让他们出现症状；如果他们的抗压能力强，就可能不会。

因此，关于创伤的研究文献得出了两个普遍的原则。一个是没有遗传脆弱性的儿童不会发展出精神障碍。另一个（这也是造成对创伤后果误解的主要原因）是虐待参数的重要性。童年性虐待和身体虐待不能被认为是性质相同的一种风险。不同类型的虐待对儿童最终发展出精神障碍产生的影响程度不同。被陌生人性骚扰的单次事件不应该与父母多年的乱伦混为一谈。偶尔被父母打的事件不应该与多次造成伤害的身体虐待混为一谈。

社区研究（Browne & Finkelhor, 1986；Fergusson & Mullen, 1999）表明，儿童性虐待中最重要的差别是肇事者的身份和行为的性质。首先，儿童性虐待的影响取决于谁是责任人。父女乱伦是儿童性虐待中致病性最强的一种。如果肇事者是一个近亲，其影响也往往更严重；如果是一个陌生人，其影响就小得多。其次是发生了什么。如果发生了与孩子的性交，影响会更大；如果发生了不适当的触摸，影响就会小一些。

其他因素没有这么重要，但也要留心。虐待发生的时间和频率如何？如果骚扰持续多年，影响可能会更大，但如果虐待只发生一次，可能根本没有影响。人们还需要知道虐待是否与暴力威胁有关。

当患者报告儿童时期的性虐待历史时，我们必须考虑这些差别。同样，身体虐待最重要的区分标准是虐待的严重程度（导致了身体伤害的殴打）。不做出这些区分，就会得出三分之二或更多的 BPD 患者在儿童时期曾受到虐待的误导性结论。

在我们自己的研究中（Paris et al.，1994a，1994b），研究对象中只有大约三分之一的人经历过导致长期后遗症的虐待类型（照顾者施加的虐待、性交和多次发生）。另外三分之一的人经历过较温和的事件（通常是来自非亲属的单次猥亵）。还有三分之一人根本没有被虐待过。正是这三分之一报告经历过严重儿童性虐待的患者的逆境最有可能成为该障碍的重要风险因素。关于身体虐待的调查得出了非常相似的结果。

重复一遍，虐待儿童不是单一的变量，其影响取决于具体情况。儿童性虐待中最重要的区分标准是犯罪者的身份。来自照顾者的虐待更容易导致障碍，因为它辜负了信任。虐待情况的差别有助于解释为什么儿童性虐待和 BPD 之间的关系不一致。傅莎蒂（Fossati）、玛德杜（Madeddu）和马菲（Maffei）进行了一项荟萃分析，他们在 1999 年发表的文章中表明它们的关联性为中等，不是很强。波尔诺瓦洛娃、惠布勒斯特（Huibregste）和希克斯于 2013 年发表了双胞胎样本研究文章。该文章表明：比起童年性虐待史，遗传因素与青春期发病的 BPD 关系更为密切。

复杂性创伤后应激障碍的概念再次使问题变得模糊不清。多重和持续的创伤比单一事件更具致病性的基本观点是正确的（Fergusson & Mullen，1999）。但这并不能证明将 BPD 重塑为一种创伤性障碍是合理的。只有少数患者会经历复杂的创伤，即使在这些情况下，人格障碍的病因也不能归咎于单一的风险因素。

儿童逆境虽然常见，但只是导致 BPD 的几种风险因素之一。

创伤往往伴随着忽视，而忽视的影响取决于个体的气质差异。但是对于那些经历过童年虐待的人来说，童年虐待是使问题更加严重的一个风险因素，所以有这些病史的 BPD 患者会有更严重的精神障碍（Soloff，Lynch，& Kelly，2002），以及较差的长期疗效（Soloff & Chiappetta，2019）。

前瞻性研究也证实了童年虐待与成人后症状之间的关系。奥尔巴尼·萨拉托加的研究（Cohen et al.，2005）也发现了创伤和精神障碍之间的总体关联，其中人格障碍症状是几种结果之一（Johnson，Cohen，Brown，Smailes，& Bernstein，1999）。在这个群组中，童年逆境，包括忽视、身体虐待和性虐待，与更多的人格障碍症状相关，这也包括更多 BPD 标准中的症状（Kasen et al.，1999；Johnson et al.，1999；Johnson，Cohen，Chen，Kasen，& Brook，2006）。如前所述，只有极少数参与者具有可诊断的障碍，因此研究人员不得不使用症状计数法而非分类诊断。

这项研究得出的一个临床观点认为治疗师不应该假设他们看到的每个 BPD 患者都受到了虐待。他们也需要将童年的逆境放在更大的背景中进行考虑。

一个重要的问题是，是虐待本身造成了伤害，还是长期影响更多来自允许虐待发生的氛围。在一项研究中，家庭功能紊乱是童年性虐待结果差异的主要原因（Nash，Hulsely，Sexton，Harralson，& Lambert，1993）。当儿童受到虐待时，他们可能没有得到父母的保护，或者无法与父母形成安全型依恋。Conte、Wolf 和史密斯（1989）对恋童癖者进行研究后，发现他们知道如何识别他们的猎物——那些明显需要关注的孤独女孩。因此，虐待的背后是普遍的情感忽视和系统性的否定。

受虐待的儿童并不总是告诉父母发生在他们身上的事情，这表明他们与照顾者之间的信任破裂了。证据还表明，对虐待的隐瞒会导致更糟糕的结果（Fergusson & Mullen，1999）。这种情况在患者身上很常见，代表存在着另一种严重背叛信任的行为。

研究还没有发现一种症状可以作为儿童受到虐待的"标记"。有人声称，因为有解离和自残症状的 BPD 患者通常有儿童性虐待的历史，所以这些症状是对那些经历的反应（Herman & van der Kolk，1987）。我们的研究小组通过比较遭受和没有遭受儿童性虐待和身体虐待的患者，来研究创伤和 BPD 症状之间的关系。无论是否有被虐待的历史，BPD 患者与对照组（其他人格障碍患者）相比，更有可能在解离体验量表上获得高分（Zweig-Frank，Paris，& Guzder，1994a，1994b，1994c，1994d）。因此，无论患者是否受到虐待，BPD 患者都更容易发生解离现象。我们还发现，无论是否受到虐待，BPD 患者自残得更加频繁。这些问题都是 BPD 患者固有的，而非来源于任何特定的生活经历。

也有人声称，如果患者忘记了遭受过虐待，可能是他们压抑了对此类事件的记忆（Herman，1992）。实际上，所谓"恢复记忆"的概念是心理治疗史上最大的丑闻之一。创伤性事件倾向于受到压抑的想法被证明是完全错误的。相反，创伤往往会导致痛苦的回忆（McNally，2003）。基于这一理论的疗法是建立在错误的程序基础上的。因而在这一过程中，患者被鼓励编造这些故事，而没有人检查这些故事是否属实（Piper & Merskey，2004a）。

一个著名的例子是患者"西比尔（Sybil）"，一本畅销书就是以她为题材的（Schreiber，1973）。她的真名是雪莉·梅森（Shirley Mason）。她后来承认，为了得到治疗师更多的关注，她捏造了自己的多重人格。而且对她生活历史的调查显示，所有她报告的恐怖故事都不可能是真的（Nathan，2011）。

我们不应该忘记，无论是快乐的还是不快乐的，关于童年经历的报告都是回溯性的，并且容易受到回忆偏见的影响。如果我们向病情严重的成人询问童年经历，他们的记忆将不可避免地受到当前心理状态的影响（Schacter，1996）。如果 BPD 患者对他们的父母表达出负面看法，我们要记得他们往往对任何接近他们的人都持批评态度，包括他们的治疗师。患者的确会有合理的遭到虐待和忽视的记忆。然而，如果治疗师同意他们的错误都来自父母的观点，就有可能支持他们把问题归咎于其他人的倾向——而不是鼓励他们自主负责。

对于治疗师来说，韧性的存在仍然是个好消息。孩子们比我们想象得要坚强。他们不得不如此！在较早的一本书中，我将用早期经历解释成人症状的想法称为几个"童年神话"之一（Paris，2000a）。即使早期的逆境在患者的经历上很突出，也不能假设因果关系的存在。接受治疗师治疗的患者比社区中不来寻求帮助的人更容易受到生活事件的影响。

如前所述，另一个好消息是，近几十年来，社区中的童年性虐待已大幅减少（Jud et al.，2016）。或许这是因为父母的陪伴和监督他们的孩子的时间比以前更多了。

总之，BPD 的心理风险无处不在，但绝不特定。每个患者多多少少有不同的原因导致障碍。有些人曾暴露在多种风险之中，而另一些人可能根本没有报告类似经历。无论是童年还是成年，生活中的逆境与 BPD 或其任何组成症状之间没有可预测的关系。此外，BPD 的不同症状也有可能受到不同风险途径的影响（Parker，McCraw，& Bayes，2018）。

最后也是最重要的一点是，逆境的影响必须在受基因影响的人格特质的角度上进行理解，这些特质可以调节脆弱性。这一假设只有提示性的证据，但提出了涉及表观遗传机制的可能性（Bulbena-Cabre，Bassir Nia，& Perez-Rodriguez，2018）。

为了了解 BPD 的风险，我们需要在基因—环境相互作用的背景下，研究养育方式和其他生活经历。童年的逆境是风险因素，但对生性脆弱的人的影响最为强烈。那些对生活压力有最强烈反应的人身上会形成一个气质和逆境彼此加强的恶性循环。

社会因素

精神疾病存在于社会环境中。尽管每个人都可能有易患某种障碍的特征，但是环境决定了特征是否会变成障碍。作为临床医生，我们通常从当前和过去的心理风险的角度来考虑环境。这些因素是每个患者所特有的。然而，也有影响所有人的逆境，因为它们存在于社会层面。

人们生活的社会对心理症状和精神疾病的影响很大。某些障碍可能仅在某些文化条件下出现（Prince & Tseng-Laroche，1990）。例如，饮食障碍并不普遍，倾向于出现在处于文化转型期又食物资源丰富的社会中（Klein & Walsh，2003）。一些最常见的精神障碍，例如，重度抑郁（Waraich，Goldner，Somers & Hsu，2004）和物质滥用（Helzer & Canino，1992），在不同文化中的发病率差异很大。症状的确切性质受到一种文化所允许的表达痛苦的方式的影响。尽管精神分裂症等其他精神障碍在世界范围内的患病率相当相似，但它们在某些族群中更常见，并且在生活于西方大城市的移民中异常频繁地出现（Cantor-Graae & Pedersen，2007）。

BPD 是一种仅在特定社会条件下才会出现的疾病（Paris & Lis，2013）。在历史文献中，很难找到这种临床场景存在的证据。人们不会在《圣经》或《莎士比亚》中读到关于反复滥用药物或自残的内容。尽管宗教狂热者可能故意划伤自己，但这种行为有着完全不同的动机（Favazza，1996）。

现代社会始于几个世纪前，但社会变革在 19 世纪大大加速。我的一位同事给我看了卡罗琳·拉姆女士（Caroline Lamb，拜伦勋爵的情妇、英国未来首相的妻子）对割伤自己的描述。但在 200 年前，这种行为一定很少见。在早期的医学文献中，人们并未发现 BPD 案例。

然而，即便在 BPD 尚未出现在临床场合的时候，这种障碍背后的人格特征一定有着广泛的分布。人格的构成在所有文化中大致相同（McCrae & Terracciano，2005）。鉴于特征有生物学根源，它们不应随历史而变化。但是，痛苦在各个时代和各个文化中的表现不尽相同。

肖特（Shorter），一位著名的精神病学历史学家，在 1997 年发表的文章中提出了"症状库"的概念，这意味着心理障碍会发生在任何时间、任何地点、任何特定的历史时刻或任何社会背景之中，而环境通过特定的表达痛苦的方式来塑造症状。这个假设于社会传染中，通过个人接触或媒体传播症状的观点非常相似（Rodgers，Rowe & Bustern，1998）。一些 BPD 患者通过这种方法学会了割腕。体现出历史背景决定心理症状的一个例子是转换障碍。它在 19 世纪比在今天更常见（Merskey，1997）。让-马丁·沙可（Jean-Martin Charcot）是一位著名的神经病学家，也是西格蒙德·弗洛伊德（Sigmund Freud）的导师，他在巴黎萨尔佩特里埃医院（the Salpêtrière hospital）进行了以转换性歇斯底里为重点的令人印象深刻的演示。这些症状在传统社会中也很常见（Nandi，Banerjee，Nandi，& Nandi，1992），但现在它们比较罕见了。

在传统社会中，以身体症状来表达痛苦有时是这些社会中的妇女促使家庭和社区应对她们的困境的唯一方式。然而，当社会现代化时，这种模式可能会发生改变。在印度，当研究人员回到

15年前转换症非常普遍的农村地区时，这种症状变得不那么常见了，但过量服药的比率在增加（Nandi et al.，1992）。

与BPD相关的行为是从现代或现代化社会特有的症状库中提取出来的。莱恩汉在1993年发表的文章认为，由于缺乏持续的社会支持，现代社会使情绪调节变得更加困难。现代性作为背景促进了BPD的身份扩散。我们生活在一个推崇激进的个人主义、社会隔离和个人焦虑的世界。这些趋势可能特别有利于自我毁灭行为的发展，如自残和用药过度。大多数人通过诸如变得抑郁或者滥用物质的其他方式来表达痛苦。但在现代社会中，这些症状与其他外化障碍的症状一样，也变得更加普遍（Millon，1993）。

精神障碍的社会文化因素最有力的证据来自流行病学研究，这些研究表明精神障碍的流行率发生了变化。当精神障碍的发病率在短时间内增加时，其原因几乎总是社会因素。

流行率研究、队列研究以及跨文化研究等表明，冲动型障碍的流行率在第二次世界大战后有所上升。尽管我们没有具体与BPD相关的发现，但其他来源的综合证据表明，这种障碍出现得越来越频繁（Millon，1993；Paris，1996）。例如，在北美和欧洲，青少年和年轻人的一些冲动症状（如物质滥用、反社会行为）以及青少年和年轻人的抑郁症都有所增加（Rutter & Smith，1995）。此外，自1960年以来，年轻人进行自杀尝试（Bland，Dyck，Newman，& Orn，1998）以及自杀身亡（Maris，Berman，& Silverman，2000）的比率都有明显的增加。

然而，这些流行率以及与之相关的风险因素的增长现在已经趋于平稳。虽然我们还无法解释这些变化，但它们必定与社会风险和社会保护因素有关。

支持社会因素在精神障碍中的作用的第二条证据来自跨文化研究。社会科学家早已将传统社会与现代社会区分开来，前者具有高度的社会凝聚力、固定的社会角色和较高的代际连续性，后者则具有较低的社会凝聚力、流动的社会角色和较低的代际连续性（见帕里斯的评论，2013d）。纵观历史，大多数社会结构都是传统的。现在，世界上只有少数社会可以用"传统"来描述，尽管有些社会比另一些更传统。

到目前为止，还没有针对跨文化社区的研究来专门剖析BPD的流行率。我们倒确实有关于反社会型人格障碍的数据，在1950

年和 1980 年之间，北美的反社会型人格障碍的流行率大大增加
（Robins & Regier，1991）。在中国台湾等传统社会中，反社会型
人格障碍非常罕见（Hwu，Yeh，& Change，1989）。像 BPD 和反
社会型人格障碍这样的冲动性障碍在这些社会中不太常见，可能
是因为行为受到更严格的监控，年轻人被赋予了社会角色，并且
通过包办婚姻、大家庭和紧密的社区提供某种程度的亲密关系。
无论如何，西方社会的犯罪率已经陡然下降了（Pinker，2018）。

在世界卫生组织赞助的一项研究中，BPD 被证明在世界各地的
多个临床地点都能得到诊断（Loranger et al.，1994）。有临床报告
表明 BPD 在印度（Pinto，Dhavale，Nair，Patil，& Dewan，2000）和
中国（Zhong & Leung，2007）很容易辨识。然而，由于尚未对社
区流行情况进行研究，我们既不知道这种情况有多普遍，也不知
道 BPD 在城市环境中是否更常见，正如人们从这种障碍是由快速
的社会变化引起的假设中推测出来的那样。这是一个值得进一步
研究的领域。

BPD： 一种社交敏感性障碍

现在让我们考虑社会因素能够影响 BPD 发展的机制。我假设
这种障碍的流行程度因社会状况而异，并且它至少代表了对社会
快速现代化的（至少是部分的）反应。

流行率随时间和环境变化的精神障碍可以被形容为具有社交
敏感性。流行率在不同文化和时间的条件下是相对比较稳定的障
碍，如精神分裂症，可以被描述为社会不敏感障碍（Paris，
2004）。许多社交敏感性障碍（如物质滥用、饮食障碍、反社会
型人格障碍、BPD）的特点是具有外化症状。冲动的特征往往受
到社会结构和边界的控制，并在缺乏它们的情况下被放大，因此
尤其会对社会环境做出反应。然而，以内化症状为特征的障碍
（如单相抑郁症、焦虑症）也可能具有社交敏感性，因为被社会
支持可以控制或放大这些特征。

虽然在中国台湾（Hwu et al.，1989）和日本（Sato & Takei-
chi，1993）等传统社会中，物质滥用和反社会型人格障碍的流行
率较低，但在西方社会的年轻人中，这些相同障碍的流行率越来

越高，这是当代社会的压力因素的体现。即使许多或者大多数年轻人在我们极具现代性的文化下茁壮成长，少数脆弱的人仍有可能面临患冲动性障碍的风险。

社交敏感性障碍始于青春期和青年时期。尽管青春期普遍存在，但将青春期当作一个独立的心理发展阶段在一定程度上是一种社会建构（Furstenberg，2000）。在历史的大部分时间里，年轻人在生命的早期就承担了成人的角色。传统上，人们生活在大家庭、村庄和部落中，很少远行。那些不适合社会结构的人很早就离开去其他地方寻找自己的位置。大多数人留在原地，做着与他们的父母和祖父母相同的工作。大部分人不需要到很远的地方去寻找亲密的关系，早早就被安排好与相同或邻近社区中挑选出来的伴侣结婚。

对于那些易受压力影响的人来说，青春期是一个充满压力的时期。只有在现代社会中，青春期才成为人生的一个独特阶段。现代社会期望年轻一代推迟成熟，学习复杂的技能并发展出独特的身份。并非每个人都适合应对这种挑战。传统社会有着提供给年轻人的社会角色和关系网。在现代社会，青少年失去了指定角色和关系网的保护，必须花很多年的时间来学习如何像成年人一样发挥作用。他们没有认同家庭和社区的价值观，而是受到找到自己的价值观，发展自己的身份的期待。年轻人很少做与父母相同的工作，他们必须从陌生人那里学习必要的技能。家长甚至可能不了解他们孩子的职业性质。年轻人被期望找到自己的伴侣。由于无法保证这种寻找会成功，年轻人需要面对错误的选择、造成伤害的拒绝和时不时感到的孤独。

在当代西方文化中，我们崇尚个人主义，这会导致我们大部分人在传统社会中过得很不幸。然而，对于那些具有脆弱天性的人来说，情况就不同了。考虑到高速的社会变革、家庭破裂和社会凝聚力的丧失以及难以寻找的社会角色，精神障碍可能变得更加普遍（Paris，1996b）。社会支持的减少会干扰正常的缓冲过程，可能造成冲动性（Millon，1993）以及情感不稳定（Linehan，1993）的加剧。快速的社会变化提高了罹患精神障碍的可能性。与之相反，稳定的社会结构和依恋关系可以缓冲生物和心理风险因素的影响，从而降低障碍发展的可能性。

这种社交敏感性模型很贴合现有的流行病学数据，但仍需要在不同社会条件下通过专门的对 BPD 流行率的调查予以实证确认。

　　总之，产生 BPD 的风险是复杂和多因素的。生物、心理和社会因素相互作用，导致引发问题的反馈循环（Winsper，2017）。下一章会展示这些相互作用如何影响通往 BPD 的路径。

临床意义

　　● BPD 是由生物脆弱性、心理逆境和社会压力因素之间的相互作用演变而来的。

　　● 没有单一因素可以解释这种障碍。如果不考虑广泛的风险，就无法理解 BPD。

　　● 我们不能假设具有典型临床症状的患者会有特定的风险模式。

　　● 我们不能假设具有任何特定风险模式的患者会发展出 BPD。

第六章
通用模型

BPD 是一种复杂的障碍，具有复杂的病因，所以要了解其发展，基因和环境的相互作用至关重要。

几年前，发表在《科学》杂志上的两篇报告（Caspi et al.，2002，2003）成为行为科学中最常被引用的研究论文。其中的结果来自对一个出生群组几十年的纵向随访。结果显示，遗传脆弱性和童年时期的逆境都无法预测成年后的病理结果（抑郁症或反社会行为）。但当脆弱性和逆境结合在一起时，风险就会明显增加。然而，这些发现是有限制的，因为每份报告中只评估了一种基因多态性。

尽管用这些方法来解释人格障碍还有很长的路要走，但它们的原则适用于 BPD。正如我们所看到的，这种障碍有部分遗传性，具有这种病态的患者至少有一种或几种形式的生物脆弱性，但这并不意味着 BPD 患者仅仅是生来就具有不同的大脑结构。相反，我们的患者是以一种既能变得积极又能变得消极的方式"连线"的，这取决于具体情况。

这种观点描述了差异易感性理论（Belsky & Pluess，2009）。其原理是那些具有特质脆弱的人会对环境做出更大的反应，如果环境是有利的，他们可以发展出正常甚至比正常更好的功能。但是，当童年的逆境频繁发生时（如同它们在 BPD 中发生的频度一样），就更容易发展成障碍。除非一个人在生理上也很脆弱，否则生活事件本身不会导致症状。出于这个原因，大多数具有BPD 心理风险因素的人不会发展出这种障碍（Rioux et al.，2018）。

有些逆境的存在很明显，比如童年时期的性虐待，但它们往往也比较微妙。正如莱恩汉在 1993 年发布的文章中提出的那样，涉及遭到性虐待的儿童的家庭经常未能认可儿童的情感反应。例如，即使在遭受严重虐待的人中，也只有大约一半会发展成精神障碍（Fergusson & Mullen，1999）。尽管存在 BPD 的社会风险，但这些逆境只影响那些在生物和心理上脆弱的人。简言之，BPD 不能归咎于生物脆弱性、心理发展和社会压力这些单一因素，所有因素的综合作用才会增加该障碍风险。

此外，生物、心理或社会风险并不是单一的，而是多重的，它们彼此相互影响。虽然所有这些因素都在发挥作用，但它们在不同的患者中，发挥作用的程度可能不同，这就是所谓的等效性（Cicchetti & Rogosch，2002）。

基因—环境相互作用的模型有几种形式（Rutter，Moffitt，& Caspi，2006），第一种是表观遗传学，即基因被环境影响"打开"或"关闭"。第二种是遗传因素和环境因素共同作用导致风险增加。第三种情况来自基因与环境的相关性，这种相关性可以是被动的（父母身上的可遗传气质妨碍他们照顾孩子），也可以是唤起性的（孩子的天生气质导致他们选择会增加风险的环境）。

研究已经检视了所有这些相互作用。表观遗传变化的证据仍然很粗略，但到 2013 年，已经有足以写出一篇评论文章的证据（Carpenter，Tomko，Trull，& Boomsma，2013）。基因—环境相互作用的证据——特别是遗传因素如何影响在生活事件中的暴露——也得到了一项大型双胞胎研究的支持。一组研究人员在 BPD 患者中发现了多个基因的甲基化水平异常（Dammann et al.，2011）。在另一项研究中，脑源性神经营养因子（BDNF）的甲基化状态在精神治疗过程中发生了变化（Perroud et al.，2013），这表明治疗可以改变基因表达。卡朋特等人在 2013 年发表的评论中指出，基因—环境的相互作用对于 BPD 的关键方面（冲动性、情绪敏感性和攻击性）发展的重要性已经得到了证实。

我们自己的研究小组通过比较患有 BPD 的女性患者和她们的姐妹，间接地研究了这些交互作用（Laporte，Paris，Guttman，& Russell，2011；Laporte，Paris，Guttman，Russell，& Correa，2012）。这些姐妹在相同的家庭中长大，暴露在类似的生活逆境中（家庭功能紊乱、创伤史和情感忽视都很常见）。然而，在 56 对姐妹中只有 3 对符合 BPD 的诊断标准。患上 BPD 的姐妹与没有患上

BPD 的姐妹的人格特质概述图有很大的不同，表现出更高的情绪失调。我们的结论是，无论是气质还是生活逆境本身都不足以导致 BPD 的发生。

尽管难以将精神障碍在生物—心理—社会互动模型中概念化，但这样做很有必要（Engel，1980）。我们倾向于认为基因或生活中的逆境是决定性的，而不是具有统计学风险的。对许多人来说，思考交互作用要更加困难。但数据并不支持风险和结果之间的任何线性关系。因此，具有主要遗传风险因素的障碍并不具有孟德尔遗传模式，而是具有统计学风险，且这种风险受多种基因影响和环境因素的大量调控。一些治疗师试图用早期的逆境来解释患者的一切，这同样与研究数据不符。事实上，创伤性事件不一定会产生症状，只有 20% 暴露于严重生活事件的人会患上创伤后应激障碍（Yehuda & McFarlane，1995）。有趣的是，行为遗传学研究表明，创伤后应激障碍的每个标准都受到相当程度的遗传影响（True et al.，1993），因此我们应该摒弃复杂性创伤后应激障碍的概念。

这些原则也适用于 BPD。它的出现不能用基因、化学失衡、创伤性事件或不良养育方式来完全解释。那些倾向于表现出情感不稳定和冲动的具有特质脆弱性的人，如果有一个良好的环境，长大后可能表现出情绪化和过快的反应，但永远不会患上 BPD。儿童时期有许多逆境经历的人有表现出许多症状的倾向，但并不是一定会出现这些症状。BPD 的产生需要许多遗传和环境风险的"烹饪"。

生物—心理交互

有一个说法，养一个孩子的父母相信环境影响，而养多个孩子的父母相信遗传影响。这是因为父母对不同的孩子做的事大体相同，而由于孩子的不同性情得到不同的结果。为人父母的一个挑战是为了适应孩子们的性情差异而调整自己的教育风格。

气质的变化是稳定人格特征的前兆（Rutter，1987）。生物学可以部分解释人格的变异性，但它并不是人格障碍的一致预测因素。我们的构造方式都有所不同，每个人的大脑都有略微不同的神经递质和神经网络组合。这些不同之处与个人特质的差异有关。然而，虽然每个人都有人格特征，但只有一些人发展出了人格障碍。

在 1993 年，莱恩汉的模型提出了遗传表征和早期逆境之间的相互作用。因此，每个未来的 BPD 患者出生时都有一个可能导致情绪失调的性情危险因素。这些孩子更容易感到不安，而且从不安中恢复过来的速度更慢。就这个性情本身而言，它不一定会产生精神障碍。但是，如果父母不妥善应对这些孩子，就会出现麻烦。一种经常出现的情况是告诉孩子"不要这么沮丧"或者"要坚强"。这些善意的建议其实是无效的，并不能使这些孩子摆脱情绪，还增加了一种体验这些情绪的羞耻感。

在 2008 年发表的文章中，冈德森和里昂-鲁斯（Lyons-Ruth）认为人际敏感性是 BPD 病理的主要领域。鉴于情绪失调是在人际关系中产生的，这并不是一个重要的观点分歧。因此，像莱恩汉一样，两位作者认为这种障碍的起源在于一个脸皮薄的孩子和不能理解问题所在的父母之间的互动，从而导致依恋模式的混乱。在 2017 年发表的文章中，利弗斯利提出了一个类似的模型。在这个模型中，未来患上 BPD 的人的"遗传结构"以情绪性、人际关系敏感性、认知失调和自我伤害倾向为特征，儿童时期的逆境可以放大这些特征。

我们可以将这些互动模型中的任何一个应用于第一章中讨论的 BPD 的前三个主要领域（情绪失调/情感不稳定性，冲动性和认知功能障碍）。特质概述图的变化也能与正常生活兼容。因此，虽然情感不稳定是一个问题，但情绪化并不总是一件坏事。在某些方面，对生活中的事情有强烈感受的人更有趣也更有吸引力。虽然冲动在极端情况下可能是个问题，但是拥有这种特性也不一定是件坏事。在生活中有许多情况快速进行反应会更好。即使是 BPD 的认知领域也不应该被认为是完全消极的。幻想的能力可与创造力相关联。

总的来说，当性格特征与功能失调的行为相关联，并且不加区分地应用于所有情况时，它们最有可能成为问题。此外，特征域之间的相互作用可以中和或放大彼此。患有情感不稳定性和冲动性的患者更有可能形成反馈回路来强化这两种特征。

父母的教养方式匹配儿童先天特质的重要性被称为"契合

度"（Chess & Thomas，1984）。每个孩子都有自己独特的性情，父母的任务是认知这些性情。这就是莱恩汉于 1993 年发表的理论中提到的，未受认可的强烈情绪会成为 BPD 的风险因素。此外，莱恩汉的理论支持治疗干预，即教患者识别并认可自身的情绪。

这些路径可能不如在 BPD 的文献中备受关注的以创伤为基础的理论引人注目。暴露在创伤、忽视和家庭功能障碍中对任何人来说都是不好的，但是这些经历并不总是会令人患病。孩子们对不良事件的适应能力很强是有充分理由的：生活中充满了这类事件。无论当今世界的发展带来什么样的创伤，我们都应当考虑一下过去的历史。在那时，父母死亡或全家挨饿并不罕见。正如平克尔（Pinker）在 2018 年发表的文章所记录的那样，无论世界上有什么问题，生活中的创伤都比过去少得多。

让我们考虑一下为什么心理逆境对性格脆弱的人产生不同的影响。假设你情绪不稳定，有点冲动。如果你的生活顺利，你可能只会变成一个"有趣的人"———一个富有表现力并且略有些狂暴的人（实际上，我们都有这样的朋友）。现在假设你的生活不顺利。一系列的不良事件（不仅仅是一个，而是很多）会放大你的个性特征。发生在你身上的坏事越多，你的情绪就变得越不稳定，你就越有可能冲动行事。如果这个过程重复的次数太多，你会发展出一种精神障碍。其中一种可能性就是 BPD。

由于基因会影响人们在生活中遇到的逆境的种类（Rutter，2006），因此基因和环境之间的关系是非常复杂的。如果你过于情绪化和冲动，你实际上可能会主动寻求对你不利的生活经历，如像物质滥用之类的青少年时期的高风险行为。这些特征也可能导致其他人拒绝你或对你态度恶劣。如果你的父母也有同样的特征，他们可能无法帮助你冷静，或者可能因为反应过激而把事情变得更糟。

一些作者受到进化论的影响，认为 BPD 的基本特质在某些情况下可能具有适应性。卜鲁恩（Brune）在 2016 年发表的文章中应用进化模型，将 BPD 患者的情绪反应性和冲动性描述为一种行为策略的功能失调的变体，这种策略可以让人们在某些情况下得到他们想要的。这个想法类似于贝尔斯基和普鲁斯（Pluess）在 2009 年发表的文章中所说的"对环境的差别敏感性"，这类反应同时打开了通往好的和坏的影响的大门。在所有的基因环境理论中，人们也可以假设一种可正面可负面的反馈回路。在回路中，如果气质特征不能以预期的方式影响环境，它们就会变得逾常。

在我看来，BPD患者对生活事件的强烈反应可以使他们变得有趣。我的一些同事问我为什么对难相处的人这么感兴趣。我的回答是，如果我们只看到他们最糟糕的时候（例如，在急诊室），那么大多数时候，我们无法对他们形成很好的认识。最后，在对BPD康复患者进行了多次访谈之后，我惊讶地发现，一旦他们缓和了自己的情绪，并找到了一个有利环境，他们的特质就能发挥很好的作用。

生物—社会交互

现在考虑另一种情况。你生活在一个传统的社会里。因为青少年需要为帮助家庭而工作，他们不一定会住在学校。同样也不会有引发危险和带来诱惑的青少年的同伴文化。你认识的人都不会吸毒。如果你行为不端，你的老师和邻居会立即告诉你的父母，而你的父母会惩罚你。此外，社会教会你要尊重你的父母，并为过上类似父母的生活进行提前计划。在这样的环境中，成为叛逆者的唯一方法是彻底离开。然而很少有人会这样做。

在这些条件下，无论是气质上的脆弱性还是生活环境都不能"烹饪"出BPD的病例。那些异常情绪化和冲动的人会被强大的社会结构遏制。如果年轻人真的有过激行为，他们的冒犯行为也是轻微的。这一结论得到了这些社会中行为失常发生率较低的支持。

在现代社会中的成长呈现的情况正好相反。社会力量鼓励你与父母分离，拥有与他们不同的人生。你的同龄人是最重要的。如果你的朋友在尝试毒品和性行为，你也会想跟着做。如果你不是太神经质并且有点内向，你可能不会在这个过程中走得太远。但是，如果你是情绪化和冲动的人，你可能会陷入一个失控的反馈循环中。

这些相互作用有助于解释为什么BPD患者的严重问题通常在

青少年时期才开始。在童年时期，无论是好是坏，孩子们对家庭的依恋都多于对同龄人群体的依恋。青春期是一个人在生物和心理上迅速变化的时期。在这个阶段，情绪化和冲动性增加。这与青少年开始与家庭分离的漫长过程同时发生。

至少在北美的主流文化中，青春期是儿童接触危险并被它诱惑的时期，而父母也难以与孩子保持亲密、信任的关系。对大多数人来说，问题不会那么严重。正如奥福（Offer）在1975年发表的文章中所揭示的那样，大多数人都能顺利度过青少年时期，不会出现重大危机。

然而，对于性情脆弱的人来说，生活可能会失去控制。情绪低落和冲动可能导致自杀，患有 BPD 的青少年还会出现各种过激行为。此外，性情因素使年轻人在经历了暴风雨般的青春期后更难振作起来，所以问题往往在年轻的成人身上持续存在。

心理—社会交互

考虑一下如下两种情况。在第一种情况下，你在一个高度功能失调的家庭中长大。你的父亲是个酒鬼，殴打你且不尊重性别边界。你的母亲负担过重，情绪低落。然而，你住在一个好的社区，上了一所好的学校。你的老师很关心你，你也交到了朋友。一段时间后，你意识到最好的策略是尽可能多地待在家外，要么参加课后活动，要么去别人家。在他人的支持下，你努力工作并取得了成功。你没有发展出 BPD 或任何其他精神障碍。

在第二种情况下，你在一个工人阶级的家庭中长大，这个家庭没有特别的异常，只是你辛苦工作的父母很少有时间与你在一起。此外，你感到与他们的价值观有隔阂，并寻找其他身份。你的学校质量不高，你没有找到能够鼓舞你的老师。你通过加入一个深陷毒品的同龄人群体来找到身份认同。你还遇到了一些会在情绪不佳的时候划伤自己的年轻人。当你尝试做同样的事情时，你发现它对减少苦恼很有效。此外，你的亲密关系也不是那么稳定，当你和你的第一个男朋友分手时，你服药过量。你的朋友们对此丝毫不感到震惊或惊讶。你患上了 BPD。

这些例子说明了家庭和巨大的社会环境之间的复杂关系。尽管恢复力取决于受遗传影响的人格特征，但它也取决于学校和社区的质量（Rutter，2006）。这可能就是像 BPD 这样的障碍在社会弱势群体中更为常见的原因（Coid et al.，2006）。

对 BPD 的多维视角

当我们把所有这些碎片拼在一起后，就会发现为什么寻找 BPD 的简单解释不仅徒劳无益还会造成误导。只有生物心理社会或压力素质模型才能公正地反映这些数据。此外，BPD 病例不会个个相同。有些人的生物负担更大，另外一些人的社会心理负担更大。像大多数精神障碍一样，BPD 是一个可以从多种不同途径达到的结果。

精神病态理论随着时间的推移不断发展，理论家们已经更乐于接受其复杂性。但临床医生在面对备受折磨的患者时仍有可能被简单化吸引。临床医生坚持认为障碍起源于单一原因的模式，有一个更普遍的原因：人类很难摆脱线性思维，一个原因指向一个结果——这是多么诱人啊！不幸的是，现实世界中很少有这样的因果关系。

40 年前，当我开始研究生涯时，我决定丰富我的统计知识。我很快发现，我在心理学本科阶段学到的单变量测试（T 检验和卡方检验）已不再被常规使用，而是被多变量模型（多元回归、逻辑回归、路径分析和模型拟合）取代。如果样本足够大，这些强大的方法可以让我们研究 10 个或 20 个风险因素对同一结果的影响。这就是因果关系的真正运作方式。我甚至认为整个世界就可以被视作一个多元回归。

模型对治疗的影响

正如 BPD 的产生没有单一的原因一样，对患者的治疗也没有单一的模式。在本书的其余部分，我将说明为什么只关注障碍的一个方面会导致治疗效果不佳。纯粹的生物学观点会导致大量开药（和轻微的缓解）；纯粹的心理学观点则鼓励患者将自己的问题外部化并归咎于他人，如让患者将自己认定为创伤的受害者，却没有真正改善他们的生活；纯粹的社会学观点则会妨碍诊断。

研究可以纠正这些错误。虽然生物学为治疗方法提供的线索很少，也还没有任何药物专门针对这种疾病的生物学基础（见第八章），但是我们在未来可能会有更好的方法。同时，治疗师应当停止将 BPD 归咎于家庭。

如果未来的研究能够识别专门针对 BPD 的生物标记，诊断将更加精确，而未来的治疗师也许能够用这种手段来监测心理治疗的效果。虽然这个目标还很遥远，但有证据表明，心理治疗会改变大脑回路（Goldapple et al.，2004）。

生物和心理因素之间的相互作用与实际应用直接相关。遗传易感性有助于解释为什么传统的治疗方法对 BPD 患者没有显著效果。这些人需要的是专门设计的治疗方案。如果逆境不是病因而仅是诱因，那么谈论童年经历并不能治愈 BPD。毫不例外，将目前的行为问题"解释"为儿童时期的"重演"不会有效果。

我并不是说在治疗中不应该探索童年的逆境。BPD 患者需要得到认可。除非他们感受到理解，否则他们不会听从治疗师的。认同他们童年的不幸是这种认同他们的方式的一部分。然而，这样做并不意味着需要花几个月时间甚至几年的时间来处理童年的事件。这就是以前许多对 BPD 感兴趣的治疗师出错的地方。我们需要了解过去，但不要纠缠于此。让患者变得更好意味着向前走，而不是向后退。BPD 患者需要加入或重返劳动力市场，参与社会。这些人需要"过上有意义的生活"。

这正是研究关于 BPD 这一社会因素的意义所在。BPD 的易感性是由年轻人难以确立角色或身份的环境造成的，这一断言表明了成年患者需要前进的方向。患者建立的联系越多，他们就越能免受情绪波动和冲动的影响。如果患者有一个安全的社会网络，他们将更有可能取得成功。通常最好建议他们在拥有这样的关系网络之前暂不谈恋爱，因为亲密关系是边缘型人格障碍的一个主要问题。

更重要的是，BPD 患者需要一个可供他们投入的社会角色。患者越能通过工作找到意义，或通过教育提升自己，他们就能好得越快。在现实世界中的成就（不能只是华而不实的形式），是提高自尊的因素。相反，长期失业和缺乏生产力是导致慢性病的核心原因。没有工作会导致社交网络的崩溃，从而导致孤立无援，或者继续依附于病态的同龄人群体。

<h2 style="text-align:center">临床意义</h2>

- BPD 是在多种风险因素的相互作用下产生的。
- 多维的障碍需要多维的治疗。
- 尽管我们没有办法改变引起 BPD 的脆弱性，但我们可以通过帮助患者找到符合其特征的生活环境来改变这些影响。

40 年前，我是一个名为"跨生命周期的 BPD"会议的组织者之一。会议内容由一系列关于该障碍在儿童期、青少年期和成年期表现的演讲组成。我被指定进行老年人的 BPD 的演讲。我觉得去查阅关于这个主题的已知信息可能会有帮助。BPD 患者通常是年轻人，为什么我们没有看到老年患者？他们是死了、消失了、还是变好了？

令我惊讶的是，在文献中没有发现任何东西。不曾有人系统地研究过这个问题。我只能与听众分享我匮乏的知识，讲一些故事。

会议结束后，我与会议的共同组织者罗恩·布朗（Ron Brown）博士会面，我们决定我们应该就这个问题进行自己的研究。我们在一家对 BPD 非常感兴趣的医院工作，当然可以找出这些人身上发生了什么。我们获得了进行研究的种子资金，并最终发表了研究结果（Paris，Brown，& Nowlis，1987）。

这实际上不是研究小组第一次检查 BPD 患者的结果。但是，没有人跟踪他们足够长的时间，以查明他们是保持原样、是恢复还是自杀。我们不知道的是，其他几个小组也在同一时间探寻同样的问题，并监测他们自己观察的人群。这种趋同是科学偶然性的一个典型例子。

早期研究

在 1959 年发表的文章中，施密特伯格（Schmideberg）用一个令人印象深刻的短语将这些患者的病程描述为"稳定中的不稳定",但这只是一种临床印象,不是基于数据的结论。

罗伊·格林克尔是第一个对 BPD 的结果进行认真研究的人。他的研究小组系统地随访了一组在芝加哥迈克尔·里斯(Michael Reese)医院接受治疗的 51 名患者(Grinker et al., 1968)。这组患者被送入一个以精神动力学为导向的住院病房,专门进行长期的心理治疗。尽管后续评估有些不正规,但主要的发现支持了施密特伯格的结论。5 年后,大多数患者都没有什么变化。

哈里森·波普(Harrison Pope)和他的同事对波士顿麦克莱恩医院收治的 33 名病人进行了研究,也得出了类似的结论(Pope, Jonas, & Hudson, 1983)。5 年后,这些人没有康复,也没有出现其他精神障碍。

这就是 20 世纪 80 年代之前的知识水平。真正的问题仍未得到解答,对于像 BPD 这样的长期疾病,5 年的时间太过短暂,无法用来确定结果。

20 世纪 80 年代的研究结果

在研究首发精神分裂症方面非常有名的托马斯·麦格拉珊(Tomas McGlashan)曾在马里兰州一家名为栗树小屋的医院工作了多年。虽然现在已经关闭,但该医院在当时是一个著名的机构。弗里达·弗洛姆-赖希曼(Frieda Fromm-Reichmann)曾在这个医院接受治疗,这激发了她创作后来被拍成电影的半虚构流行小说《未曾许诺的玫瑰园》。乔安·格林伯格(Joanne Greenberg,这名曾经的患者的真实姓名,她在书中描述了自己的治疗过程)后来成为一名成功的作家,并持续康复。麦格拉珊在回顾了她的病例之后,重新诊断格林伯格患有 BPD。

栗树小屋医院的研究(McGlashan, 1986)采用可信的方法,对每位患者建立了可靠的 DSM-III 基线诊断。其随访评估相当全面,而且 BPD 样本相对较大,为 87 人。特别重要的是,通过利用一个信贷机构与全国各地的人联系,麦格拉珊得以随访他监测群体中将近 90% 的人。她在报告中提到,没有人因为这个流程而感到被冒犯或不快,有一个人甚至对他说:"哦,是的,栗树小屋医院——我还在想你什么时候会打电话来呢。"这些患者在栗树小屋医院度过了几年的青春岁月，大多数人对他们接受的治疗表示感谢。

研究结果显示，在开始治疗的 15 年后，大多数患者的状况都有了很大的改善。他们的整体功能评估量表（Global Assessment of Functioning，GAF）的平均得分是 64 分，处于轻度障碍的范围。只有 4 名（3%）患者曾试图自杀。这些发现与另一组精神分裂症患者的随访结果形成鲜明对比，他们中许多患者没有康复。

第二项研究是在阿斯顿·里格（Austen Riggs）医院进行的，这是位于伯克希尔（Berkshires）的另一家著名的以精神分析为导向的私人医院，埃里克·埃里克森（Erik Erikson）曾在那里工作多年。与栗树小屋医院不同，阿斯顿里格医院仍然开放着。它提供时间更短的住院和日间治疗，因而在管理式护理时代生存下来。

埃里克·普拉库恩（Erik Plakun）是阿斯顿里格医院所开展研究的领导者（Plakun, Burkhardt, & Muller, 1985）。该医院的随访是通过问卷而不是电话采访，他们只找到了三分之一的患者，而且没有关于自杀的数据。尽管如此，15 年后的结果还是与麦格拉珊的发现非常相似。大多数患者都有改善，15 年后的 GAF 的评分为 67 分。

这两项研究都因其对象的性质而受到限制。尽管长期住院治疗曾经被认为是治疗 BPD 的必要手段，但只有来自非常富裕家庭的人才用得起。如果研究在价格没那么高昂的地方，结果还会一样吗？

哥伦比亚大学的精神病学系位于一家由州资助的大型医院——纽约州精神病院（Psychiatric Institute，PI）里面，那里的治疗基本上是免费的。其中一个病房专门治疗 BPD。然而，入住该院的患者具有较高的社会经济水平。转诊模式倾向于年轻聪明的患者（其中一些是 VIP），他们在病房里长期接受高强度的心理治疗，这在当时是治疗的黄金标准。

迈克尔·斯通（Michael Stone）是一位精神病学家，曾在纽约州精神病院工作过多年。在没有资助的情况下，斯通进行了一项随访研究（Stone, 1990）。他的优势是他认识许多患者和他们的家人。尽管斯通在某些情况下不得不依靠家庭成员提供而不是直接接触得到的信息，但他不屈不挠地用自己的电话联系，获得了90%的人员（225名患者）的数据。他的样本很大，有200名患者符合DSM-III中的BPD的诊断标准。平均随访时间为15年。

与此前同样，结果令人鼓舞，但也给人泼了些冷水。大多数患者康复了，GAF得分为63分，但是斯通发现自杀率为9%。

栗树小屋、阿斯顿里格、哥伦比亚大学以及纽约州精神病院等的研究都得出了类似的结果。这些样本并不类似具有BPD患者的社区状况，因为社区包括教育程度和社会经济水平都低的患者。这恰好是我们在蒙特利尔的研究中做出的独特贡献。我们监测了一个在城市综合医院治疗的患者人群，平均时间为15年。他们大多数人属于较低的社会经济阶层（第四或第五阶层）。另一个不同之处是，我们的患者没有长期住院或广泛的后续治疗，而只是短暂住院，有时没有进一步治疗。

我们无法像斯通或麦格拉珊那样，找到那么多的患者。我识别出了300份符合BPD标准的患者的图表，但只找到了其中一半患者，最后采访到了100个人。这一组人群在所有参数上都与原来的300人相似，我们还知道另外50人还活着。但那些我们从未找到的人身上发生了什么，我们就不得而知了（有些人是流动人口，几乎不可能找到）。

我们是第一个根据DSM-III的标准对康复患者进行重新诊断的小组。我们发现只有25%的人仍有BPD，受访人员的整体功能评估量表的平均分是63分。这些结果表明，即使BPD患者没有受过良好的教育并且经济上不富裕，他们的状况也会得到改善。另一方面，我们的受访团体中的自杀率（8.5%）与斯通的报告相似。我们后来又重新联系了原始研究中的100名患者，这使得平均随访时间达到了27年（Paris & Zweig-Frank，2001）。虽然自杀率上升到10%，但我们的群组在持续改善。

总之，尽管在样本和方法上存在差异，但1980年发表的四项关于BPD患者15年随访结果的研究获得了几乎相同的结果。整体功能的平均分数在轻度障碍范围内。在所有群组中，最初几年后再住院的情况并不常见。而且在随访时，大多数患者都在工作，并且有了某种社交网络。随着时间的推移，BPD患者的所有领域（焦虑、冲动、人际关系和认知障碍）都有所改善。在测量自杀率的三项研究中，有两项研究的自杀率是相似的。

尽管有自杀的长期风险，但这些 15 年的研究比早期 5 年的研究看到了更大的改善。在许多情况下，康复需要更多的时间，也许是在首次发病的 10 年或更长时间之后（尽管有些患者在更早或更晚的时间康复）。15 年后所有研究群组的平均年龄接近 40 岁。但是过了这个年纪会发生什么呢？患者是继续好转，还是恶化？

麦格拉珊（1986）发现，栗树小屋群组中的一些老年受试者尽管最初有所改善，但其社会功能发生了减弱，这可能是由于他们在中年时，继续对压力敏感。麦格拉珊支持我们的研究，并鼓励我要继续对我们的群组进行更长时间的随访。

我们的小组确实对我们的 BPD 患者进行了 27 年的随访（Paris & Zweig-Frank，2001；Zweig-Frank & Paris，2002）。总的来说，结果还是令人欣慰的。随着年龄的增长，大多数患者不再复发，而是继续得到改善。

15 年后，我们获得了研究 100 个人的群组中 81 人的数据。在这些年里，有 5 人死于自然原因，另有 3 人自杀。另外 9 名已知活着的患者没有接受随访。最后，我们对 64 名平均年龄为 51 岁的受试者（12 名男性和 52 名女性）进行了访谈。

他们的平均 GAF 评分没有改变，可能是由于天花板效应（大多数患者从未停止出现轻微症状）。然而，现在群组中只有 8% 的人符合 BPD 的标准。根据 DIB-R 的标准，两个随访点之间发生的最显著的改善是人际关系质量的提高。同样地，正如一个标准量表所衡量的那样，社会适应接近正常值。

根据 DSM-Ⅳ 标准，只有 5% 的人被诊断为重度抑郁症或物质滥用或依赖。然而，群组中仍有 22% 的患者被诊断为心境恶劣。这些与情感不稳定有关的轻微抑郁症状是 BPD 最持久的方面。当我采访女性患者时，她们通常将这些现象归因于更年期，尽管我知道她们在年轻时也曾表现出了非常相似的症状。早发性心境恶劣与 BPD 高度合并，是 BPD 最常见的并发症之一。情感的不稳定性随着时间的推移比冲动性的变化更慢。如上所述，27 年结果的最强预测因子是 15 年随访时的功能水平。我们发现，使用关于父母忽视或虐待历史的自我报告量表来衡量的童年经历与目前的功能水平没有关系。

对于 BPD 患者，每个临床医生最担心的结果是自杀。但是，正如我们已经看到的，年轻患者的急性症状更多，与未能从 BPD 中恢复过来的老年患者相比，他们以这种方式死亡的可能性较小。在我们的研究中，除 10% 的自杀率外，这个群组的早期死亡率异常高，达到了 7.9%。斯通在 1990 年发表的文章中也报告了这一发现。总的来说，原始样本中，有 18.2% 的人死于自然原因或自杀，这比这个年龄段的人口的预期死亡率要高得多。麦克莱恩成人发展研究（the McLean Study of Adult Development，MSAD）的前瞻性随访群组中也有类似的发现，其中近 10% 的人比预期的更早死于自然原因（Temes，Frankenburg，Fitzmaurice，& Zanarini，2019）。这种高比例的长期死亡率告诉我们，BPD 患者在不止一个方面威胁生命。这些患者缺少健康的生活方式，因此寿命有限。

尽管如此，关于 BPD 结果的总体消息是好的。人格障碍纵向协作研究（CLPS；Conway，Hopwood，Morey，& Skodol，2018）和麦克莱恩成人发展研究（Zanarini，Frankenburg，Reich，& Fitzmaurice，2012）的数据都证实了随着时间的推移，BPD 患者的特征有缓解的趋势。虽然大多数患者需要几年时间才能缓解，但仅仅几年后，部分患者将不再符合 BPD 的诊断标准（Gunderson et al.，2003）。许多患者在随访中仅有亚综合征性精神病理（Zanarini et al.，2016）。

这些发现对患者来说是令人鼓舞的。我特别提醒那些前来接受评估的患者，他们的病情可能会随着时间的推移得到改善，但如果他们接受治疗的话，这种改善可能会更快。

结果的预测因素

BPD 患者的预后有很大的差异。一些研究人员已经在尝试确定能预测患者长期功能的因素。麦格拉珊在 1985 年发表的报告中提到，积极结果的最强相关性是智力较高，情感不稳定水平较低，以前住院时间较短，但是这些因素占的比例都不大。特鲁尔（Trull）等在 2018 年发表的一篇文献综述中指出，物质滥用的并发症与 BPD 患者长期患病有所关联。

一些研究人员试图确定患者早期的成长经历与其长期结果是

否存在关系。在我们的报告中提到，研究人员通过一种基于病历审查的方式测量儿童时期母亲的问题程度，而该程度与患者的较差的分数之间存在一个小的相关性（Paris，Nowlis，& Brown，1988）。我们后来比较了一组已经从 BPD 恢复的妇女和那些没有恢复的妇女，发现那些仍然有症状的妇女受到过的童年性虐待更频繁（Paris，Zweig-Frank，& Guzder，1993）。这一发现与后来索罗夫等人在 2002 年发表的报告一致，他们发现，这种类型的虐待与较高的自杀水平以及慢性病有关。这是一个具有临床意义的发现，因为它定义了一个高风险的患者群体。

在 2018 年发表的最近一篇评论中，沙赫和扎纳里尼指出，当 BPD 的症状缓解时，作为并发症的障碍的症状也会缓解。这支持了大多数 BPD 患者需要治疗他们的人格障碍的观点，而不仅仅是其并发症状，如抑郁症。

我们能在多大程度上预测 BPD 在个体案例中的长期结果？在最近的另一篇评论文章中，特梅斯和扎纳里尼（2018，p. 690），得出结论：

> 良好结果的预测因素包括个人才华和能力、社会心理史、疾病的长期性、并发症和正常人格特征的水平等，而不良结果的预测因素包括更严重的疾病、更长的病程、较高程度的并发症和童年逆境史等，而且急性症状比性情性症状（情绪不稳定和慢性抑郁情绪）缓解得更快、复发得更少。然而，这些关系是统计学上的，不能不假思索地适用。

因此，这些发现都不够有说服力，结论也不够一致，无法在临床上发挥作用。BPD 结果的差异性太大，无法对任何个体患者的预后进行预测。

长期结果和自杀

完成自杀则是故事结尾的"消极一面"，但数据并不完全一致。两个群组（哥伦比亚大学/纽约州精神病院和蒙特利尔医院）的自杀率较高，而栗树小屋群组的自杀率较低，两者之间存在的差异很难解释。然而，BPD 的高自杀死亡率也出现在了其他两个环境中：在挪威的一项研究中自杀死亡率为 8%（Kjelberg, Eikes-eth, & Dahl, 1991），在多伦多一项未发表的针对 70 名患者的研究中，自杀死亡率为 10%（Silver & Cardish, 1991）。这些来自回顾性研究的结果表明，BPD 患者完成自杀的风险很大，但正如我在下面讨论的那样，前瞻性研究中的自杀率要低得多。

研究未能确定临床上有用的自杀预测因素。这个问题并不是 BPD 独有的：即使在非常大的精神病患者样本中，大量的假阳性也会妨碍对风险因素的识别。这些风险因素即使在统计学上有意义，也没有真正的实用价值（Paris, 2007b）。尽管以前尝试自杀的次数与自杀死亡有一定的关系（Paris et al., 1988；Stone, 1990；Kullgren, 1988），但大多数有多次尝试的患者从未完成自杀。在哥伦比亚大学/纽约州精神病院受监测群组中（Stone, 1990），物质滥用或依赖被发现与自杀死亡有统计学上的关系，但存在许多假阳性。我们自己的研究发现，受过高等教育的患者更有可能自杀死亡。但是，这些预测因素都不足以解释差异，无法成为有用的临床标记。

心理尸检研究（基于对亲属的访谈）的优点是可以检查从未就诊过的 BPD 患者的自杀情况。莱斯吉等（1994）研究了年龄在 18~35 岁的自杀者，他们中大约三分之一是 BPD 患者，而且许多自杀者是没有接受治疗的男性。一项更大规模的研究（120 名 BPD 患者，其中 70 名自杀）发现，物质滥用是完成自杀的一个预测因子——这一发现也由斯通在 1990 年发表的文章提到。我们还发现，自杀的患者以前尝试自杀的次数较少，接受的治疗较少，而且大多数是男性（McGirr et al., 2007）。由于多个发现与临床样本中观察到的不同，自杀的 BPD 患者可能不像我们看到的那些去诊所就诊并反复威胁自杀的患者（大多数是女性），他们的情感不稳定和认知症状水平较低，其冲动性似乎是关键因素。然而，这些发现还是不够一致，不足以让我们预测或防止自杀死亡。

我们能从研究中得到什么启示？自杀倾向很可怕，而 10% 的自杀死亡率似乎证明了这种担忧是合理的。然而，90% 的 BPD 患者并没有死于自杀，即使是那些多次威胁和试图自杀的人，通常也能活下来。再者，人们无法预测哪些人最终会自杀死亡。在第十四章中，我建议治疗师放弃在这一人群中预防自杀的想法，而专注于使这些患者感到绝望的问题。

这一结论得到了我们 27 年的随访结果的支持（Paris & Zweig-Frank，2001）。在这个研究群组中，总的自杀死亡率升至 10.3%（男性为 35%，女性为 65%。自杀的平均年龄是 37.3 岁 标准差为 10.3）。自杀死亡发生在病程的晚期，而在 20 多岁的患者中很少出现，但这个年龄段的自杀尝试十分常见。这些结果与斯通在 1990 年发表的文章中得到的结果相似，他发现自杀死亡者的平均年龄为 30 岁。如果他还能对该群组再进行一个 12 年的随访调查，可能会观察到更晚发生的自杀事件。

重要的临床启示是，BPD 患者不会在病程的早期，即 20 岁出头的时候自杀，即使这个年龄是这些患者最有可能用自杀企图和威胁来吓唬我们的年龄。确切地说，他们自杀的时间要晚得多，通常是在多次尝试治疗失败之后。因此，死于自杀的患者是那些未能康复的人。

总之，BPD 的结果研究在一定程度上抚慰了我们对完成自杀的危险性的担忧。自杀通常发生在病程的后期，并且不发生在最令我们担心的年轻患者身上。BPD 的自杀并不是在危机中发生的，而是通常发生在未能康复以及治疗失败的患者身上。他们是我们最不可能帮到的患者。因此，我们需要更多地关注慢性患者，而不是关注那些表现更醒目的年轻人。在第十四章中我们将进一步讨论这些发现的临床意义。

对 BPD 结果的前瞻性研究

对 BPD 患者的 15 年随访研究都采用了所谓的回溯方法。研究人员搜索通过病历审查确定的患者。但是，针对结果的研究从前瞻性设计中受益良多。在这种设计中，患者在研究开始时受到评估，并多年接受随访。这种方法提供了更可靠的基线数据，使结果预测因子得到更准确地识别。如果研究人员能够最大限度地减少人员流失，对大部分样本进行随访，前瞻性研究就具有真正的优势。

尽管如此，这种方法也有局限性。有多少 BPD 患者会报名参加前瞻性研究？同意被长期随访的患者可能有不寻常的特点，如较高的依从性，这使他们与临床医生所见的人群有一定的区别。此外，为了减少流失，对 BPD 的前瞻性研究需要确保患者能够获得长期管理，这可能会使治疗效果与自然恢复的效果相混淆。在真实的临床世界中，BPD 患者是冲动的，不一定会保持治疗。在我们自然发展的群体中，只有少数人接受过定期治疗。出于这个原因，我们不应该只注重前瞻性数据而忽视结果的后续研究。自然发展的研究描绘了一个更为长期的过程，更加符合 DSM-Ⅳ 和 DSM-5（第 2 节）对人格障碍的定义，而前瞻性研究给出的前景更加乐观。

安大略省汉密尔顿的麦克马斯特大学对 BPD 进行了第一个重要的前瞻性研究（Links，Mitton，& Steiner，1990）。研究小组研究了 130 名曾经住院的患者，其中 88 人被诊断为 BPD，42 人有"边缘特征"。在第 7 年的随访中，已经有大量人员流失（占原来团体的三分之一）。2 名患者死于自然原因，6 名患者（5%）自杀死亡。

该结果显示了参与随访研究中所看到的类似的模式（Links，Heslegrave，& van Reekum，1998）。7 年后，团体中大约一半的人仍然符合 BPD 的标准，尽管如果研究持续更长时间，缓解率可能会更高。这项研究还发现，研究对象的自杀率为 7%，其初始病情的严重程度是预测结果的最佳因素。有严重物质滥用的患者（约占样本的四分之一）的结果更差。这项研究的主要局限性在于 7 年的时间不足以观察康复情况。

目前，我们从对 BPD 患者进行的两个重大的前瞻性研究中获得了更多关于结果的数据。迄今为止，BPD 结果的最大规模研究来自人格障碍纵向协作研究（Skodol et al.，2005），它由美国国家心理健康研究所资助，在哈佛、哥伦比亚、耶鲁和布朗大学等几个地方进行。该研究对 155 名 BPD 患者以及其他三种人格障碍或仅有抑郁症的对照组进行了 10 年的跟踪研究。

这项研究的结果（Gunderson，Skodol，et al.，2011）显示，大多数 BPD 患者的症状在 2 年内减轻，大约有一半人在此时已经不再符合诊断标准。这种出乎意料的快速恢复率非常鼓舞人心。另一方面，人格障碍纵向协作研究的群组中，全面功能评估的平均分数保持稳定，这表明患者在功能上的改善并不像他们在症状上那样多。因此，即使患者停止了过量服药和自残，他们仍然有人际关系方面的问题。由于这些问题继续影响功能，我们可以说这些患者从 BPD"毕业"转为被 DSM-5 诊断为其他特定（或不特定）的人格障碍类别。

麦克莱恩成人发展研究（MSAD）是一项前瞻性研究，研究对象来自麦克莱恩医院的 BPD 患者，随访时间超过 24 年，已经取得了许多重要发现。扎纳里尼、弗兰肯堡、海恩、赖克和西尔克等分别于 2005 年和 2006 年发表的文章对早期的数据进行了评估，并且群组仍在接受随访中。扎纳里尼发表于 2019 年的书很好地总结了整体的研究结果。

MSAD 将先前入院的 290 例 BPD 患者与 72 例其他人格障碍患者进行了比较。2 年后，有近 40% 的患者不再符合该障碍的诊断标准，10 年后缓解率为 88%。更重要的是，这些患者在恢复后很少复发，复发率仅为 6%。6 年后，60% 的患者的心理社会功能被评为良好，这表明比人格障碍纵向协作研究的对象改善更大。在 10 岁时，最强的改善预测因子是年龄较小、没有童年时期的性虐待、没有家族史的药物使用障碍或合并 C 类人格障碍。其他预测因素是工作经验、低水平的神经质和高水平的合群性（Zanarini et al.，2006）。

在 24 年的随访调查中（Temes et al.，2019），MSAD 中的自杀率为 5.9%。与之前的研究发现的情况相差无几。但是，也有可能是该研究中的患者因为多年来与治疗他们的医院保持联系而免于自杀。

另一个重要的发现是其他原因导致的过早死亡。福克等在 2014 年发表的文章中提出，患有任何人格障碍的患者的寿命至少缩短了 10 年，这可能是由于他们选择的生活方式。在我们自己 27 年的随访中，8% 的患者都比普通人群死得早。在 MSAD（Temes et al.，2019）中，24 年的随访中有 14% 的患者死于非自杀性原因。

随着患者年龄的增长，另一个负面结果是慢性疼痛。在慢性疼痛诊所中常见的患者就是 BPD 患者，疼痛综合征甚至在来接受人格障碍治疗的年轻患者中也很常见（Heath，Paris，Laporte，& Gill，2018）。这就好像扎纳里尼在 2005 年发表的文章中所描述的与 BPD 相关的"情绪性疑病症"最终转变为生理性疑病症。

一般来说，由于 BPD 是一种特质和症状的综合征，所以有问题的特质（有强大的性情基础）倾向于保持稳定，而症状倾向于缓解。MSAD 中，大约 70% 的患者在 20 年后不再符合 BPD 的诊断标准。也可能没有因为这种障碍而住院的群组的结果会更好。

许多患有我们小组所称的"终身 BPD"的患者不再符合 DSM 的诊断标准。一些人完全康复，只是仍然非常情绪化；一些人表现不错，但仍显示出脆弱的迹象。大约有一半的人的心理社会功能仍然比较差，也就是说，他们工作不稳定，社交生活受到限制。

另一项前瞻性随访由索罗夫和恰佩塔进行，并在 2019 年发表了研究报告。这项研究的重点是自杀行为。他们对 90 名患者进行了 6 年的随访。虽然一半的患者症状有所缓解，但那些心理社会功能较差的患者日后更有可能再次尝试自杀。

在几项研究中，自杀死亡率各不相同。在 MSAD 中，是 5.9%。这种较低的比率可能是由于选择偏差（报名参加研究的患者患病程度可能较轻）或因为参与者仍然处在医院的支持性随访中。最危险的人可能是那些不再寻求帮助的人。

另一个问题是，约有 10% 的 BPD 患者由于其他原因而过早死亡。这是我们在后续研究中发现的，MSAD 数据也证实了这一点。如前所述，这可能是因为这些患者选择的生活方式并不那么健康。一项长期的随访研究（Fok et al.，2014）发现，患有任何类型的人格障碍都会使寿命缩短至少 10 年。

BPD 的结果研究具有重大的临床意义。我们应当从中受到激励，因为随访和前瞻性研究都表明，大多数患者随着时间的推移而改善。过去人们认为，一个 BPD 的诊断注定了一个患者的悲惨生活。我们现在知道这不是事实。相反，治疗师应该自信地告诉患者，无论现在感到多么痛苦，都有很大的机会康复。

好消息是，早先认为 BPD 是一种无可救药的疾病的旧观点并没有得到研究的支持。但这并不是说每个患者都能恢复到同样的程度。Zanarini（2009）提出，尽管群组中有 78% 的患者在 16 年后变得相对无症状，社会心理功能完全恢复的比率还是只有 60%。MSAD 群组研究持续时间最长，但所有患者均入院。与完全在门诊治疗的患者（大多数 BPD 患者）相比，该样本可能更容易出现持续的缺陷。

尽管如此，目前针对属于长期残疾群体的人的康复所开展的实证工作也很少。这些发现表明，有必要为 BPD 未能缓解或仅部分恢复的患者制订康复方法。

康复的机制

BPD 的康复过程的背后有数种机制发挥作用。对社区人口的长期随访研究发现冲动性往往随着年龄的增长而降低，这一过程可能反映了生物上的成熟（Vaillant，1977）。因此，BPD 患者的康复方式基本等同其他诸如酗酒（Vaillant，1995）、反社会性人格障碍（Black，Baumgard，& Bell，1995）和神经性贪食症（Keel，Mitchell，Miller，Davis，& Crow，1999）等的冲动性障碍患者。

第二个机制涉及社会化学习。尽管 BPD 患者从过往经历中学习得很慢，他们可以随着时间的推移提高自己的技能，也可以通过找到支持性的亲密关系和选择不那么病态的伴侣来改善。许多患者很早就辍学了，很难找到工作，经历过失业期，也很难建立稳定的友谊。然而，康复的患者最终会克服大多数的这些困难。随访团体中的大多数患者最终找到了工作并建立了社交网络。正如在后面的章节中所讨论的，这一发现对治疗有一定的意义。BPD 患者需要全身心地投入工作，这些工作应当有助于控制他们病理的结构，以及不大会出现对个人的排斥。

有许多证据表明，儿童时期的性虐待会使 BPD 的预后更加严重（Soloff et al.，2002）。与此同时也有证据显示，BPD 的良好结果更多出现在那些在童年时同时有积极和消极经历的患者身上（Skodol et al.，2007）。

然而，许多患者仍然无法处理好亲密关系。因此，后续研究指出了另一种改善的机制：避免亲密关系。对我们大多数人来说，亲密关系是生活中最难实现的事情。要让 BPD 患者与另一个人保持亲密关系而不发生冲突特别困难。只有一半的人能与伴侣长期地安定下来，但许多康复的患者在要求较低的关系中找到了满足感。

在哥伦比亚大学/纽约州精神病院监测的人群中（Stone，1990），只有 52% 的女性曾经结婚，25% 的人有过孩子；男性的相关比例分别为 29% 和 15%。在那些结婚的人中，离婚率为三分之一，与全国平均水平相比差距并不悬殊。然而，当婚姻破裂时，只有 10% 的人再婚，远远低于全国平均水平。在我们的群组中（Paris & Zweig-Frank，2001），结婚率为 67%，离婚率为 36%。在 27 年的随访中，只有 42% 的人目前生活在一个稳定的亲密关系中，41% 的人仍然没有孩子。

如果患者确实拥有一个长期的亲密关系，那么这些关系的成功将至少部分取决于他们选择的伴侣的个性特征（Paris & Braverman，1995）。一些患有 BPD 的妇女被自恋的男人吸引，这些男人一开始觉得她们很有吸引力，后来虐待或抛弃她们。那些照顾他人的能力更强的伴侣可能会更稳定，尽管根据我的临床经验，如果没有足够的限制，这样的伴侣也会遇到麻烦。

许多 BPD 患者通过避免亲密关系来保护自己。我在采访康复的患者时，经常会得到关于学会不要再恋爱的说法。高度紧张的关系为这些患者制造了许多问题。随着时间的推移，BPD 患者了解到亲密关系是危险的。学会舒适地独处，并找到其他冲突较少的方式来建立社会网络和支持，能减少严重问题的产生。不太亲密的朋友、大家庭成员、社区组织（如教会）以及其他社会组织，甚至宠物等，都可以填补因缺乏亲密关系而留下的空白。

虽然有些患者随着时间的推移确实建立了稳定的亲密关系，但治疗师不应该强迫患者建立他们无法处理的关系。相反，他们应该鼓励 BPD 患者对恋爱保持谨慎。我建议年轻人从亲密关系中"休息一下"，并在一段时间内专注于亲密关系的替代品，如工作、学习和友谊。治疗在任何情况下都不是用是否建立了亲密关系来衡量成功与否的。疗法不需要用一块婚礼蛋糕作为结束。

很少有研究调查关于为人母对患有 BPD 的女性会产生什么影响，而调查为人父对患有 BPD 的男性的影响的研究几乎不存在。然而，斯特普等（2012）回顾了 BPD 对养育子女的影响，同时还附有其他专家的评论意见。

数量惊人的 BPD 患者（大约一半）没有孩子。为人父母也需要对亲密关系进行管理，而一些妈妈似乎与她们的孩子建立了"边缘关系"。我们进行的一项小型研究发现（Weiss et al.，1996），患有 BPD 的母亲的孩子有症状，而且家庭生活的功能异常（Feldman et al.，1995）。最近，我们发现，其子女被送往儿童保护服务机构的母亲中，有 30% 符合 BPD 的诊断标准（Laporte，Paris，& Zelkowitz，2018）。

尽管如此，我的经验是，BPD 患者在成为母亲后（处于在婚、离婚或稳定亲密关系中）往往会放弃冲动行为，主要是因为他们想保护自己的孩子。有些母亲告诉我，她们不想让下一代接触到她们成长中的那种经历。因此，患有 BPD 的母亲往往会放弃自残，不再物质滥用，并停止使用毒品。没有这些行为改变的妇女最终会牵扯到儿童保护系统，有些还失去了监护权。

总的来说，BPD 患者所有领域的症状都随着年龄的增长而缓解。情感不稳定可以用比自我报告更精确的方式来测量，一些研究（Russell et al.，2007；Ebner-Priemer et al.，2007）采用了生态学的瞬间评估方法，该方法需要患者在一天中的固定时间段或在人际冲突后报告感受。在对不同年龄的 BPD 患者的研究中，圣安杰洛等人使用这种方法。他们在 2018 年发表的文章中提出情感的不稳定性随年龄增长而下降。

然而，即使 BPD 患者的情绪失调和冲动减轻了，他们也可能在工作和人际功能方面存在问题。就像前瞻性研究中的病情改善的研究对象一样，他们从 BPD "毕业"后往往会获得 DSM-5 的其他特定（或不特定）人格障碍的诊断。有些患有 BPD 的老年患者已被招募到社区研究中（Oltmanns & Balsis，2011），他们中的大多数不再符合诊断标准。总的来说，尽管这些患者不再有症状，但他们与其他人相处仍然有困难。因此，BPD 绝不是一种"终身监禁"，但其气质特征可能在以后的生活中继续产生问题。

治疗和康复

由于 BPD 是慢性障碍，但会随着时间的推移缓解，治疗反应需要在自然恢复的背景下进行评估。成功的治疗必须比时间推移和个体的成熟带来的效果好。当患者在经过多年的治疗后有所改善时，我们通常不知道这种结果是治疗的效果还是"等待"病情自行消退的结果。

一项对人格障碍患者的治疗研究采用荟萃分析进行的研究讨论了这个问题（Perry，Banon，& Ianni，1999）。作者根据长期的结果数据估计，每年有 3.7% 的冲动性人格障碍患者的病情得到缓解，而根据对心理治疗案例的研究估计，平均每年有 25.8% 的患者可能会康复。虽然这些数字看起来激励人心，但它们过于乐观。问题在于这个荟萃分析是从一个小的数据基础上得出的，包括不同出处的未控制变量或部分控制变量的研究。此外，我们也知道自然恢复的比率要高得多（Gunderson et al.，2011；Zanarini et al.，2012）。

为了评估治疗的长期影响，需要随访患者一段时间。大多数治疗研究持续 1 年或更短的时间，这对重度抑郁症来说可能足够了，但对 BPD 来说却不够。虽然研究显示出了短期症状的改善（主要表现在冲动方面），但我们不知道改善是否会随时间的推移保持稳定。例如，Linehan 在 20 世纪 80 年代研究了一批接受辩证行为疗法治疗的患者，但只进行了 1 年的随访调查（Linehan，Heard, & Armstrong，1993）。

尽管如此，大多数 BPD 患者的预后相对较好，其结果比其他严重精神障碍要好得多。有人半开玩笑地建议，应该劝说患者不要自杀，因为他们只需要等几年就会感觉好起来。心理治疗可能会帮助他们更快地改善。

临床意义

- 大多数 BPD 患者的病情随着时间的推移而改善。
- 完全缓解的可能性比逐渐改善然后到达稳定阶段的可能性要小。
- 可以告诉患者，无论他们听说过什么关于 BPD 的其他情况，他们都可以期待自己随着时间的推移好转。

第八章
药物治疗

在 BPD 的治疗中，药物一直是必需的吗？

对精神障碍患者的治疗越来越多地以药物治疗为中心。在某些方面，这代表了一个重大进步。在过去的 60 年中，精神药理学已经取得了许多成绩。大量的药物对严重精神障碍的疗效有充分的证据基础。精神分裂症即使不能治愈，也可以通过抗精神病药物得到控制。锂对治疗双相情感障碍和预防复发很有效。用药物治疗抑郁症可以有很好的疗效，尽管结果并不统一。抗抑郁药对焦虑症患者以及强迫症患者也有帮助。

BPD 是一种严重的精神障碍，就像所有这些其他障碍一样。因此，用药物治疗它似乎是合乎逻辑的，但数据还不支持这种做法。本章的主旨是，BPD 被开具了过多往往缺乏必要的处方。

问题是我们所掌握的药物是为其他目的而开发的。我们可以开出抗精神病药物，但边缘型人格障碍患者并没有真正的精神病；我们可以开抗抑郁药，但 BPD 患者没有典型的抑郁症；我们可以开出情绪稳定剂，但 BPD 患者的情绪不稳定与双相情感障碍的症状不一样。因此，这些药物对人格病理都没有直接或显著的影响也就不足为怪了。

与 BPD 症状相关的生物机制可能与其他严重的精神障碍的机制完全不同，因而用我们已有的药物来治疗不同的疾病效果不是太好。一个类似的情景是精神病学家在抗精神病药物发明之前面临的情况。他们必须找到一种方法来安抚激动的精神病患者。实现这一目标的方法之一是开出巴比妥类药物等镇静剂，但这些药物对潜在的精神病过程没有效果。

这种情况不一定是永久的。当我们了解 BPD 患者背后的生物脆弱性时，我们也许能够开发出全新的药物来治疗这些患者，它们和现在的药物之间的差异就像我们现在所拥有的抗精神病药物与巴比妥类药物的差别一样大。我们不能再自欺欺人地认为我们现在已经掌握了足够开发这些药物的知识，或者我们已经为这些患者提供了有效的药物。

我曾在会议上和其他著作中阐述过这些观点。一些临床医生对我所说的感到欣慰，因为他们可以不再担心错过一些结合了最新药物的神奇鸡尾酒疗法。有些人则批评我。一些同事抱怨我在鼓励临床医生不让患者享受现代药物治疗的好处。我的回答是：证明你们的做法。正如本章所显示的，也正如临床实践指南所支持的，药物对 BPD 的疗效证据太弱，无法支持在实践中常规使用。

这并不是说我们永远不应该为 BPD 患者开药。目前有几种药物在治疗 BPD 方面有一定的作用（即使是微不足道的作用）。尽管没有任何一种药物对这种障碍背后的核心病理产生作用，甚至仅仅带来缓解，但一些药物可以"减轻"症状。这当然是有价值的。

在得出这些结论后，我从一个声誉卓著的来源获得了支持，这让我感到很欣慰。科克伦系统评价数据库（简称科克伦）是一个位于英国的网站，定期发布专家对医学治疗的综述。与这类评论的其他发表者不同，科克伦需要最高级别的证据来做出临床推荐。它甚至根本不考虑案例报告和开放性试验，而几乎总是要求随机对照临床试验。它还对样本量太小的研究不感兴趣。如果只有单一随机对照临床试验，结果却不可复证，科克伦也不会对其留下深刻印象。这一立场符合循证医学的原则，科克伦要求进行多项研究和荟萃分析来支持任何推荐的措施。

2006 年，科克伦发表了一份关于 BPD 的精神药物治疗报告（Binks et al.，2006a），这份报告在 2010 年进行了更新（Stoffers et al.，2010）。两次报告的结论都是证据不足，不推荐任何药物用于这些患者的常规治疗。很高兴科克伦站在我这一边！

我对当代精神病治疗实践最严厉的批评是无处不在的多药疗

法。医生应该治疗疾病，而不是症状，这是医学一贯的原则。精神障碍的分类是综合征（症状的集合）。当我们给 BPD 患者开出多种药物时，我们忘记了我们并不了解我们在治疗什么。此外，正如我将要展示的那样，完全不同的药物在这些患者身上产生的效果非常相似。出于这个原因，一种药物通常足以缓解症状。

尽管如此，不管是好是坏，即便不是大多数，现在仍然有许多 BPD 患者在接受多种药物治疗。正如扎纳里尼等人多年前（2001 年）发表的文章中记录的那样，许多人被开具了四种或五种不同的药物。这表明，处方往往是基于临床医生的挫折感，而不是实际证据。我首先检查每一组被轻易开出处方的药物的数据，然后再回到药物组合的问题上。

在循证医学中，随机对照临床试验是黄金标准。不得不承认，尽管临床试验通常为药物疗效提供了最好的证据，但招募到的患者往往不能代表临床人群，临床上的患者往往比参与研究的人病情严重。尽管如此，随机对照临床试验的优越性远胜于开放试验或临床意见。

抗精神病药物

根据 BPD 位于精神病的"边界"这一传统观点，治疗师长期以来一直对其开具抗精神病药物。然而，它们的作用并不专门针对这个临床人群。抗精神病药物已经有许多所谓的"标示外"用途，特别是用于控制行为问题，如重度神经认知障碍和智力障碍。它们也通常被用于治疗重度抑郁症，作为标准抗抑郁药的辅助手段。

早期的临床报告表明，BPD 患者在服用抗焦虑药物后，倾向于平静下来，变得不那么冲动（Gunderson & Links，2014）。临床试验对这些效果提供了一些支持。然而，这些报告大多数基于小样本和有限的随访。一项研究（Black et al.，2014）考察了非典型抗精神病药物喹硫平（缓释型）在 95 名患者中服用 8 周的效果。他们被随机分配到低剂量（150 毫克）、中等剂量（300 毫克）或安慰剂。结果显示，在为期 8 周的试验后，两个治疗组的症状都较低，但中等剂量组的副作用更大。然而正如工业界赞助的试验中经常出现的情况一样，这项研究没有进行后续随访。

尽管这些发现似乎支持了喹硫平等药物对 BPD 患者有镇静作用的临床印象，但这项研究存在一些问题。首先，最重要的是试验期的长度为 8 周。这对于管理一个持续多年的障碍其实不多。虽然精神病学中的大多数药物试验确实短暂，而且延长试验时间的成本很高，但这是一个严重的局限，困扰着对重度抑郁症和其他严重慢性精神障碍的研究。其次，如上所述，也是精神药理学研究的一个特有问题，就是报名参加临床试验的患者并不一定代表整个临床人群。再次，该研究中喹硫平的用量是值得商榷的。当我开这种药时，我通常开 25~50 毫克。我认为 150 毫克是过高的。最后，支付这项试验的费用并决定剂量的公司并没有将这种药物作为治疗 BPD 的药物推向市场。

开具抗精神病药物的问题涉及成本效益比。氯丙嗪或氟哌啶醇等"典型"药物往往会导致锥体外系综合征，如迟发性运动障碍。如果可能的话，应当避免使用任何导致这种不可逆转的神经系统疾病的药物。迟发性运动障碍只是一长串副作用中最令人担忧的一种。治疗精神分裂症或躁狂症的情况下，患者病得太重，你必须接受这些风险。但在治疗非精神病患者方面，成本效益比是不同的，这些患者可以很容易地获得毒性较小的药物。除非有充足的理由，否则我们不应该冒险开具会损害大脑的药物。

较新的或非典型的抗精神病药物，如利培酮、奥氮平、喹硫平和阿立哌唑，是作为氯丙嗪和氟哌啶醇等老药的更好替代品而开发的。许多医生的印象是这些新药总是比老药更安全。在某些方面确实如此（非典型药物不太可能产生迟发性运动障碍）。然而，非典型药物也可能带来问题，它们可以引起惊人的体重增加，并伴随着"代谢综合征"，引发糖尿病（Newcomer & Haupt，2006）。奥氮平和喹硫平尤其容易出现这种严重的副作用。如阿立哌唑的新药则尚未就 BPD 进行测试。

我们绝不应该随便开出非典型抗精神病药物处方。但是医生们却被"非典型抗精神病药物是安全的"这种公认的观点迷惑而沾沾自喜，认为它们是安全的。今天，这些药物常常被用来控制焦虑或失眠。这种做法并不合理，因为存在着毒性较小的替代品。

这就是说，如果患者无法入睡，可以用抗精神病药物来短期控制失眠。不过，我更愿意使用为抑郁症开发的老药，如曲唑酮来达到这个目的。抗精神病药物最常见的用途是它们总体的镇静效果，通常伴随冲动症状的减少（Black et al.，2014）。但由于上述原因，非典型药物不一定是首选。

抗精神病药物也可用于治疗与 BPD 相关的微精神病现象。虽然还没有临床试验记录这种做法，但这些药物可以针对与多种精神障碍相关的精神病症状。我的经验是，在 BPD 中，这些药物很有效地达到了这一目的。然而，一旦患者服用了这种药物，医生往往不敢让他们停药。这在精神分裂症患者身上可能有意义，因为精神分裂症患者在停用抗精神病药物后往往会复发。但是对 BPD 患者没有意义，因为 BPD 患者的精神病症状要么是短暂的，要么是轻微的。

虽然抗精神病药物的临床试验报告已经发表，但人们没有将这些药物与其他选择进行比较。此外，总的来说，抗精神病药物应该被视为一种短期的选择，而不需要长期服用。没有人曾研究过使用抗精神病药物治疗人格障碍患者的效果，长期以来有证据表明这种效果可能不会持久（Soloff et al.，1989）。问题还在于，一旦开出抗精神病药物，医生就会让患者长期服用，因为他们担心一旦停药会发生问题。多种药物联合治疗的结果是产生更多的副作用。服用非典型药物后肥胖的患者在康复过程中会遇到额外的问题，更不用说对动摇治疗信心和总体健康的影响了。

选择性血清素再摄取抑制剂

选择性血清素再摄取抑制剂（SSRls）已被广泛用于 BPD 患者。原因是这些患者往往也有抑郁症状。然而，它们在这一临床人群中对抑郁症状的疗效值得怀疑（Binks et al.，2006a；Stoffers et al.，2010）。

大量的研究表明，患有任何类型的人格障碍的患者对抗抑郁药物的反应比没有人格障碍的患者的反应要差（或根本没有反应）。一项大规模的荟萃分析（Newton-Howes，Tyrer，& Johnson，2006）证实了这一点。

值得探究的是为什么会这样。其中一个原因是，按照 DSM 的定义，重度抑郁症并不是一个单一的实体，也并不总是那么"严重"。相反，它是一个定义不明确的诊断，描述了一个混杂的患者群体。在符合 DSM 规定的具有忧郁特征的患者中，人们看到了一种可能突然出现的威胁生命的障碍。但大多数患者被诊断为重度抑郁症，仅仅是因为他们有超过 2 周的情绪低落和相关功能障碍的症状（人们不禁要问，有多少人能从未经历过以这种相当宽泛的方式定义的重度抑郁）。显然，抑郁症不是一种情况，而是许多情况。

有鉴于此，抗抑郁药在人们感到抑郁时并不总是有效，即使在没有合并人格障碍的患者中也是如此，这并不令人惊讶。一项大规模的研究（STAR*D，抗抑郁症序贯疗法）发现，只有大约一半的各种形式的抑郁症患者对这些药物有良好的反应，甚至更少的患者能达到完全缓解（Trivedi et al.，2006；Rush，2007）。鉴于只有约一半的抑郁症患者通过药物治疗而康复，因此，与多种生活问题相关的人格障碍患者的反应率更低也就不足为奇了。

对 BPD 患者的研究也显示了同样不一致的反应——与抗抑郁药物对"典型"抑郁症的效果不符。我们甚至不清楚这些药物是对情绪本身起作用，还是它们打破了导致抑郁症的这种循环。较早的研究表明，SSRIs（如氟西汀、帕罗西汀和舍曲林）在减少 BPD 的愤怒和冲动症状方面最有效（Salzman et al.，1995；Coccaro & Kavoussi，1997）。一项研究发现，高剂量（例如，60~80 毫克的氟西汀）有时可以减少特定的自我伤害，尽管患者难以耐受这些剂量（Markowitz，1995）。SSRIs 对减少 BPD 患者的惊恐发作可能是有用的。由于"抗抑郁药"这一术语具有误导性，因此产生了混淆。抗抑郁药并没有说明这些药物的更广泛的作用。事实上，在 BPD 和大多数其他情况下，它们最统一的效果是降低焦虑。

BPD 患者使用 SSRIs 最好的一点是很难用它们来自杀。对于不断使用药片试图自杀的患者来说，过量服药导致的潜在死亡是一个需要严肃考虑的问题。由于这个原因，无论三环类抗抑郁药和单胺氧化酶抑制剂（MAOI）有什么优点，它们在治疗 BPD 方面都不受欢迎。此外，许多病人不喜欢三环类药物，因为它们有抗胆碱的副作用，而一些单胺氧化酶抑制剂需要特殊的饮食。

在 SSRIs 变得流行之后，一些新的抗抑郁药物被开发出来。

除了市场营销，几乎没有理由能让我们相信它们比以前的药物更有效。尽管文拉法辛、米氮平和安非他酮等药物被广泛用于治疗抑郁症，但这些药物从未在 BPD 患者中进行 RCT 研究，也没有证据表明它们具有 SSRIs 不具备的功效。我尤其反对文拉法辛，因为它有戒断作用，所以很难停用。

精神病学家和其他医生已经开始寻找"正确的抗抑郁药"：从一种药换到另一种药，或者把它们加到一起使用。正如 STAR＊D 对抗抑郁药物有效性的研究表明的那样（Rush，2007），这种策略只对少数患者有效，它不大可能帮到 BPD 患者。不幸的是，我们看到许多患者经历了这种"旋转木马"，几乎用尽了市场上所有的抗抑郁药。如果患者一直服用一种药物，我们就无法判断是它有效，还是患者在开具处方时正好好转，或者是有任何其他与处方无关的因素。鉴于与 BPD 伴随出现的不稳定情绪，很容易发生安慰剂效应。崔·凯因（Choi-Kain）、阿尔伯特（Albert）和冈德森在 2016 年的文章中指出，开完处方后密切随访患者的做法本身就可以对症状产生强烈但非来自药理的影响。换句话说，安慰剂效应在这个群体中特别强大。

到了今天已经很难找到一个没有服用抗抑郁药的 BPD 患者。这种做法更多来自一种临床传说，而不是来自对照试验的证据。抗抑郁药可以"缓解"BPD 的症状，但它们不能治疗这种疾病，也不会带来缓解。不幸的是，我很难说服我的同事避免常规开出这些药物。这可能有几个原因。第一，他们觉得有必要为痛苦的患者提供一些东西。第二，他们对许多 BPD 患者的长期低落的情绪印象深刻，并将治疗"合并症"作为目标。因此，咨询师很少看到没有服用抗抑郁药的患者。

情绪稳定剂

BPD 患者的情绪非常不稳定，这种现象有时被解释为双相的证据（见第三章）。人们可能认为，在双相情感障碍中稳定情绪的药物在其他情况下也可能同样有效。

事实上，在 BPD 患者中使用情绪稳定剂的研究显示，其效果是模棱两可的，并不令人印象深刻。尽管这些药物的名称具有误导性，但它们治疗情感不稳定性的效果很小。这些证据支持了 BPD 患者的情绪不稳定性来自与狂躁症和轻狂躁不同的机制的概念。

人们不希望给 BPD 患者开出像锂这样的有毒药物。唯一的对照研究未能完全证明其疗效（Links，Steiner，Boiago，& Irwin，1990）。如今流行的另一种"情绪稳定剂"是丙戊酸钠。虽然有些 BPD 患者服用这种药物，但对照试验只发现了微弱的疗效，而且这些研究的特点是退出率高，效果小（Hollander et al.，2001；Hollander，Swann，Coccaro，Jiang，& Smith，2005）。另一份关于丙戊酸钠的报告（Frankenburg & Zanarini，2002）发现，它只对那些合并患有双相情感障碍的人有效，这就提出了这些患者是否真的患有 BPD 的问题。

小规模临床试验表明，其他抗惊厥药物，包括拉莫三嗪（Tritt et al.，2005）和托吡酯（Nickel et al.，2004，2005；Loew et al.，2006）可以减少 BPD 症状。但是这些研究都是在非常小的样本中进行的，直到最近才严谨尝试复证研究。

在一个更大的样本（$N = 276$）中，克劳福德等人在 2018 年发现拉莫三嗪对 BPD 完全没有作用，作者建议不要使用它。这表明了避免将小的，不具代表性的样本作为临床实践的基础有多么重要。冈德森和崔·凯因在 2018 年的一篇相关社论中指出，他们多年来一直教导住院医生开这种药，直到现在，有了确凿的证据，他们才被迫改变主意。

那么，为什么抗惊厥药物在 BPD 患者中的效果并不理想呢？最可能的原因是，在 BPD 患者中看到的情绪失调是一种完全不同的现象，与双相情感障碍中的情绪波动完全不同。情绪稳定剂这个术语是问题的一部分：这些药物对双相情感障碍有帮助，但对其他形式的情绪不稳定没有帮助。我不认为这些药物对 BPD 患者有任何作用，也从未开过这种处方。

其他治疗方案

其他一些治疗方案已经在较小的样本中得到了研究。扎纳里尼和弗兰肯堡在 2003 年的报告中提到，omega-3 脂肪酸减少了 BPD 患者的愤怒和抑郁症状，这项研究是在通过广告招募的患者中进行的。这一发现从未被复证，它也没有提供推荐患者食用鲑鱼油的足够证据。

BPD 患者也可能被开具从未在这一人群中专门测试过的药物制剂。最常见的处方是苯二氮䓬类药物和其他镇静剂（Zanarini et al.，2001）。虽然苯二氮䓬类药物经常被用于治疗失眠，但它们会让人上瘾，而且效果会随着时间的推移而减弱，因此不适合用于长期失眠。同样，我更倾向于使用非成瘾性的药物，如曲唑酮，尽管这种药物从未在 BPD 患者中进行过研究。

另一项更新的研究涉及大脑激素催产素，它可以调节依恋关系，导致其被称为"爱的激素"。然而，对于 BPD 这样的复杂障碍，尚未确定施用催产素（通常通过鼻腔途径）是否会产生可预测的作用（Bartz, Zaki, Bolger, & Ochsnerm, 2011；Bertsch & Herpertz，2018）。

另外值得一提的是，一些临床医生开出纳曲酮处方来减少自残行为。我偶尔也会使用这种药物，但对其使用的支持大多来自病例报告，而且没有足够的证据推荐给大多数患者使用。

复方用药

从来没有任何药物制剂被证明可以缓解临床 BPD。虽然可以看到短期疗效，但患者基本总是症状不减。

此外，我们永远无法确定改善是不是由于安慰剂效应。如上所述，在这群极易受暗示的患者中，这种可能性很高。即使在药物治疗期间，BPD 患者的情绪、冲动行为和人际关系等仍然不稳定。结果就是，在没有去掉任何其他药物的情况下，患者往往被试用第二种或第三种药物。

临床医生对药物治疗 BPD 的局限性缺乏认识，这才导致了复方用药。开具多种药物虽然缺乏证据基础，却使患者更有可能遭受多种副作用。如前所述，BPD 患者经常服用四种或五种药物，每个主要药物组中至少有一种（Zanarini et al.，2001）。

不幸的是，在美国精神病学会指南（Oldham et al.，2001）中所包含的 BPD 的药物治疗指导提倡使用复方药物。这些指引并非基于随机临床对照试验的证据，如果遵循这些指引，几乎不可避免地会导致开出多重处方。

　　这项研究的教训是，即使你认为你必须为 BPD 患者"做些什么"，开处方或把患者送到保证会开处方的医生那里可能是个坏主意。这些是对心理治疗反应最好的患者。药物治疗几乎完全是辅助性的，在短期内应使用小剂量的药物。治疗 BPD 的特效药是一种可能性，但只会发生在未来。

临床意义

- 对 BPD 患者进行药物治疗的证据基础很薄弱。
- 然而，今天几乎所有的 BPD 患者都被开了药物。
- 复方用药对这些患者造成了伤害，他们可能多年来一直服用这些药物，并忍受严重的副作用，却收效甚微。
- 由于心理治疗的证据比任何药物的证据都要好得多，药物治疗在 BPD 治疗中的作用是辅助性的。但它可以在短期（几个月而不是几年）内用于控制症状。
- 如果必须选择一种药物治疗 BPD，那就是最低剂量的抗精神病药物。目前没有足够的证据考虑持续使用其他药物。

第九章
心理治疗

　　心理治疗，像其他任何干预措施一样，不仅可以、也应该通过科学的测试来确定其疗效。最高的证明标准与第八章中描述的药物标准相同——随机对照试验，最好是一系列可以通过荟萃分析来证实结论的随机对照试验。

　　通过使用这种方法的研究，我们现在知道有几种治疗方法对BPD 患者是有效的（Cristea et al.，2017）。但这并不意味着几乎任何形式的心理治疗都有足够好的效果。已有特定的方法被开发出来治疗 BPD，且这些方法是经过临床试验的。我现在回顾每种类型的实证证据。

辩证行为疗法

　　玛莎·莱恩汉（Marsha Linehan）是一位经过行为训练的治疗师，现在是西雅图华盛顿大学的心理学名誉教授。她研发并测试了一种治疗慢性边缘自杀的患者的方法，后来她认识到这个群体符合 BPD 诊断标准。辩证行为疗法（Dialectical behavior therapy，DBT）是第一个经过 RCT 测试的 BPD 心理疗法。"辩证"这个术语指的是治疗师认可患者需要保持不变的原因，但仍期望他们努力改变。

　　DBT 是认知行为疗法（cognitive-behavioral therapy，CBT）的一种改编，它加入了来自其他方法的各种技巧的折中混合。它基于关于 BPD 的特定理论。莱恩汉假设情绪失调是这种障碍背后的核心气质问题。因此，专门设计疗法用来改善患者对其情绪的调节，它针对情绪强度和情绪不稳定性。正如在第五章中所指出的，莱恩汉还提出情绪不受认可是一个主要的环境风险因素，与情绪失调相互作用，导致了 BPD。因此 DBT 旨在识别和认可各种负面情绪。

DBT 的构成复杂，很难简单描述。然而，其最基本的要素是：①验证情绪体验并理解过去无效的环境；②接受和改变之间的辩证平衡；③解决问题和改变策略，以改善人际关系和整体心理功能；④对导致自杀企图的事件进行关联分析；⑤制定获得更多的人际效能的策略；⑥使用正念来提高对痛苦的耐受力，由此加强情绪调节和对冲动的控制。

因此，DBT 强调治疗师认可患者内心体验的移情反应。许多疗程采用关联分析来识别自我伤害事件之前的生活压力。患者学着认识他们的情绪状态，并从外部观察这些情绪，以便自己不被情绪淹没。这样做有助于患者找到更好的策略来应对压力事件。

针对 BPD，DBT 是第一个接受随机对照试验并获得了有力的疗效证据的心理疗法。在最初的研究中（Linehan, Armstrong, Suarez, Allmon, & Heard, 1991），DBT 优于"常规治疗"（在社区进行的非结构化门诊治疗）。1 年后，接受 DBT 治疗的患者自杀、自残或住院的概率更低。虽然在进行 1 年随访时（Linehan, Heard, & Armstrong, 1993），DBT 与常规治疗之间的差距缩小了，但接受 DBT 治疗的患者达到了更高的功能水平。

这项研究最有趣的发现之一是，在临床试验中，接受了 DBT 治疗的患者有超过90%保持了一整年的治疗。在一个以治疗依从性低而闻名的患者群体中，这是一项了不起的成就。另外，这项研究中的患者可能无法完全代表治疗师所看到的人群。首先，他们同意了参与一个研究项目，参与者还接受了常规治疗组没有的免费治疗。因此，其他中心进行的复制研究（例如，Verheul et al., 2003）的流失率更高。

尽管如此，在由 Linehan 监督的中心以及距离西雅图很远的诊所中进行的一系列复制验证研究，证实了 DBT 的功效（Koons et al., 2001；Verhueul et al., 2003；Bohus et al., 2004；Simpson et al., 2004）。DBT 也已被证明可以帮助患有 BPD 和合并物质滥用障碍的患者（Linehan et al., 1999）。与那些只在一两次临床试验中接受过测试的疗法相比，这些重复的研究为 DBT 提供了更坚实的证据基础。

尽管 DBT 具有最有力的研究支持，但它作为 BPD 治疗方法的特异性还没有得到证实。与常规治疗相比，DBT 有很大的优势，因为普通的临床管理可能会显得草率（甚至有些混乱），尤其是与一个结构良好的计划相比。此外，霍顿（Hawton）等在 2016 年发表的一项荟萃分析研究报告发现，标准的 CBT 对自残行为广泛有效，但 DBT 更有可能降低这些自残行为的频率。

为了解决特异性问题，莱恩汉的小组进行了第二次随机对照临床试验（Linehan et al.，2006），他们将 DBT 与社区专家（由社区精神健康领导提名为擅长治疗 BPD 患者的精神动力治疗师和以客户为中心的治疗师）的治疗进行比较。这一次，DBT 的优势比较小。患者经过治疗后，在自残的频率方面没有差别，但在治疗的第一年内，DBT 在减少过量服药和随后的住院治疗方面有更好的效果。

在一个用 DBT 或基于心理化的疗法治疗的非随机样本中（见下文），巴尼科特（Barnicot）和克劳福德（Crawford）在发表于 2018 年的报告中提出，DBT 在情绪调节和自残上产生了卓越的疗效，尽管在其他 BPD 症状方面没有这样的效果。然而，这些发现不应该被解释为 DBT 总是优于其他疗法的确凿证据。一份随机试验的报告（Clarkin，Levy，Lenzenweger，& Kernberg，2007）并没有发现它优于另一种方法——移情焦点治疗（下文会讨论到）。在一个更大的样本中，麦克梅恩（McMain）等在 2009 年和 2012 年将 DBT 与基于美国精神病学会指南的一个管理方案（该干预方案被称为一般精神病学管理的基础，详见下文）进行了比较。经过 1 年的治疗和 1 年的随访，两组之间没有观察到差异。

这表明使 DBT 成为一种有效的治疗方法的原因可能不仅在于其特定的干预措施，而且在于其对能使各类疗法都成功的非特异性因素的使用（Wampold，2001）。莱恩汉总是说，那些认为他们有更好的治疗 BPD 的方法的人应该"像我一样做他们自己的研究"，这是非常正确的。然而，当麦克梅恩等人的数据发表后，我问莱恩汉有什么反应，她回答说："那也只是一项研究。"

DBT 的适用性还存在其他的问题。其中之一是关于从临床试验到现实世界的可推广性。我们需要大规模的自然数据来确定这种治疗方法是否可以应用于大多数 BPD 患者。

另一个问题涉及长期影响。虽然莱恩汉在 1993 年的一篇文章中认为一个完整的疗程可能需要几年的时间，但 DBT 只测试了12 个月。许多患者虽然在一个疗程之后更加稳定了，但在 1 年的随访中仍然报告有高水平的焦虑症和生活问题（Linehan et al.，1993）。假如能了解接受治疗的最初一批患者在 30 年后的状况，应该非常有趣。不幸的是，没有进行过长期随访。因此，我们不知道接受治疗的样本是能保持疗效并继续改善，还是会复发。然而，扎纳里尼等人在发表于 2012 年的文章中提出，一旦患者步入了更好的轨道，他们通常会保持改善。

一个更严肃的问题是，DBT 需要大量的资源并且价格昂贵。因此在它被引入近 30 年后，实施情况仍然不理想。如果 DBT 能够被证明不仅有效而且具有成本效益，那么可能会获得更多的资金支持。在提供 DBT 的诊所里，常常有很长的等候名单——对一个初始阶段持续一整年的治疗来说，这并不奇怪。然而，史丹利、布罗茨基（Brodsky）、纳尔逊（Nelson）和杜立德（Dulit）在 2007 年发表的文章中表明，DBT 带来的大部分变化发生在最初的 6 个月内。因此，DBT 可以简化为一种疗程更短但疗效相似的治疗方法。

最后一个问题是，DBT 是一个复杂的组合，我们不知道哪些部分是必要的，哪些不是。通过研究，或许可以确定 DBT 是否可以被拆解或精简，以产生更大的临床影响。莱恩汉（1993）最初表示，单独的团体心理教育并不有效。但是她在后来的一份报告中（Linehan et al.，2015）又提出，技能培训与完整的干预计划相比，在结果上只有细微的差异。因此，更简单、更短的 DBT 版本有可能同样有效。

这些数据提出了一个更重要的问题：BPD 是否可以通过短期疗法来治疗。对于这样一种慢性病，只持续几个月的治疗似乎有悖常理。但是，如果它能帮助患者起步，让他们开始走向康复之路，那么短期疗法就能以小的投资产生大的回报。这种方法对于最严重的病例可能是不够的，但对于受损程度较轻的患者可能是有效的。

多伦多的麦克梅恩小组目前正在探索这种可能性，一项将患者随机分配至接受 6 个月或 1 整年的 DBT 治疗的研究结果已经出

来了（McMain et al.，2018）。结果显示，治疗后 2 年的随访结果
没有差异（McMain，2019）。在该团队报告的随机对照试验中
（McMain，Guimond，Barnhard，Habinski，& Streiner，2017），持
续 20 周的 DBT 明显优于等待名单的对照组。作者认为，短期治
疗可以作为长期治疗的辅助手段来使用。根据我们在蒙特利尔对
BPD 进行短期治疗的经验，我认为，20 周的治疗通常足以产生良
好的效果（这个问题将在第十章进行更全面的研究）。

甚至有证据表明 DBT 可以改变大脑。曼克（Mancke）等在
发表于 2018 年的一项核磁共振研究报告中提出，接受 DBT 治疗
的患者前扣带皮层、额下回和颞上回的灰质体积增加。试验样本
很小（$N=31$），并且这份报告有待重复验证，但它与关于其他疾
病的心理治疗后大脑变化的报告是一致的（Goldapple et al.，
2004）。

我们也无法判断 DBT 的某些方面是不是其创造者所独有的。
一个问题是治疗师是否真的需要随身携带传呼机（或现在的手
机），并在治疗间隙回复电话，这对大多数临床医生来说会很繁
重。此外，目前尚不清楚莱恩汉对哲学辩证法和禅宗的坚持是否
能解释她的方法的功效。

尽管存在这些告诫，但 DBT 的成就是不朽的。每位 BPD 患
者的治疗师都欠玛莎·莱恩汉一个大人情。无论我们是否实践正
式的 DBT，我们中的大多数人都从她的方法中学到了很多东西。
正如我在本书后面所描述的，我已经将莱恩汉的许多观点融入了
我治疗患者的方法中。莱恩汉和她的同事们进行了第一个针对
BPD 的心理疗法的随机对照试验，这也是值得赞扬的。正如我们
将看到的，现在有几种新方法出现。但一些最好的想法仍然属于
DBT，而且我们以改良的形式将它们应用在我们自己的项目中。

其他形式的认知疗法

莱恩汉经验性地认为标准的 CBT 对 BPD 没有效果，由此开
发了 DBT。然而，在认知疗法/CBT 领域，并不是所有人都同意
这一结论。更传统形式的认知疗法和 CBT 已经经过了治疗边缘型
人格障碍的临床试验。

在标准 CBT 中也可以找到许多与 DBT 相同的元素。不过，CBT 的创始人艾伦·贝克（Aaron Beck）强调纠正适应不良认知，这与莱恩汉强调的情绪调节有些不同。但他的研究小组只发表了一份关于 BPD 的临床报告，这是一项小样本的开放性非对照试验（Brown, Newman, Charlesworth, Crits-Cristoph, & Beck, 2004）。虽然 Beck 的团队已经出版了一本关于所有人格障碍的认知疗法的书（Beck, Davis, & Freeman, 2015），但他们在 BPD 领域中为莱恩汉保留了机会。

在英国，彼得·泰勒和他的同事用以故意反复自残的患者为对象的大型样本，测试了人工认知疗法（manualized cognitive therapy, MACT）的效果（Tyrer et al., 2004）。结果显示，MACT 优于常规治疗，但对 BPD 患者的效果较差。

苏格兰心理学家凯特·戴维森（Kate Davidson）与泰勒团队合作，进行了一项随机对照临床试验，在 BPD 患者群体中对标准 CBT 和常规治疗进行了比较（Davidson, Norrie, et al., 2006），治疗的平均次数为 16 次。即使在这相对简短的疗程后，CBT 的疗效仍然更好（Palmer et al., 2006）。温伯格（Weinberg）、冈德森、海恩（Hennen）和卡特（Cutter）在 2006 年的一份报告中提出，MACT 能比常规治疗更快地减少 BPD 的自残行为。另一项研究（Gratz & Gunderson, 2006）描述了一项预研究的结果，在该研究中，针对情绪失调的短期小组治疗是有效的。

图式聚焦疗法（Schema-focused therapy, SFT）是杰弗里·扬（Jeffrey Young）在 1999 年开发的 CBT 的一个变种，这种疗法可以说是 CBT 和心理动力疗法的混合体。SFT 旨在纠正在生命早期发展并导致成年后情绪失调、冲动和有问题的关系模式。因此，SFT 针对的是人格障碍中的一些更广泛的问题，它的重点在于修正源自儿童时期不良经历的适应不良的行为模式。

SFT 的第一个随机对照临床试验是在荷兰进行的（Giesen-Bloo et al., 2006），试验比较了 SFT 和移情焦点治疗（见下文），为期 3 年。该试验发现两种方法的结果相似。虽然 SFT 有轻微的优势，但这种差异并不明显，必须进行重复研究验证。SFT 的主要问题是，任何长达 3 年的治疗都会限制临床应用性。

由艾奥瓦大学的南希·布卢姆（Nancee Blum）和唐·布莱克（Don Black）开发的"情绪预测和问题解决系统训练"（The

Systems Training for Emotional Predictability and Problem Solving，
STEPPS）项目（Blum，Pfohl，St. John，Monahan，& Black，2002），
是一个以小组形式为 BPD 患者提供心理教育的短期认知项目。它
与 DBT 非常相似，强调教患者如何观察和调节他们的情绪。
STEPPS 不包括个体疗法，因为它不是作为一种独立的治疗手段，
而是作为常规治疗的辅助手段。团体治疗能保持较低的成本，而
STEPPS 特别显著的是它开发的方法可以应用于大城市以外的患
者。临床试验（Blum et al.，2008）表明，STEPPS 大大增加了临
床管理的有效性。

这些发现也表明心理教育是治疗 BPD 最有效的因素之一。在
一个人格障碍患者的大样本中，40% 的人患有 BPD，经过短期的
心理教育干预后，患者的症状明显减轻（Huband，McMurran，
Evans，& Duggan，2007）。

基于心智化的治疗

贝特曼（Bateman）和福纳格（Fonagy）在 1999 年发表了一
种用于治疗 BPD 的临床试验，该方法被称为基于心智化的治疗
（mentalization-based therapy，MBT）。他们两个都是精神分析学家，
但 MBT 可以被认为是动态疗法和认知疗法的混合体。

MBT 的主要理论是：BPD 是童年时依恋失败的结果。因此，
BPD 患者被视为不能"心智化"（站在自己的感觉之外，准确观
察自我和他人的情绪；Bateman & Fonagy，2006）。该疗法的目的
是教会他们做到这一点。这些想法实际上与 DBT 中的想法非常相
似，而不像经典的长期动力性心理治疗，后者主要关注儿童时代
的经历或移情。像 DBT 一样，该疗法采用个人和小组治疗相结合
的方式，其中有很强的心理教育元素。

第一项临床试验（Bateman & Fonagy，1999）在为期超过 18
个月的日间治疗项目中使用了 MBT。与那些在社区接受常规治疗
的患者相比，接受该治疗的患者的症状有明显的改善。然而，目
前尚不清楚这些结果在多大程度上受到日间医院环境（其环境本
身可能导致改善）的影响。在 8 年后的随访调查中，该样本显示
出稳定的改善（Bateman & Fonagy，2001）。第二次随机对照试验

将其与门诊常规治疗进行比较，得到的结果非常相似（Bateman & Fonagy，2009）。最近的一项系统综述（Vogt & Norman，2018）得出结论，有充分的证据表明 MBT 是有效的，但建议进行更多的试验。目前还没有直接比较过 MBT 和其他结构化疗法，如 DBT。

我们也不知道 MBT 是否可以简化或缩短。没有证据表明完整的 18 个月的治疗以及由此产生的所有费用是必不可少的。然而，MBT 的研究有一个独特之处在于开发人员进行了 8 年的随访调查，他们发现疗效保持良好（Bateman & Fonagy，2008）。

MBT 是一种创造性的、有效的治疗方法，但对临床社区的影响不如 DBT。也许"心智化"这个术语造成了障碍。该术语不容易理解——它与自我观察技巧相对应，认知疗法（正念）和心理动力疗法（观察中的自我）长期以来一直都在提倡这种技巧。

心理动力学疗法

认知行为疗法一直有研究传统，而心理动力疗法一般植根于临床经验。然而，随着循证实践治疗运动的兴起，人们普遍认为，有必要对各种针对 BPD 的心理治疗方法进行临床试验。

史蒂文森（Stevenson）和米尔斯（Meares）（1992；Meares，Stevenson，& Comerford，1999）首次对任何形式的 BPD 心理动力疗法进行了公开试验。他们称这种方法为"对话模式"（conversational model，主要基于自体心理学的原则）。该研究发现，经过 2 年的治疗，一小群患者有了稳定的改善。不幸的是，由于没有对照组，结果只能与未经治疗的等待名单上的患者进行比较（以及与患者所处的整体病程进行比较）。史蒂文森、米尔斯和迪·安格罗（D'Angelo）（2003）发表了与未接受治疗的对照组的比较报告，重现了他们最初的发现，但是此研究没有进行随机分配。此外，样本数量较少。最后，坚持治疗 2 年且流失率极低的患者可能并不代表治疗师所看到的全部临床人群。

心理治疗研究中的另一个问题是，在任何一项研究中，所有患者是否都得到了（或多或少）相同的治疗。为此，人们制订了手册来指导治疗的进行。手册化有一个有用的"副作用"，它提供了一个 BPD 患者们所需要的可预测结构。

移情焦点治疗（Transference-focused psychotherapy，TFP）是一种心理动力学方法，更接近于传统的精神分析。以童年经历或经典移情解释为重点的开放式动态疗法通常不适用于 BPD 患者，且从未经过临床试验。只有少数患者对这种类型的治疗感兴趣，大多数会通过"用脚偷拍"来表达他们的立场（Gunderson et al.，1989）。

基于奥托·科恩伯格在 1967 年提出的观点，TFP 旨在纠正患者对重要他人和治疗师的认知扭曲。这些模式主要是通过患者与治疗师当下环境的关系来传达，而不是通过对过去的重建。这种方法已经被手册化（Clarkin，Levy，Lenzenberger，& Kernberg，2004；Levy et al.，2006）。尽管在治疗的名称中使用"移情"一词可能让人以为 TFP 治疗师会提供经典的分析性干预，但 TFP 实际上更关注患者如何误解他们的治疗师。对于 BPD 患者，移情解释可能有一定的风险，有时在人格障碍患者中会适得其反（Piper，Azim，Joyce，& McCallum，1991）。

第一个测试 TFP 疗效的临床试验（Clarkin et al.，2007）直接比较了 TFP 和 DBT，发现这两种方法的疗效大致相同。但这项研究的样本量很小。在一个规模更大的重复研究中，TFP 被与常规治疗进行了比较，且明显优于后者（Doering et al.，2010）。

最近的证据表明，如果将心理动力为导向的治疗针对 BPD 人群进行修改，将为治疗这一人群提供另一种选择。然而，这种治疗需要有良好的结构，并对采用认知干预持开放态度。

一般精神病管理

一般精神病管理（general psychiatric management，GPM）基于麦克梅恩等（2012）研究的对照组。在 2001 年美国精神病学会指南的基础上，McLean 医院团队（Gunderson & Links，2014；Gunderson，Masland，& Choi-Kain，2018）提出了一种实际的方法，用于治疗患者而不需要投入过多人力资源或大量的时间。

GPM 是每周一次的个体治疗，其中包括关于 BPD 的心理教育，并为症状减轻设定目标。它关注患者对日常生活中的人际关系压力的反应。治疗师被鼓励或多或少地做他们通常做的事情，但要考虑到情绪失调和冲动的患者的特殊挑战。

GPM 的总体理念是将 BPD 治疗引入北美精神健康系统的真实世界中。它最适合于独立的心理治疗实践，而且成本肯定比 DBT 低。即使如此，没有广泛医疗保险的患者可能难以支付 1 年累计 40~50 次的治疗费用。

一种基于 MBT 的相似疗法被称为结构化临床管理（structured clinical management，SCM；Bateman & Krawitz，2013）。SCM 具有相同的目标，即通过使用一套实用的临床工具来降低 BPD 的有效管理成本。

其他治疗

在本节中，我简要提及了其他一些已经被研究用于治疗 BPD 的方法。元认知疗法（Dimaggio，Montano，Popolo，& Salvatore，2015）最初是为焦虑症和抑郁症开发的方法。"元认知"一词可以被定义为更高层次的认知（对思维的思考）。这种类型的疗法与 CBT 和 DBT 相当相似，它促进了对低层次冲动的高层次控制。希林（Schilling）、莫里茨（Moritz）、基尔顿（Kirton）、克里格（Krieger）和奈尔（Nagel）在 2018 年发表了一项临床试验报告，表明这种治疗方法优于放松训练。

尽管利弗斯利（2017）不赞成 BPD 的诊断，但他写了一本关于 BPD 治疗的书，在书中描述了一种综合模块化治疗。他提取了一些文献中的观点，设计出了用于所有人格障碍的方法（Livesley & Larstone，2018）。该方法的独特之处在于提倡一种按模块进行的治疗（结构、治疗关系、一致性、验证、自我反思和动机）。利弗斯利的方法有良好的临床意义，但尚未进行随机试验。

另一种混合方法是由英国的一位成为心理治疗师的家庭医生（Ryle，1990）开发的认知分析疗法（cognitive analytic therapy，CAT）。它是一种短期（约 16 次）的、更积极主动的心理动力疗法的变体，包括一些源自 CBT 的额外干预措施。

福勒（Fowler）等（2018）描述了一个短期且结构良好的

BPD 住院治疗项目，由休斯敦梅宁格医院提供。该项目吸引了来自美国各地的患者。他们报告了一项取得了良好效果的试验。根据研究者的说法，该试验设计的目的是反对人们（包括我在内）认为住院治疗对 BPD 没有帮助的观点。但我的反对只针对因自杀倾向而进行的急性住院治疗，这与其说是治疗，不如说是一种收容行为。我们还应记住，正如派普（Piper）、罗西（Rosie）和乔伊斯（Joyce）（1996）多年前所描述的那样，福勒等人所描述的积极治疗也可以在日间医院环境中提供。

比尔南（Burnand）等（2017）提出了一种名为"遗弃心理疗法"的方法，他们将其描述为一种关注遗弃体验和恐惧的认知——心理动力干预。共有 170 名患者在住院环境中接受了 3 个月的这种治疗。在为期 3 年的随访中，患者们的病情保持稳定，这个结果很鼓舞人心。住院治疗在欧洲更为常见，那里住院治疗有很好的医疗保险。再者，这个项目也可以由日间医院提供。

青少年 BPD 患者的心理治疗

第四章已经回顾了支持对青少年做出 BPD 诊断的有力证据。因此，在发展过程中至少有些患者可以早于成年早期接受治疗。有一些研究表明在青少年时期进行治疗可以取得成功。

目前，已有许多治疗青少年 BPD 的方法得到了研究（Weiner，Ensink，& Normandin，2018）。针对这些方法开展的第一个随机对照试验是 CAT 和常规治疗之间的比较（Chanen et al.，2008）。如上文所述，CAT 是由英国精神病学家 Anthony Ryle 开发的，是 CBT 和心理动力治疗的几种混合疗法之一。

另一项研究显示，针对青少年的 MBT（简称 MBT-A）对有自残行为的青少年患者是有效的（Rossouw & Fonagy，2012）。DBT 也已经成功地在青少年群体中进行了测试（Miller，Carnesale，& Courtney，2014；McCauley et al.，2018）。

对青少年这一临床人群的研究相对较少，这反映了治疗他们的一些困难。这些患者并不总是成熟到可以定期参加治疗。患有 BPD 的青少年可能不会报名参加临床试验，甚至可能不来接受治疗。因此，在已经进行的试验中，招募到的可能是具有较高依从性的样本。查恩等（2016）根据阶梯式护理的原则，对这个问题采取了现实的方法。当患者还没有准备好接受正式治疗时，他们仍然可以从评估、心理教育以及为后期干预提供的开放机会中受益。病情最严重的患者可能需要接受正规治疗，但其他人不需要积极治疗也会有所改善。

团体治疗和心理健康教育

团体治疗可以作为主要治疗方法，也可以作为其他治疗方法的辅助手段。尽管关于在 BPD 中使用团体疗法的数据有限，但它作为几种已建立的治疗方法（如 BPD 治疗、心理化治疗、STEPPS）的基本要素表明，团体疗法在康复中具有特殊的重要性。

在 DBT 中，心理教育是以团体形式进行的；它包括解释诊断，回顾一些研究，描述治疗的作用，以及教授情绪调节的技巧（Linehan，1993）。正如我们所看到的，类似的方法已经在 STEPPS（Blum et al.，2002）和其他认知疗法中使用（Huband et al.，2007）。

即使没有正式的心理治疗（Huband et al.，2007；Zanarini & Frankenburg，2008），在线提供的心理教育也可以减轻 BPD 的症状。显然，对于患者来说，充分了解情绪失调以制定自我冷静技术是很重要的。康复可以从教育人们了解这些原则开始，提供组织主观混乱的客观结构。

综合心理治疗及 BPD 治疗中的共同因素

综合心理治疗结合了多种现有方法的干预措施，是一个不断发展的领域，有潜力超越"首字母缩略词之争"。

科克伦系统评论数据库一如既往地谨慎，在第一份报告中得出最初结论，认为在 BPD 中存在一些认知疗法的价值证据（Binks et al.，2006b），并且这一结论在其更新的报告中得到确认（Stoffer et al.，2012）。这份权威的循证治疗指南目前正在根据最新的数据进行修订（Storebø et al.，2018）。关于 BPD，科克伦系统下一轮更新报告很可能纳入更多不同方法的证据。

在一项重要的荟萃分析报告中，克里斯泰（Cristea）（2017）等发现，与对照组的干预措施相比，一些方法可以显著减少自杀、自我伤害和情绪失调。作者还指出，如果考虑到方法论的问题，方法之间的差异就会消散。最近对 20 项使用不同方法进行了研究的荟萃分析也得出了类似的结论，其中 BPD 心理治疗的总体效应量为 0.59（Oud, Arntz, Hermens, Verhoef, & Kendall，2018）。

如果基于不同理论并使用完全不同的技术的疗法能够产生相同的结果，那么它们是否有一些共同之处？大量的研究表明，治疗中的共同因素（也称为"非特异性"因素）是所有形式的精神治疗疗效的最佳预测因素（Lambert, 2013；Frank & Frank, 1991）。当不同形式的精神治疗被逐一比较时，几乎总是出现所谓的"嘟嘟鸟论断"（取自刘易斯·卡罗尔的《爱丽丝梦游仙境》中的一个角色），即"每个人都赢了，所有人都必须得奖"（Luborsky, Singer, & Luborsky, 1975；Wampold, 2001）。

心理治疗中最重要的共同因素是治疗师和患者之间的治疗联盟质量。治疗是一种关系，而治疗联盟可以衡量患者和治疗师的合作程度。通过在几次治疗后进行标准量表评估，通常可以预测治疗的结果（Luborsky, 1988）。其他有力的共同因素是同理心和对当前问题的解决方法（Orlinsky, Ronnestad, & Willutski, 2003）。

联盟的质量部分取决于患者。正是因此，那些病情轻、更有动力做出改变的人总体上从治疗中受益更多。但共同因素的证据也指出了治疗师的技能水平的重要性，这与理论或使用的技术无关（Wampold, 2001）。

虽然共同因素可以预测许多形式的心理治疗的疗效，但有些因素在 BPD 治疗中可能格外重要。根据本章前文回顾的研究，我将会强调结构、认可和自我观察。

对于那些生活混乱、心理结构不足的患者来说，结构是一个必不可少的要素。因此在比较研究中，结构化治疗往往能取得更好的效果，而非结构化方法则不太成功，这并非偶然。

认可是一切治疗的基本要素，但对 BPD 患者尤为重要，他们对一丁点儿的不认可都非常敏感。DBT 的主要贡献之一是：患者可能不会听从治疗师，除非他们的感受被接受和认可。

自我观察是治疗师需要教导所有 BPD 患者的技能。自我观察是 MBT 的核心特征，而在 DBT 中，心智化和正念同样至关重要。患者要学会更好地了解自己的感受，并避免沉溺在这些感受中，否则他们无法从情绪危机中脱身，甚至无法开始思考问题的其他解决方案。因此，对 BPD 的治疗，无论其名称如何，都需要教会患者识别情绪、调节情绪、控制冲动以及更有效地管理人际关系。它的最佳效果是关注现在，而不是过去。患者必须摆脱以前的逆境，莱恩汉明智地称之为"彻底接受"。

这些共同因素在治疗 BPD 中有着关键作用，这正好解释了为什么所有采用这些因素的方法都有类似的疗效。此外，临床医生不需要依照手册化的方案就能取得好的疗效。在关于 BPD 心理治疗的近期研究中，有一个不幸的方面：那就是存在多种相互竞争的方法，而少数对它们之间的直接比较结果被忠于其中某一种方法的治疗师过度解读。更简洁的结论是，所有结构良好的方法都优于常规治疗，但没有一种方法明显优于其他任何一种。相反，它们的成功源于最大程度地发挥心理治疗中的共同因素的作用。

在未来，心理治疗可能不再有任何拥有各自缩写的名牌。目前的"字母汤"（形容令人困扰的混合物）对辨识出让心理治疗有效的共同特征没有帮助。尽管有人可能会说，竞争只是治疗科学的一个发展阶段，但我们需要超越竞争。应该只有一种心理治疗——有效的那种。一种针对 BPD 的综合疗法应当从每个来源中汲取最好的想法，并将它们整合在一起。

总之，本章回顾的数据表明，心理治疗作为 BPD 的治疗方法得到了强有力的支持。它们还表明，DBT 已经激发了最广泛的研究。如果遵循这个模型，那么治疗重点将放在情绪调节、控制冲动和管理人际关系上。总的来说，所有有效的治疗都需要针对 BPD 的核心问题。

然而，DBT 已不再是唯一的循证心理疗法，其他疗法也针对相同的问题并产生大致相似的结果。另外，所有经过临床试验的治疗方法，都是高度结构化和手册化的。

治疗通常不需要持续 1 年以上，且改善往往在几个月内就会发生，这个原则也适用于所有治疗方法。许多研究结果表明，

BPD 患者可以在社区内通过循证实践得到更短的治疗，而不需要在漫长的等待名单上等待专门疗法。因此，虽然几种循证疗法得到了随机对照试验的支持，但它们往往昂贵、资源密集、不易获取。治疗师们需要能够在日常工作中随时应用的方法，这些方法是基于研究证实对 BPD 最有效的方法。我将在本书的其余部分重点介绍这些方法。

临床意义

- 几种循证的心理疗法已被证明对 BPD 有效，其中 DBT 有着最有力的证据。
- 所有成功的疗法主要通过疗法中的共同因素发挥作用。
- 这些治疗方法最重要的机制与过去无关，而与当下有关，包括认可情绪、自我观察、冲动控制、人际关系管理和问题解决等。
- 治疗师可以通过应用这些原则来帮助患者，而不一定要接受特定方法的培训。

第十章
短期治疗和阶梯式治疗

治疗的途径和公共卫生

BPD 是一个公共健康问题。这种心理障碍影响了全世界至少 1% 的人口，仅在美国就有三四百万人出现严重的症状和社会心理方面的功能失调。急诊室和诊所里到处是这种障碍的患者，而人们竟然仍在争论 BPD 是否存在！

鉴于我们 25 年前就已经知道 BPD 是可以采用循证的心理疗法来治疗的，人们会认为让患者获得治疗是当务之急。然而，在北美（Tusiani-Eng & Yeomans，2018），由于经济限制以及污名化，治疗在很大程度上无法进行。总的来说，循证的 BPD 治疗方法往往昂贵又漫长，而且获得治疗的途径相对较少。如果患者有更多机会获得治疗，BPD 可能会更容易被诊断出来，也有更多的患者会被转诊去接受特定形式的治疗。即便如此，各种心理治疗的保险尚未全面覆盖，而大多数针对 BPD 的治疗方法根本不在投保范围。

常规的长期治疗处方基于一种未经证实的假设，却又很常规：如果某种心理问题已经持续多年，那相应地也会需要更长的治疗时间。这种观点是获得治疗的一个主要障碍。大多数有实证支持的疗法都在持续 1 年的临床试验中得到了检验，有能力负担更长时间治疗的病人通常会接受更长时间的治疗。然而，提供持续 1 年的治疗会让新来的患者排不上队，结果就是漫长的等待，而 BPD 患者并不善于等待。正如第九章所示，大多数循证的 BPD 疗法表述了 1 整年的疗效，但这并不意味着较短的疗法不会有同样的效果。在本章中，我认为可以在几个月内成功治疗大多数患者。

短期和长期的心理治疗

心理治疗疗效的最佳证据来自短期治疗的研究。西格蒙德·弗洛伊德开始他的职业生涯时，对患者进行了几个月的治疗。但其中的一些不断出现同样的症状。这导致弗洛伊德在 1937 年和 1964 年将精神分析描述为"可能是无休止的"。实际上，问题在于他的治疗目标过于宏大。此外，从未有证据表明长期治疗对 BPD 的效果比短期治疗更有效。让治疗更简短，可以开辟资源，并可以使治疗被纳入保险，从而变得可负担。

临床实践中的短期治疗已经在很大程度上取代了曾经被认为是常见精神疾病治疗标准的长期治疗（Lambert，2013），其原因不仅是经济上的。虽然短期治疗已经被广泛研究，但几乎没有任何关于持续 1 年或更长时间的治疗的数据。在没有证据表明有必要对患者进行多年治疗的情况下，将有时间限制的干预措施视为标准的"默认"选择是合理的。当然，也有需要更长时间的患者，但他们只是少数。较长时间的治疗方法应保留给最困难的病例，以及那些未能从短期治疗中获益的人。

在一项关于心理治疗的经典研究中，霍华德（Howard）、科普塔（Kopta）、克劳斯和奥林斯基（Orlinsky）于 1989 年发表了一个具有代表性的大型临床样本研究报告，提出大多数患者在最初的几周内症状会迅速缓解；然后，在 20 周左右出现了一个拐点；超过 20 周后，即便患者还有所改善，也是非常缓慢的。即使研究人员单独研究了因人格病理学而初始获益甚微的亚组，延长治疗时间也没有任何区别（Kopta，Howard，Lowry，& Beutler，1994）。

使用荟萃分析方法得出的结论声称，复杂的精神机能障碍（如人格障碍）可以从长期的治疗中获益（Leichsenring & Rabung，2008，2011）。但这些研究的数据库有限，而且效果不明显。出于成本原因，更好的研究（使用更大的样本和随机分配到不同持续时间的治疗）尚未开展。

心理治疗的成本

在医疗保健系统中，几乎任何需要投入人力资源的东西都是昂贵的。这就是保险公司认为精神治疗费用过高的原因之一。另一个原因是，他们认为精神治疗时间长而且不科学。这种观点对于部分患者是合理的，他们的精神病症不太严重，却接受多年的常规治疗，而且没有任何系统性的方法来监测其进展。

然而，还有其他方法可以减少成本。利弗斯利曾在 2017 年的文章中，建议长期治疗的患者不需要每周接受治疗。这可能是他们脱离治疗的一个选择，但我对此持怀疑态度，应该还有更好的办法。我认为许多（如果不是大多数）患者可以进行几个月的治疗。

研究表明，短期治疗与药物治疗相比，对常见的精神障碍有良好的效果。此外，众所周知，从长远来看，有时间限制的治疗具有成本效益（Gabbard，Lazar，Hornberger，& Spiegel，1997）。短期治疗可以为医疗系统节省资金。其中一个原因是，见治疗师的患者不太可能去看那些开出昂贵检查单的医生。成本的节省也来自减少急诊室就诊、住院和处方。成功的治疗甚至有能力减少接受福利的人数。

以 DBT 为例，它是得到最好支持的循证治疗 BPD 的方法：患者每周接受两次治疗，他们可以在任何时候与治疗师联系。治疗小组每周开会检查每个病例。在 1 年的时间里，费用的增加超出了大多数患者的支付能力。在美国，这种价格的 DBT 有市场的唯一原因是，有足够多的富裕家庭能够负担得起它。这与过去支持精神分析的经济因素是一样的。

即使在拥有政府单一支付体系优势的加拿大，精神治疗也不是随时可以得到的。该系统实际上不支付心理学家的服务。在政府资助的机构中有一些资源，但非常有限，因为它们取决于工资。原则上，社区诊所的精神治疗是有保险的，但患者往往要等上几个月才能获得治疗。此外，在这些诊所工作的心理学家很少接受过特定方法的培训。

我们的团队之所以能够制订一个门诊治疗计划，是因为我们有在教学医院工作的临床医生兼职治疗。虽然自 2001 年开始实施该计划以来，人员有一些流动，但我们已经招募了 4 名精神病学家和 4 名心理学家，他们都对 BPD 的特需服务感兴趣。我们的团队中也有其他带薪的专业人员（护士、社会工作者、职业治疗师），他们持有精神治疗证书。最初，我们说服了政府建立一个专门的诊所来减轻急诊室的压力。这正是事实，也是我们的项目继续得到资助的原因。

心理治疗如何变得冗长

如果至少有 300 万名美国人患有 BPD，用于该障碍的资源显然不足以满足这一公共健康需求。我们只能通过接诊更多的患者，以及为他们提供更短期的干预措施来处理这个问题。我的几个在人格障碍研究领域的同事也得出了同样的结论。扎纳里尼于 2009 年在一篇关于 BPD 心理治疗的评论中（p. 376）说："需要开发强度较低、成本较低的治疗方式。"同样地，麦克梅恩等人在 2012 年的一篇文章中（p. 650）说： "鉴于缺乏获得有效的 BPD 治疗方法的机会，需要研究强度较低的护理模式的有效性，从而为分配稀缺的卫生保健资源提供决策信息。"

众所周知，精神治疗的研究没有为持续超过 6 个月的治疗提供实证的支持（Mackenzie，1996）。在过去的几十年里，没有出现足以改变这一结论的有力证据，也没有进行解决这个问题的试验（例如，比较 BPD 的心理治疗的简短方式和长期方式），治疗的长度往往是由每种方法的创始人的理论观点决定的。持续数年的 DBT 目标是远大的，却缺乏研究的支持。我们甚至不知道是否有必要进行如同在临床试验中测试的那种整整 1 年的治疗。

举证责任不在于那些赞成短期干预的人，而在于那些赞成时间更长、更昂贵治疗的人。到了 20 世纪 90 年代，针对精神障碍的长期精神治疗在实践中变得越来越少（Olfson，Pincus，& Dial，1994），而且这种趋势从那时起一直持续下来。例如，短期心理动力治疗和短程 CBT 是非常有效的，而且比长期治疗有更好的研究支持（Driessen et al.，2015）。鉴于结果数据显示 BPD 患者在急性症状缓解后仍可保留功能障碍（Zanarini et al.，2012），部分患者需要康复计划。截至目前，这个观点还没有获得验证。

缩短精神治疗的第一步是接受（或者用莱恩汉的话说，是达到彻底接受）我们能为患者做的事情是有限的。正如一位著名的精神分析学家所言，我们并没有向任何人承诺一个玫瑰园。但是好的治疗可以帮助人们让生活重回正轨。

今天，最"标准"的治疗方法往往是 DBT，它通常比常规治疗方法要好，但正如它与 GPM 的比较试验所显示的那样（McMain et al.，2009；见第九章），它可能并不优于其他结构良好的方法。因此，DBT 的成功可能不取决于其特定的理论或特定的程序措施，而是取决于其高水平的结构。正如已经指出的，这种疗法的长期效果从未被研究过。最后，尽管一个有效的治疗过程需要确保稳定和持久的缓解，但在撰写本报告时，还没有任何在随机对照试验中治疗的群体接受过 5 年或 10 年的随访。

尽管如此，DBT 还是引起了心理健康界的关注，因为它为曾经被认为是无法治疗的患者提供了有效的选择。它理所当然地成为该领域的佼佼者。但是，这种一揽子治疗方案或使用 DBT 作为其组成部分的综合治疗方案，可以提供更短期和更具性价比的治疗。史丹利等在 2007 年的一份报告中提到，DBT 带来的大部分变化发生在前 6 个月，而后 6 个月往往被用来巩固效果。如果上述说法成立，那么可以在 6 个月后无需让患者接受巩固治疗，并减少随访次数。

治疗 BPD 的一个现实目标是让患者进入逐步康复的轨道。MSAD（见第七章）随访 BPD 患者超过 24 年，描述了一个逐步改善的过程。一旦康复过程开始，复发就变得很罕见（Zanarini et al.，2012）。

同样地，DBT 也可以通过缩短耗时、降低成本和降低资源密集度而适应专科诊所以外的使用场景。在 DBT 的拆解研究中，莱恩汉等（2015）发现，技能培训是整套方案的一个重要组成部分。这提高了单独开展这种培训而无须提供更昂贵的治疗课程的可能性（这也是 STEPPS 的方法）。甚至有证据表明，像短期的精神教育这样的最低限度的干预措施（基于类似 DBT 的精神教育原则，但单独使用）可以减轻 BPD 患者的症状（Huband et al.，2007；Zanarini & Frankenburg，2008）。也有证据表明计划持续 1 年的标准认知疗法，实际上只进行 20 次左右依然有效（Davidson，Norrie，et al.，2006；Davidson，Tyrer，et al.，2006）。

MBT 的开发者提出，没必要总是进行一个完整的疗程（Bateman & Krawitz，2013）。他们建议，这种模式可以由一线专业人员更短期地提供，因为他们不在难以进入的专科诊所工作。然而，其他模式的开发者并没有效仿。SFT 是一种持续两三年的治疗（Arntz，2012）。这可能解释了为什么 SFT 主要在拥有足额医疗保险的欧洲国家使用。TFP 已被研究超过 12 个月，但可以持续更长的时间（Yeomans，Clarkin，& Kernberg，2002）。TFP 的大部分工作是在纽约进行的，这可能并非偶然，因为纽约有一个异常强大的扩展治疗市场。

值得注意的是，STEPPS 是一个例外。它最早在艾奥瓦州开发，为很少有机会获得专门护理的患者服务（Black & Blum，2017）。这种治疗持续 20 个疗程，旨在作为常规治疗的辅助手段，特别用于获得治疗机会尤其困难的农村地区。一个 STEPPS 疗程之后，还可以进一步开设群体心理教育课程。虽然它的使用不像 DBT 那样广泛，但 STEPPS 提供了一个实用且廉价的替代方案。在布莱克和布鲁姆 2017 年所著的书的前言中，利弗斯利（p. viii）评论道："关于 STEPPS 的另一个有趣的特点是其作者准备跳出思维定式，努力提供容易获得的符合成本效益的护理，以满足患者的需求。"

BPD 是一种复杂的障碍，由一个团队来为患者提供专业护理可能会更好。最明显的疗效证据来自这种环境中并不奇怪。这绝非偶然，GPM 旨在将同样的原则应用于医院以外的治疗。无论如何，即使在目前的保险限制下，通过缩短治疗时间，并将较昂贵的项目限制于对短期干预措施没有反应的患者身上，应该可以为大多数患者提供有效治疗。

医学和精神病学的阶梯式治疗

阶梯式治疗描述了一种为慢性病提供治疗的方式，它根据病程和严重程度提供不同程度的干预。该模式被应用于精神障碍的管理中，特别适合于那些发病率高但预后和结果不稳定、还涉及获得治疗机会的问题（Bower & Gilbody，2005）。

抑郁症就是一个很好的例子。一些患者从最低限度干预中受益，使临床医生能够看到患者是否自发恢复和对较低强度的治疗有反应。强度更高的治疗可以留给那些未能恢复的患者。这些原则是英国 NICE 指南 2009 年版的基础，该指南提出了治疗抑郁症的第一步（观察性等待、运动、对生活问题的支持性探索），药物或短期精神治疗是第二或第三步。

英国的这一常识与美国的指南形成了鲜明的对比。后者建议所有的重度抑郁障碍患者都以药物治疗作为第一步。因此，许多患者都被过度治疗了。阶梯式治疗是一种保护患者不被过度治疗的方法，也可以保护精神健康护理系统不陷入困境。

成瘾治疗是精神病学的另一个领域，在那里阶梯式治疗特别合适。正如临床医生所知道的，成瘾的严重程度可以有很大的不同，而做出改变的动机更是千差万别（Miller & Rollnick，2013）。一项 RCT（Drummond，Coulton，James，& Godfrey，2009）发现，阶梯式治疗在治疗酗酒方面具有成本效益，因为它既能避免向个别患者提供不合适的护理，也能避免向否认诊断的患者提供他们不接受的护理。

BPD 的阶梯式治疗

阶梯式治疗可以应用于 BPD（Paris，2013a，2017a），因为不同的患者的障碍缓解速度不同，BPD 的预后也因此不稳定。这与患者可以被分配到短期治疗或更长期治疗（仍然有时间限制）的观点是一致的。较长的治疗将留给更严重的病例，或对第一步治疗没有反应的患者。

我们的一些同事对我们计划只用 3 个月治疗疑难病例感到惊讶。但我们认为，让 BPD 患者接受太长时间的治疗，会导致病情停滞或倒退。此外，治疗并不因终止而结束。在治疗师的帮助下学到的东西，也可以在没有治疗师的情况下继续发挥作用。因此，临床医生不必等待患者的病情完全缓解后再将其送回社区，但允许患者在需要时，能重返精神健康系统。澳大利亚治疗 BPD 的临床指南推荐了这种协调初级、二级和三级护理的顺序

（National Health and Medical Research Council，2013）。崔·凯因
等人在 2016 年也推荐这样做。

　　问题是如何充分地利用有限的人力资源。阶梯式治疗可以使
BPD 患者有更多的机会获得服务，成本更低。它使临床医生能够
通过优先考虑就医机会和不向所有人提供同样的护理来进行分
流。此外，一个需要等待 1 年的项目对于不断进入该系统的许多
病例几乎没有任何帮助。而支持我们项目的医院的动机是减少急
诊室的排队 BPD 病例。留下某种程度的功能障碍的患者，可以与
精神健康系统保持不间断的联系，但不一定需要持续地随访
（Cummings & Sayama，1995；Paris，2007a）。

　　提供只需稍许等待的短期治疗最适合于出现较急性症状的患
者。这使得专门的人格障碍诊所能够为 BPD 患者提供服务。在我
们的项目中，短期治疗的等待时间从不超过 3 个月，而且通常更
短。少数比较严重的病例需要更长的治疗时间和更多的资源。但
是，更有效地管理不太严重的病例可以腾出时间和人员给那些需
要长期服务和康复的患者。

　　有些患者还没有准备好接受治疗。即使提供治疗，他们也可
能不接受。弗朗西斯和克拉肯（Clarkin）在 1981 年的一篇题为
《不治疗是一种处方》的文章中提到了这种情况。同样的问题也
经常出现在成瘾治疗中，许多患者还没有准备好放弃使用药物，
仍然处于"前意向"阶段（Prochaska，1994）。换句话说，许多
患者大概感觉到他们有问题，但他们还没有准备好改变，不管其
他人怎么想。在这种情况下，最好的办法是一直开着门，等到患
者有了心理准备再进行治疗。

阶梯式治疗项目的起源

　　在我 60 岁高龄时，我为 BPD 患者建立了一个专门的医院诊
所，它的开设得到了同事和行政人员的支持，因为他们担心急诊
室、病房和门诊出现大量患者。这些患者消耗了大量的资源，还
在急诊室造成了一个特别的问题：他们经常出现用药过量和自残
的情况。

　　我们最初的团队由兼职人员组成：4 名受过不同培训和拥有

不同临床经验的临床医生，其中 2 名是受过心理动力训练的心理医生，另外 2 位是心理学家（其中 1 位有 CBT 的经验，另 1 位有法医诊所的经验）。为了完成我们的急诊室清空任务，我们制订了一个为期 3 个月的计划，每周一次的个人治疗和团体治疗。这一期限意味着我们可以每年提供 3 个项目，这使我们能够接收大量的转诊患者，而不至于产生冗长的候诊名单。在最初的 15 年里，我们每年治疗大约三四十名患者。随着我们在社区的知名度提高，转诊变得更加频繁，因此，我们最终通过运行 2 个独立的小组，将我们的治疗能力提高了一倍，使我们接收的人数增加到每年约 80 名患者。

开始时，该小组由一名心理学家领导，我们都承担了个人治疗的任务。为了确定我们是否采用类似的治疗方法，我们每个人都分别对一个 BPD 患者的治疗过程进行了录像。但是，当我们观看这些视频时，没有人会猜到我们带来了什么样的先前经验。就我们所见，我们对患者所做的事情都是一样的。这实际上并不令人惊讶，因为随着治疗师获得更多的经验，他们会变得更加兼收并蓄。在我们一起工作的这些年里，我们的团队对 BPD 开发了一套共同的临床方法，将心理治疗整合的原则完整地应用于其中。

在早期阶段，我们宣布我们将对所有来访者提供短期治疗。但是，一些有严重慢性问题的患者在 3 个月内的治疗效果并不理想，显然他们需要一种不同的模式。因此，我们在 2005 年开设了一个延长护理门诊，提供第二步治疗。这个项目的时限是 24 个月，其中最常见的住院时间是 12 个月。一些患者只住院 6 个月，要么是因为他们很快就会好起来，要么是因为他们没有取得任何进展。延长治疗计划设定的目标更为有限，它在强调社会心理康复方面也不同于 3 个月的方案，它适合于病程更长、功能受限更严重的患者。

阶梯式治疗项目的结果

在我们的人格障碍项目中，我们收集了大部分患者的数据，使我们能够进行前后对比（Laporte，Paris，Bergevin，Fraser，&

Cardin，2018）。在 2001—2016 年，我们治疗了 479 名患者，这一样本量让我们可以在一定程度上进行归纳。当然，有效性数据总是有局限性（在没有对照组的条件下）。然而，随机对照试验也有自己的问题，特别是那些接受了随机条件的患者并不总是典型病例。相比之下，针对未经选择的患者的有效性研究更能反映真实的临床情况。

在没有对照组的情况下，这些变化是否与我们的干预措施明显相关？尽管我们没有对患者进行定期随访，但我们确实与前 100 名患者中的 50 名进行了电话访谈。没有人寻求进一步的服务。当然，我们没有联系上的患者可能状况不佳。但我们并不认为漏掉了很多人，因为我们是本地区治疗 BPD 的主要中心，特别是对那些讲英语或双语的患者而言。那些去其他地方的人通常会被转介回我们这里，只讲法语的患者会在一个讲法语的医院体系中接受治疗。

我们不认为我们的结果是暂时的。在短期治疗组中，只有 12% 的人回来寻求更多的治疗；其他 88% 的人则没有。大多数患者在 12 周的治疗后得到了改善。我们的结果数据通过几种方式进行测量，特别是在减少自杀、自我伤害、情感不稳定、冲动以及一般症状方面（Laporte，Paris，Bergevin，et al.，2018）。

我们的项目从一开始就有一个相当高的退出率（25%～30%）。我们认为这是"与 BPD 相伴而生"的问题，并很高兴能与很多开始并完成该项目的患者一起，取得一定程度的成功。

现在，我们将阶梯式治疗模式应用于 BPD 的治疗已有 19 年。还有一个步骤是，我们对无法忍受集体治疗的重症患者进行间歇性个体治疗。今后，我们还想增加另一个步骤：在社区诊所进行团体心理教育。现在我们所处的地区已有几个地方提供这种治疗了，我们正与他们更紧密地合作从而提供咨询和监督。

在澳大利亚开发的一个类似项目中，格莱尼尔、刘易斯、法奈安和科茨（Grenyer，Lewis，Fanaian and Kotze）在 2018 年的文章中提出，阶梯式治疗减少了前往急诊室的人格障碍患者的数量，并且明显具有成本效益。这是对目前情况的一个重大改善，当前只有少数患者得到专门护理，而那些没有得到专业护理的患者则挤满了急诊室。

临床意义

- BPD 在社区中很常见，并提出了一个获得有效治疗机会的问题。
- 大多数 BPD 患者可以得到短期的、具有成本效益的治疗。
- 较长的治疗应留给有更多的慢性和复杂心理疾病的患者，但仍要有时间限制。

第十一章
管理指南

心理治疗是对 BPD 患者进行治疗的基石。其中几种方法的疗效有很强的循证证据。当谈话疗法奏效时，可能不再需要药物治疗。在未来，临床医生有可能不再使用为其他目的开发的药物，而是预先指定对 BPD 症状更有针对性的药物。但在有更多令人信服的证据出现之前，目前可用的药物只能被视为心理治疗的可选辅助手段。

虽然心理治疗对 BPD 有效，但我们不能认为任何一种旧的治疗方法都可以。缺乏内在心理结构的患者，需要结构良好的治疗。他们需要在一个认可他们的感受并协助管理他们情绪的环境中发展技能。BPD 患者还需要学习如何观察自己以及其他人的情绪。每种循证疗法都包括帮助患者学习这些重要的生活技能。

有两个因素限制了我们在 BPD 治疗方面所能取得的成就。首先，不是每个患者都愿意接受心理治疗或坚持参加治疗。一些不服从治疗的患者不会继续留在精神健康护理系统中；有一些人多次到急诊室就诊，但不接受定期随访；还有一些人接受了专门的治疗，但很快就放弃了。我们能采取的最好的态度是等待，直到这些患者做好准备。

其次，正如随访研究（例如，Zanarini et al.，2012）显示的那样，一些患者有了更高的生活质量，但并没有完全康复。不过，由于许多精神障碍是慢性的，这样的结果不应该被看作是治疗的"失败"。BPD 患者是分阶段恢复的，而不是立即就恢复了。这种情况为提供短期或间歇性的治疗计划提供了依据。

这些限制是真实存在的，但不需要因此而气馁。作为治疗师，我们需要有现实的期望。不是每个患者都能完全康复，我们需要放弃确定的或治愈性治疗的想法。康复需要的是"足够"而非理想的生活满足感。治疗的目的是护理，而不是治愈，护理可以让康复过程自然（但渐进）地展开。

BPD 患者的严重程度和治疗过程差别很大。不是每个患者都是一样的，也不是每个患者都需要同样的治疗。部分人在经过短暂的干预后可以走上康复之路；部分人则会在经过更长时间和更艰苦的治疗后才能改善；有些人可能永远不会有太大的改善，但可以维持低水平的功能。对于这些群体，可以有不同的管理方法。

尽管治疗师可以选择几种有效的治疗方法，但目前循证的治疗方法都是资源密集型的，昂贵且耗时。即使有这样的项目，临床医生通常也没有能力将患者转诊到专门的中心。为了管理患者，治疗师需要可行的能够在常规实践中使用的方法。

在本章中，我提出了对 BPD 进行有效和实用干预的方法。一方面，我不能说我有确凿的证据来支持本章或后面几章的每项建议，而且我阐述的大部分内容都是基于临床经验。另一方面，我所推荐的疗法至少符合目前的循证证据。为了阐明我的观点，我主要借鉴了我们对 BPD 的团体和个体治疗项目的经验（见第十章）。我们的方法类似于 GPM（Gunderson, Masland, & Choi-Kain, 2018），但通常是短期的，并且根据 DBT 的原则，更多地使用了团体心理教育。我们喜欢称其为"轻型 DBT"。

心理治疗： 什么该做， 什么不该做

BPD 患者的治疗效果不佳是众所周知的。20 世纪 80 年代发表的一系列报告发现，即使不是大多数，也有很多患者在几个月内就退出了开放式的心理治疗（Skodol, Buckley, & Charles, 1983；Waldinger & Gunderson, 1984；Gunderson et al. , 1989）。另一方面，我们现在知道，几种特定形式的心理治疗可以非常有效。

我们如何解释这种差异呢？答案仍然是，BPD 患者需要结构化的治疗方法。当治疗是非结构化的并且无法针对当前问题时，他们的情况会变得更糟。

正如阿道夫·斯特恩（1938）最先观察到的，对其他患者有效的疗法可能对 BPD 患者无效。治疗师不应当期待患者仅仅是靠倾诉而自己只在治疗的最后提供一些"解释"就能产生什么效果。他们也不能期望让患者描述一个又一个危机，而治疗师的唯一反应是同情和"支持"。治疗过程不需要以"我知道你过得很艰难，下周见"来结束。他们也不会从无休止地关注过去的逆境中受益。BPD 患者需要更实际、更具体的帮助来解决当前的问题。

这可能就是过去 BPD 的谈话疗法声誉不佳的原因。对 BPD 治疗效果的循证调查在许多方面是建立在挫败感之上的。这个领域的许多先驱研究者要么是受过训练的精神分析师，要么是心理动力学导向的治疗师。在我职业生涯的前半段，我认为自己属于后者。我们中的许多人进入研究领域是因为我们自己觉得不了解 BPD 的病因，也没有一个持续有效的方法来治疗这些患者。

然而，由于精神分析师是最早描述这些患者的人，他们的治疗方法多年来被视为标准疗法。关于 BPD 心理治疗的许多书籍，提出了该障碍成因的各种理论。其观点是，如果治疗师足够了解患者的内心世界或他们的童年经历，并知道如何做出"准确的解释"，他们就能达到治愈的目的。几乎没有人真正看到过这样的结果，但治疗师相信资深临床医生掌握了答案。关于 BPD 的临床会议总是人满为患。这些活动通常由"明星"治疗师讲述如何治疗最困难的患者。我们的受邀者讲述了精彩的故事，但没有提供任何数据。

在以证据为基础的实践尚未普及的时代，人们信口开河是一个典型的现象。按照目前的标准，几乎没有循证数据来确定这些方法中的哪一种是有效的（如果有的话）。同时，相当多的治疗师都有过幻灭的经历，他们最终都不愿意治疗 BPD 患者。不管知名治疗师的说法是什么，BPD 可以通过足够的技术和经验来管理的观点已经引起了怀疑。如果这一人群没有接受成功的治疗，他们的慢性自杀倾向就会变得更加可怕。

同时，许多患者在接受开放式探索性治疗时会"用脚投票"，比如有些人会提前离开治疗室。即便是接受治疗时间较长的患者也不一定感到满意。汪丁格（Waldinger）和冈德森私人诊所对 BPD 的治疗情况进行了调查，在他们于 1984 年发表的文章中提出，大多数人在经过几年常规治疗后"不听劝告"放弃了治疗。人们也可以把这一发现解释为，治疗师不知道何时该见好就收。更糟糕的是，有些患者无限期地接受治疗，却没有任何改变。在梅宁格诊所进行的一项研究中（Horwitz，1974），这些病例被称为"终身患者"。

除技术问题外，BPD 的整体治疗策略也必须有所不同。无论患者的童年多么不幸，过去都不应该是心理治疗的主要课题。这些患者目前有太多的现实问题，不可能从详细回顾他们的早期生活中受益。此外，过于关注过去的创伤的治疗可能会使人变得更糟，因为它强化了患者的受害心理，而没有改善他们的应对能力。

的确，治疗师仍然需要了解患者的生活史。这样做是共情和建立治疗联盟的一个重要部分。然而，将过去和现在联系起来的解释从未被证明是心理治疗的具体有效因素。相反，研究显示，对 BPD 的成功的心理治疗需要保持对当前问题的持续关注（Lambert & Ogles，2004）。这也意味着患者必须获得所有权、代理权，并为他们目前的问题负责。

然而，BPD 患者有一种不好的倾向，也就是将他们的问题归咎于他人。治疗师的解释是患者在重现过去的模式。采用这个观点有时可能有用，但也可能无效。经典的精神分析法最严重的问题是鼓励人们把问题归咎于父母，事实上，"以创伤为中心"的疗法有时会让患者沉湎于过去的伤害，而不是让他们现在的生活变得更好，从而使病情变得更糟。患者不会通过"克服"过去的问题而得到改善。他们需要承认自己过去的生活——然后把它抛诸脑后。

基于不同理论的数种治疗方法被证明为有效，这一事实表明治疗中存在共同因素的重要性。像其他接受心理治疗的患者一样，BPD 患者需要结构化的、认可的和稳固的治疗联盟。另外，循证证据一致表明，专门为 BPD 设计的治疗方法通常比常规治疗更好。因此，必然有特定的因素使之产生不同效果。

有趣的是，针对 BPD 的心理动力方法和认知方法有惊人的相似之处。被发现有效的心理动力方法（如 MBT 和 TFP），并不注重对童年经历的分析。他们所提供的治疗更像是心理教育。MBT 和 TFP 都包含一个主要的认知成分：教会患者观察自己和他人的情绪。

约翰·冈德森是一位精神分析学家，也是 BPD 的主要研究者之一。我们通过他的工作来追踪这一演变是很有趣的。虽然他的早期工作主要是基于心理动力理论，但他的方法逐渐变得更加实用和聚焦当下（Gunderson & Links，2008）。事实上，大多数研究 BPD 多年的治疗师随着时间的推移，往往在不知不觉中变得越来越有"认知能力"。当我开始阅读 CBT 时，我把自己比作莫里哀戏剧《中产阶级绅士》中的人物，这个人物惊讶地发现自己一生都在谈论散文。

对于那些不能从解释或"支持"中获益的患者来说，一种强调提高生活技能的实用方法对于治疗 BPD 至关重要。我们需要的方法是针对这种障碍的基本特质维度（情感不稳定和冲动），促进情绪调节和冲动控制。它还必须帮助患者停止将自己的问题归咎于他人，并主宰自己的生活。

许多为 BPD 所设的专门项目在团体环境中采用心理教育模式传授技能（Linehan，1993；Bateman & Fonagy，2006；Davidson，Norrie，et al.，2006；Davidson，Tyrer，et al.，2006；Weinberg et al.，2006）。在团体治疗中，有类似问题的患者能够感受到认同感，并从彼此的经验中学习。团体是理想的教学环境，但是个体治疗也可以用同样的方法来解决问题。事实上，以技能为导向的情绪调节和冲动控制方法不一定需要专门的项目，但可以应用于大多数治疗师在临床实践中进行的治疗中。在 2018 年的文章中，冈德森、马斯兰（Masland）和崔·凯因为支持 GPM 而提出的论点。

治疗的目的是教导患者容忍情绪，从情绪中"抽离"出来，并重新评估自己的感受。无论情绪多么强烈，容忍都是第一位的。抽离（站在情绪之外观察它们）有助于防止被情绪压垮。重新评估（以不同的方式思考情绪）使患者不再把情绪看作对事件的现实反应，而是看作主观体验，可以在反思中加以修正。

这些方法是辩证行为疗法的核心，但也长期用于其他形式的认知行为疗法中（Beck et al.，2015）。MBT 的基本概念（培养"心智化"的能力）也很相似，TFP 也花了很多时间来纠正情绪扭曲（通过关注患者对治疗师的反应方式）。因此，患者遇到的现实问题反映其缺乏生活技能，对 BPD 的治疗应考虑到这一点。

精神治疗的目的是帮助患者提高这些技能，并将其应用于给他们带来最大困扰的情境中。

更好的情绪调节可以减少患者为立即缓解情绪而采取行动的可能性（例如，通过自残和过度用药），他们更有可能发展出更具适应性的替代方法。进步是循序渐进的，往往是前进两步，后退一步。用匿名戒酒协会（AA）流行的一句名言来说，康复是"一天一天来的"。

获得有意义的生活

并非所有的 BPD 患者都会好转，但那些好转的人都是找到一种方法，让自己获得生活的乐趣。这就是为什么 BPD 的治疗必须面向现在和未来，避免陷入过去的困境。寻找生活目标是康复的核心（Linehan，1993；Zanarini，2005）。

通过揭开过去的创伤来治疗患者的想法很难实现。在某种程度上，这种戏剧性的想法是有吸引力的，但成功的治疗并不像弗洛伊德认为的那样，类似于一场揭开过去的考古挖掘，它也不应该具有好莱坞电影的戏剧性（如希区柯克的《爱德华大夫》或20 世纪 80 年代大热的电影《普通人》）。在这些影片中，挖掘过去的事件就会产生立竿见影的治愈效果。然而，真正的治疗更像是园艺，这是一个缓慢但稳定的学习过程。当患者认识不适应的想法和行为，并代之以适应的方法时，他们的病情就会得到改善。

我并不是在说，过去的事情不重要。正如我们所看到的，许多 BPD 患者都曾遭受过严重的逆境和创伤。治疗需要承认并认可这些经历。然而，这并不意味着应该花很多治疗时间在童年经历上。

过去提供的是一个视角，而不是一个解释。所有为 BPD 所设的循证疗法，都旨在帮助患者把过去抛在脑后，预见未来。在一些案例中，这可能是患者首次进行这样的尝试，这也是让病情好转需要获得有意义的生活的原因。

对工作和人际关系的忠诚是获得有意义的生活的主要途径。专注于过去的治疗不利于达成这些目标。钻牛角尖对任何人来说都不是一个好主意，它对 BPD 患者尤其有害，因为他们都很愿意觉得自己是受害者，而且需要别人关注他们当下的生活。如果患者说他们还没有准备好改变行为，我们借用匿名戒酒协会的另一句话，请他们"从模仿开始"。

当患者获得生活的乐趣后，当下就成为满足感的源泉，对过去的创伤也会随之淡忘。令我印象深刻的是，康复的患者有能力进行宽恕与和解，甚至与那些严重伤害过他们的人和解。但要达到这个目的，他们目前的生活必须不那么痛苦。

另一个与 BPD 有特殊关联的问题是，当患者忙于与死亡纠缠时，我们如何能说服他们去获得生活的乐趣。为了有自己的生活，就必须决定继续活着。这个决定意味着放弃一些东西：比如自杀，他不能再靠这个获得安慰，也不能再因此拥有某些奇怪的力量（Paris，2006a，2006b）。

这种程度的改变类似于酗酒者和吸毒者决定放弃服用自己喜爱的物质。与他们打过交道的治疗师已经开发了被称为"动机访谈"的干预措施。这种方法强调，人们在决定是否改变自己的行为之前必须经历几个心理阶段，更不用说实际行动了。

动机访谈法是针对酗酒者而开发的，酗酒者是著名的抗拒放弃自己喜欢的处理问题方式的客户群体。治疗师在治疗这类患者时，必须逐渐激发他们的改变动机，避免无益的对抗。这种方法类似于莱恩汉在 1993 年所说的"辩证法"：要求患者改变，但治疗师要承认这样做非常困难。

然而，大多数 BPD 患者最终会实现这个目标。正如对其结果的研究所表明的那样，只有少数患者自杀了，而大多数人重新就业。虽然不是所有的人都能找到稳定的亲密关系，但大多数患者建立了朋友圈，并与社区建立了联系，从而获得了一种联系感。

工作和关系

对于已经偏离生活轨道多年的患者来说，要获得有意义的生活最重要的是找到工作。在 BPD 中，工作应该优先于爱情。并非所有的治疗师都理解这一点。如果你没有自己的人格，你就不能成功地照顾或被另一个人照顾。你必须成为一个人，才能爱上另一个人。

工作是开始成为人的最佳选择。我们看到的许多患者处于失业、残疾或领取福利等状况。在我们自己的 BPD 治疗项目中，我们会告诉他们，重返工作或上学是他们康复的一个重要部分，而且这样做是治疗生效的必要条件。这就是为什么我们的团队不签署残疾证明，以及为什么我们的目标是让每一个患者脱离福利。

也许是因为我一直是个勤奋的人，我很难理解为什么患者选择长期失业。既不工作也不学习的人有大量的空闲时间，他们缺乏工作场所带来的人际关系，以及履行社会角色的满足感。对一些人来说，抚养孩子是一项全职工作，但一旦孩子上学，大多数母亲就需要工作。如果没有为社会做出某些贡献，人们怎么可能自我感觉良好？

近几十年来的一个流行语是，患者去接受治疗以提高他们的"自尊"。自尊必须来自某处，但它不能通过治疗产生。自尊来自成为某人和做某事的过程中。它不是改变的先决条件，而是结果。如果患者长期没有工作或靠救济金生活，或者他们没有回到学校去创造未来，那么他们在治疗中很难有好的效果。

有些患者认为，如果没有热烈的亲密关系，他们就没有真正的生活。这是困扰 BPD 患者的许多错误观念之一。然而，空虚不能由爱来填补。秉持这种目的的爱恋往往注定要失败，至少也会导致极大的挫败感。有一本关于如何去爱的书彰显着智慧，书中，精神分析学家艾瑟尔·帕斯（Ethel Person）在 2007 年的文章（p. 105），引用了安东尼·德·圣-埃克苏佩里的话，"爱不是相互凝视，而是共同往外看向一处"。

依恋支持自己的伴侣有时有助于患者康复。然而，当这种情况发生时，患者内心已经发生了改变。人们觉得自己值得爱的时候，他们才能找到持久的爱情，或一个合适的人。我一次又一次地看到患者在治疗中取得真正的进展后邂逅了某一个人。

另外，亲密关系并不适合所有人。在北美社会中，离婚率很高，许多人最终都过着没有伴侣的生活（Hetherington & Kelly, 2002）。但这是一件坏事吗？未必。尽管离婚的人更有可能再次离婚（Wallerstein, Lewis, & Blakeslee, 2000），但有些人在第二次婚姻中表现更好。此外，生活中除了爱情还有很多东西。许多人在没有亲密关系的情况下生活得很充实。并非每个人在亲密关系中都会更快乐。许多人在自己的空间里，通过与几个朋友见面过得更好。

因此，在所有康复的 BPD 患者中，有一半人独自生活，这并不是坏事。难以处理亲密关系的人最好避免与人交往，选择不太亲密的关系并建立自己的社会网络来进行改善。这样的选择可能是明智的，治疗师应当毫不犹豫地认可这些做法。

当亲密关系中的双方都无法满足对方的需求时，关系就会出现问题。淡化自己的需求并提供部分的满足是一种更好的策略。对一些患者来说，与更大的社区联系提供了有意义的、但在情感上要求更低的关系。宗教团体在过去为人们做到了这一点，而且今天仍然可以做到。

许多有着令人失望的亲密关系的人仍然想要（而且的确有）孩子。在我们的 BPD 患者中，有不少是单身母亲。虽然不是所有的人都能很好地扮演父母的角色，但抚养孩子的责任往往是一种稳定的力量。许多患者在有了依赖他们的孩子后，就放弃了自杀的念头。那些仍然有自杀念头的人最终可能需要儿童保护服务，而需要这种服务的来访者中有相当大的比例可以被诊断为 BPD（Laporte，Paris，& Zelkowitz，2018）。

对我们所有人来说，为人父母是一项困难的任务，而且不是每个人都喜欢做父母。因此，BPD 患者可能会做出不生孩子的正确决定。孩子不是生来就为父母提供爱的。在他们成熟之前，他们的需要有天然的自私性，他们的要求多于付出。不能适应孩子需求的父母可能最终会虐待他们。有时这意味着儿童保护机构会介入，而母亲可能会失去照顾孩子的权利。

治疗师有时会把家庭生活理想化。生活中还有其他的满足感。正如我在本书中强调的，治疗不需要有一个好莱坞式的结局。帮助患者创造一种能提供更多满足感的生活就足够了。

患者有许多方法可以获得有意义的生活。没有一种是万能的。工作可能不稳定或不充实，亲密关系可能会受挫，孩子们可能会叛逆或出现自己的症状，而有强烈情感需求的人可能难以维持与更大社区的联系，但不完美的生活总比没有生活要好。我鼓励老年患者不要把所有的鸡蛋放在一个篮子里，正如人们不会把他们所有的钱投资在一处一样。同样地，你需要的不仅仅是一份工作，不仅仅是一段亲密关系，也不仅仅是一个朋友。

总之，对 BPD 的治疗应尽快设定一个目标——让患者重返工作或重返学校。无论患者感受到了什么或遭遇了什么，他们都不能在了无生趣的生活中仅靠治疗就解决自己的问题。

心理治疗是一个学习的过程。教室是治疗师的办公室，而实验室则是患者的生活。没有人不做作业就能学好。并非所有的治疗方式都像 CBT 那样真正留家庭作业。然而，大多数心理变化是在患者的日常生活中发生的，也就是在正式治疗之外。从治疗师到患者都应该对预期的结果形成共识。这也反驳了一种常见的误解，即大多数治愈发生在治疗时间内，或者治疗师有奇特的方法使患者感觉好起来。

简单的案例

虽然 BPD 以难以治疗而闻名，但有些患者治疗效果却非常好，症状迅速得到好转。我们的短期项目在治疗这些患者方面取得了成功。这些容易治疗的病例在开始时可能并不总是充满希望。回过头来看，人们可能会看到一些可能暗示康复的自我优势。虽然几乎不可能提前预测好的结果，但关键的预后要点是这些患者多年来没有持续患病。

案例 1：布伦达（Brenda）

布伦达今年 24 岁，最近从大学毕业。她已经接受了 4 年的治疗，尽管病情有一些改善，但仍然有情绪波动、不稳定的亲密关系和物质滥用的症状。治疗师可能已经心力交瘁、心灰意冷，最终将她转到一家昂贵的、以精神分析为导向的著名的私人医院的住院部（布伦达的父亲是一个富有的商人）。这种持续了几个月的经历只会让她变得更糟：她在咨询室外将性行为见诸行动，还在医院里吸毒。一套复杂的药物鸡尾酒疗法（艾司西酞普兰、卡马西平、阿普唑仑、莫林通和利培酮）对她完全无效。

布伦达的症状始于青春期，她有贪食症、自残和多种物质滥用的问题。她在压力大的时候会划伤自己的手臂，并两次试图上吊自杀。布伦达是一个漂亮的女人，与多个男人有亲密关系。然而，所有这些亲密关系都具有冲突和极度的不安全感的特征。

布伦达被转到我们为期 12 周的个人和团体治疗项目，在这里她取得了显著的恢复。我们强调的认知疗法对她来说比心理动力治疗更有实用价值。经过 6 周的治疗，她已经停止服用任何药物。虽然中间又发生了一次自残事件，因为布伦达对她专横的父亲很生气，但她学会了更好的应对方法。治疗结束时，布伦达找到了一份工作。她选择不再寻求进一步的心理治疗，而是想试试没有心理治疗她会怎样。在为期 1 年的随访中，布伦达还在学校上课，没有接受治疗，也没有服药。

案例 2：凯西（Cathy）

凯西是一名大学毕业生，在被一个男朋友拒绝后，她因威胁要自杀而入院 2 个月。除了断断续续地喝酒和发生一夜情之外，她还患有恐慌症、失眠和严重的情绪波动。她还失业了，变得越来越与社会隔绝。

在一个为期 12 周的项目中，凯西取得了快速的进步。尽管她仍然需要药物治疗慢性失眠，但她明显从心理治疗中受益了。一部分治疗是心理动力疗法，主要针对她与父亲（以及与父亲相似的男友）之间的关系问题。另一部分治疗是认知疗法，凯西学会了更有效地处理冲突，从而与其他家庭成员和朋友和解。治疗结束时，凯西已经计划重返学校接受专业教育。

这些案例表明，一些患者可以在短时间内取得很大的进展。这或许并非偶然，两人都是大学毕业生，有着强烈的职业目标。虽然她们暂时被症状困扰，但这两名女性都能够从之前摔倒的地方重新爬起来。工作和学习为她们提供了不依赖他人的稳定的自尊感。这两名患者都明智地决定暂时停止亲密关系。

然而，正如下一个案例所表明的那样，一个人不一定非得是大学毕业生或成为专业人士才能在治疗中表现出色。

案例 3：菲奥娜（Fiona）

菲奥娜是一名 32 岁的离婚妇女。她与两个儿子住在一起，最近失去了一份经理的工作。菲奥娜有一段严重创伤史。从 7 岁到 16 岁，她的继父一直对她进行性虐待和身体虐待。菲奥娜对她的母亲非常生气，因为她的母亲既忽视了这个问题，又任由它发生。她觉得她的母亲为了与一个不可靠的酗酒男人保持关系而牺牲了她孩子的利益（她的一个姐姐也受到了类似的虐待）。16岁时，菲奥娜向学校的一位老师展示了她的伤痕，从而结束了被虐待的生活，之后她被安置在一个寄养家庭。作为一个年轻的成年人，菲奥娜染上了严重的毒瘾，并与一系列虐待她的犯罪男子发生了关系。不过，她总能找到工作，并能抚养她的孩子。

承认和肯定她的生活逆境与优势对菲奥娜很有帮助。她还学会了控制自己通常与对男友的嫉妒有关的愤怒。在治疗结束时，菲奥娜觉得自己已经康复到可以停止服用 1 年前给她开的抗抑郁药。她给自己找了一套新的公寓，并找到了一份好的工作，成了一名空乘。

中等治疗难度的病例

我们看到的大多数患者在治疗上既不是特别容易，也不是异常困难。我们小组在 12 周内成功地治疗了这些"中度治疗难度的病例"。然而，人们不应期待有完全缓解或戏剧性的康复。

接下来的两个案例类似于治疗师通常治疗的 BPD 患者。她们都在行为和关系上存在妨碍有效治疗的问题。这两个患者经过治疗后有所改善，但绝非完全康复。

案例 4：克洛伊（Chloe）

克洛伊是一名 21 岁的女性，曾出现自残的症状和与嫉妒有关的暴怒。她从未住过院，也没有接受过药物治疗。克洛伊与男友生活在一起，抚养一个孩子，做兼职工作，并且正在上大学。

克洛伊来自一个中产阶级家庭，但在情感上感到被忽视，并成为一个叛逆的青少年。治疗中的一个主要话题是与她男朋友的关系——她对男友是一个黑帮分子非常着迷。在怀孕期间，她发现这个男人在以前的另一段亲密关系中有孩子，但他对探望另一个家庭这件事却秘而不宣。他所参与的行动每次都要求他消失好几天。尽管他靠贩卖毒品赚钱，但连房租都指望不上他。

克洛伊从治疗中受益，不再自残，并且更好地控制了她的愤怒。她与男友的亲密关系没有改变，克洛伊觉得她甚至不能考虑放弃这段关系。如果她拆散了自己所建立的家庭，她会产生挫败感。在 1 年的随访中，她在上大学，仍然和男友住在一起，她说男友正在"改邪归正"。

案例 5：奥里亚娜（Oriana）

奥里亚娜是一名 28 岁的女性，与自己的丈夫和两个孩子一起生活。她曾上过大学，但后来辍学了，目前没有工作。奥里亚娜认为她的丈夫很支持她，但她很难说出令她感到羞耻的过去。她的其他问题包括严重滥用大麻和性出轨。

奥里亚娜在 14 岁时第一次见到治疗师。在青少年的时候，奥里亚娜会烫伤自己的手臂和手，在她最近向丈夫坦白自己以前做过妓女后她又恢复了这种行为。

奥里亚娜在一个非常不稳定的家庭中长大，她的父亲曾从事电影业，结过三次婚，每次婚姻都有一个孩子。她 6 岁时，父母离异，此后她由一位曾在精神病院待过的母亲抚养。她清楚地记得自己目睹了持续到深夜的淫乐聚会。虽然奥里亚娜的两个姐妹在生活上有困难，但她是唯一需要治疗的人。

在为期 12 周的团体和个人治疗过程中，奥里亚娜表现良好。然而，由于她的物质滥用问题没有得到控制，她被转到一个专门的诊所，但奥里亚娜发现不可能完全戒掉大麻。多年来，她一直用大麻来处理焦虑症，并发现大麻对她有效。从好的方面看，她能够很好地照顾自己的孩子。

当患者愿意改变最根深蒂固的行为模式时，他们就可以更快地向前迈进，下面的例子说明了这一点。

案例 6：劳拉（Laura）

劳拉是一名 25 岁的护理专业学生。在过去的 2 年里，她曾因自杀未遂而被送进医院或急诊室 15 次。劳拉曾与滥用药物的男子交往过。她独自生活，5 岁的女儿则由她母亲监护，她母亲也是她生活中的重要人物。她只有几个朋友，有一个男人充当性伴侣。劳拉曾试图回到护士学校，但无法应付学校的要求。她决定直到更加稳定之前，都只做一名勤杂工。

劳拉认为，她在人生中没有什么成就感，她不愿意继续做一个慢性患者，因为这样做的实际结果就是无法照顾自己的孩子。她决定停止所有自杀行为，并坚持了下来。1 年后，她在医院做勤杂工，有更多时间陪伴女儿。她无限期地推迟了与男人建立亲密关系的想法。

总之，中等治疗难度的病例会有真正的改善，但仍存在困难。有经验的治疗师得到这种结果就会感到满意了。但临床文献有时可能存在误导性的乐观。它讲述了一些感人的康复故事，而治疗师在自己的实践中却无法复制这些故事。这些极具选择性的故事最终会使人感到沮丧而不是受到鼓舞。一旦我们放弃对彻底治愈的幻想，治疗 BPD 患者会更令人满意。

棘手的病例

不是每个 BPD 患者都能康复。在疑难病例中，患者与任何治疗师都相处不好。有些人在治疗系统中进进出出，没有耗费大量的资源。但也有不少患者成了我所称的"精神病患者"。我的意思是，他们的生活是围绕着精神健康系统转的。他们几乎没有外部关系，以一种刻板的"边缘"的方式（比如带有愤怒的依赖和自杀威胁）与医生、护士和治疗师相处。

BPD 患者被精神病化的主要原因是，系统结构强化了他们的症状。当患者威胁要自杀时，他们可能会被其他重要的人拒绝，但在急诊室里或者在病房里他们总会获得一席之地。医院和诊所成了患者可以表现得很过分但又期望被理解的地方。治疗师们认为他们没有"在这种情况下，我不能帮助你"的选项。对患者自杀的恐惧压倒了临床诊断。

我现在举的例子，正是同事们常说的 BPD 的"著名"病例，这些患者一次又一次地回来，对任何形式的治疗都没有好的反应。

案例 7：瑞秋（Rachel）

瑞秋是一名 25 岁的护士，曾被医学院录取，但在一次自杀未遂后退学。在接下来的 2 年里，瑞秋在多个医院的病房里度过了她的生活。起初，她被诊断为精神分裂症，然后是双相情感障碍，最后是创伤后应激障碍。由于出现了显著的认知症状，经常有声音让她自杀，对瑞秋的诊断变得更加混乱。然而，BPD 的主要特征（长期自杀倾向、划伤、情绪波动、不稳定的人际关系等）极其明显地存在。

我对瑞秋治疗的贡献是让她出院并转到日间医院。在接下来的几个月里，她曾发出严重的自杀威胁。虽然我们很担心她，但团队同意不重新接收她。最终，她没有自杀，但生活质量急剧下降。在接下来的 10 年里，瑞秋参加了精神病诊所的治疗，并偶尔打打零工。除了与心理健康专家的接触，她没有建立真正的人际关系。如果说有什么能让她坚持下去，那就是来自她父母的支持。

瑞秋是一个异常难缠的患者。她经常因为自杀威胁被送到急诊室。此外，她还常常变得有虐待和暴力倾向。最后，在袭击了一名工作人员后，她被禁止进入医院。

瑞秋现在已经 40 岁。我最近看到她在向我的一位同事咨询。瑞秋在一个酒吧里被搭讪的男人强奸后，被转介给这位同事。虽然我不能说有任何治疗对瑞秋有帮助，但我已经停止了使她病情恶化的干预措施，我对此感到满意。

案例 8：玛丽（Mary）

玛丽是一名 42 岁的妇女，她在医院诊所就诊已有 20 年，因过量吸毒而多次入院以及到急诊室就诊。她的病情极其漫长，以至于她失去了大部分社会关系，并住在一个为精神病患者提供的住所。即使在那里，过量吸毒也可能会被医院遣返。

玛丽是同性恋者，与许多女性有不稳定的关系。她也是一个长期滥用酒精和可卡因的人。尽管玛丽参加了一段时间的匿名戒酒会，但她继续喝酒，同时声称这不再算一个问题。玛丽曾多次因行为不端而被警察带走。

玛丽被开具了氟哌啶醇、西酞普兰、拉莫三嗪和氯硝西泮等。这些药物对她都没有帮助。她以前的几位治疗师都因为她的治疗难度而感到精疲力竭。

玛丽的父母都是酗酒者，她的母亲在她 11 岁时离家出走。在被高中开除后，玛丽的生活变得非常不规律和动荡，在她 25

岁时，她的一段长期亲密关系破裂，情况变得更糟。

玛丽在我们的项目中进展甚微。随着时间的推移，她在长期门诊就诊的次数越来越少，后来又多次入院。

案例 9：诺玛（Norma）

诺玛是一名 29 岁的女性，从来没有参加过工作。自 18 岁以来，她的生活一直围绕着她多达 25 次的住院和频繁的（几乎每周）急诊。诺玛的情绪很不稳定，而且脾气很暴躁。面对挫折，诺玛过量用药，而且还不时地划伤自己。她听到脑子里有声音叫她去死，但不确定这些声音是不是真的。

由于诺玛的暴力倾向，她收获了"急诊室的麻烦"的称号。有一次，她把一个有经验的急诊心理医生推到墙上，因此她被禁止再去那家医院。

案例 10：多丽丝（Doris）

多丽丝是一名 37 岁的女人，从 20 岁起就开始接受精神病治疗。虽然多丽丝来自一个教授家庭，但她目前靠福利金独自生活，她的社交生活仅限于几个朋友和家人。

多丽丝过去曾看过许多治疗师。她深感忧虑的父母曾努力为她联系社区内知名的临床医生。所有这些人最终都因受挫而放弃。目前，多丽丝在一家诊所看病，那里的精神科医生对她进行了评估，并开出了帕罗西汀、地西泮、氯硝西泮和丙戊酸钠等药物。但她仍然希望能找到"合适的"治疗师。

多丽丝是一个聪明的女人，她已经接近完成她的大学学位。与夸大自己症状的 BPD 患者不同，多丽丝多年来学会了把自己说得比实际情况更健康，以便被治疗师接受。我们从未指望她能准确地描述自己的问题。有一次，当我评估她时，她描述了只存在社交孤立，没有别的问题。然而，她最近住进了一个病房，在那里待了 6 个月，她的自杀倾向和暴力退行行为给工作人员造成了巨大的困难。

短期干预和长期治疗

过去对 BPD 治疗的普遍看法是应该长期进行。直觉上，认为有长期问题的患者需要长疗程似乎是合乎逻辑的。尽管这种观点起源于精神分析，但认知派的治疗师也认同这一观点。莱恩汉（1993）提出了一个持续多年的治疗方法，贝克等（2015）也提出了同样的方法。

第七章中回顾疗效的研究指出了不同的方向。许多 BPD 患者在几年内症状缓解，长期来看，不少病例表现良好。此外，第九章中讨论的一些临床试验表明，有时在几个月内就能获得良好的结果。

然而，对治疗的反应可能非常不同。简单的病例可能表现良好，而棘手的病例则不然。总的来说，大多数长期和功能失调的 BPD 患者不太可能找到进入前瞻性随访研究或临床试验的途径。他们太冲动，经常忙着去急诊室就诊。

对于简单的病例和棘手的病例，应考虑不同的治疗方案。患病时间不长的年轻患者，以及曾经有过良好功能的患者，可能会对较短的干预措施产生反应。短期治疗在临床试验中被证明是有效的（如，Davidson，Norrie，et al.，2006；Davidson，Tyrer，et al.，2006），并且对许多患者来说是足够的（Laporte，Paris，Bergevin，et al.，2018）。

然而，短期方案对棘手的病例不可能成功。如上所述，这些人是被严重精神病化的患者，多年来一直无法正常发挥功能。他们长期失业，主要关系是与心理健康专家的联系。对简单的病例和中等治疗难度的患者有效的干预措施对棘手的病例来说，只是一长串失败的治疗方法。虽然令人失望，但我们通过简单的干预措施来帮助这些患者也不稀奇。精神障碍和身体障碍一样，会产生广泛的功能问题。有些患者的问题是偶发的，但会缓解。有些人则永远不会好起来。

但棘手的病例仍然需要帮助。他们不能从多种药物治疗和反复入院中获益，但这往往是他们的主要治疗方式。像其他长期患者一样，他们可以从注重康复的项目中受益。

基于这一原则，我们的小组开设了第二个项目，该项目为最严重的或者长期的 BPD 病例设计。它的时长较长（6 个月的模块，可延长，最长 2 年，中位数为 12 个月），但基本要素相似（采用团体和个人治疗，同时放弃大剂量的药物）。虽然我们没有进行临床试验，但事后分析表明，大多数人被该计划"收容"，因为他们不再以同样的频率向急诊室寻求帮助。我们也已经能够让其中一些病人出院回到社区。

案例 11：宝拉（Paula）

宝拉是一名 30 岁的妇女，以前是一名质量控制员。她有两个孩子，分别为 4 岁和 7 岁，由她的姐姐照顾，因为宝拉认为自己无法抚养他们，也因为孩子目睹了宝拉和她的爱人在家里的激烈争吵。

宝拉在我们医院保持着一个急诊室就诊的"世界纪录"：12个月内 300 次。当我问她为什么经常来时，她说她觉得在那里比在家里好。此外，她在 6 年内 10 次过量服药，为此曾两次入院。宝拉反复划伤自己的手腕以缓解紧张，她还去酒吧，有许多一夜情。

宝拉被转到一个针对 BPD 的长期专门项目，该项目重点提供为生活技能弱的团体和个人治疗。1 年后，虽然宝拉仍然有心理障碍，但她的状况已经稳定，去急诊室就诊的次数已经很少。

一些棘手的病例可能需要终身随访，并与精神健康系统持续接触。但是，如果我们能够通过社会心理康复来减少发病率，我们就可以为这一人群提供与长期以来为慢性精神病和情绪障碍患者所提供的相同的服务。这种方法值得临床研究。

临床意义

● 用于其他患者群体的治疗方法可能对 BPD 无效。
● 需要通过帮助患者找到生活的意义来管理病情。通常情况下，工作或学业是第一位的，而人际关系的改善则在其后。
● 这种方法对那些没有把自己的生活重心放在精神健康系统上的患者最可能奏效。
● 即使对于最棘手的患者，改善生活技能也可以是一个核心目标。

第十二章
病耻感和家庭

病耻感和 BPD

所有的精神障碍都带有病耻感。病耻感一词可以被定义为羞耻感，与一个人不可接受或有缺陷的看法有关。有一种观点认为，与精神障碍相关的病耻感是因为我们都害怕失去理智，并且看不起那些似乎已经失去理智的人。

病耻感在 BPD 患者中尤其成问题。在解释了 BPD 的含义后，我建议患者在网上查询他们的诊断，如果他们还没有这样做的话。我谨慎地向患者推荐最好的网页或网站，如 NIMH 关于 BPD 的网页 www. nimh. nih. gov/health/topics/borderline-personality-disorder/index. shtml 或全国 BPD 教育联盟（the National Education Alliance for Borderline Personality Disorder，NEABPD）的网站 www. borderlinepersonalitydisorder. org。

越来越多的患者认为 BPD 诊断是一件积极的事情：他们了解到他们的问题有一个名字，而且往往可以成功地治疗。例如，我经常听到患者说："我被看成一个怪人，因为我的抑郁症对药物治疗没有反应。"

即便如此，一些患者以及患者的家属还是会因为这种诊断而感到耻辱。原因之一是精神健康从业者往往继续以消极的方式看待 BPD。另一个原因是，与 BPD 相关的病耻感可能比与其他精神疾病相关的病耻感更强。不幸的是，对这种疾病的污名化基于对其结果和可治疗性的错误观点，以及许多从业者没有阅读研究文献的事实。

阿维拉姆（Aviram）、布罗茨基和史丹利在 2006 年发表的文章的第 249 页有如下描述：

> 与 BPD 相关的污名化可能会影响从业者接纳这些人的行为、想法和情绪反应的方式。它还可能导致轻视症状和忽视优势。在社会中，人们倾向于远离被污名化的人群。有证据表明，一些临床医生可能在情感上与 BPD 患者保持距离。这种距离感在治疗 BPD 患者时可能特别有问题：如果患者察觉到这种距离感和排斥，他们可能会做出消极的反应（例如，伤害自己或退出治疗）。临床医生的反应可能是对与病态相关的实际行为的自我保护。然而，正是这些行为导致难以与这些个体沟通，从而导致了 BPD 患者的病耻感。在一种辩证的关系中，这种污名化可以影响临床医生的反应，从而加剧那些相同的消极行为。其结果就是自我实现的预言和污名化的恶性循环，患者和治疗师都为此付出了代价。

事实上，负面的观点会影响医生和其他精神健康专业人士对所有人格障碍患者的看法。作为一个群体，这些患者仍然经常被认为是麻烦和无法治愈的（Chartonas, Kyratsous, Dracass, Lee, & Bhui，2017）。BPD 仍然带有一个特定的污名化：一项针对 709 名临床医生的调查（Black et al.，2011）报告说，约一半的人对 BPD 缓解的前景感到悲观，并且会在他们的实践中避开这些患者。这一发现表明，关于 BPD 的结果和治疗的好消息还没有完全传达到精神健康界。它也可能反映出与这类患者的几次负面接触（例如，在急诊室，当他们处于最糟糕的状态时）会产生持久的影响。这也可能仅仅意味着临床医生不喜欢为这些患者提供治疗服务，对他们来说，自杀是表达痛苦的一种受欢迎的方式。没有治疗师希望在他们的实践中出现自杀事件，也没有治疗师愿意被悲伤的家庭成员起诉。

我对这个问题有不同的看法。首先，因为患者有自杀倾向而避免对他们进行治疗是违背医学伦理的。其次，作为一名医生，我接受的训练是，如果我治疗重病患者，他们中的一些人将会死亡。最后，如果家属在早期阶段参与有自杀倾向的患者的治疗，治疗师可以告诉他们，他们将尽最大努力，但家属需要了解风险，并与治疗师共同承担（见第十四章）。

对 BPD 患者的心理教育

如第九章所述，心理教育是 BPD 的一些循证治疗方法的重要组成部分。当患者知道他们的问题是众所周知的并且已经被科学地研究过的时候，我几乎可以听到他们松了一口气的声音。

虽然对患者的心理教育大多在团体中进行，但也可以通过互联网进行。扎纳里尼、康基（Conkey）、特梅斯（Temes）和菲茨莫里斯（Fitzmaurice）在 2018 年发表的文章中提到，将 80 名患者随机分配到有或没有接受心理教育的互联网小组中，他们发现互联网进行心理教育的效果良好。

DBT 的优势之一是它强调心理教育。许多患者可以从总结这些理念的工作手册中受益。我们使用了麦凯（McKay）、伍德（Wood）和布兰特利（Brantley）在 2007 年编写的一本便宜的书籍。我们的一个扩展护理的小组项目就是基于《DBT 技能训练手册》（第二版）（Linehan，2015a）及其配套的装订本《DBT 技能训练讲义和工作表》（第二版）（Linehan，2015b）。

对 BPD 患者家属的心理教育

认为糟糕的父母教育是导致精神障碍的主要原因的观点已经被夸大了。我们中的许多人都有过这样的教养经历，而经历过最痛苦的童年的人仍然可以成长为功能健全的成年人（Rutter，2012）。然而在过去，家庭被指责为精神分裂症和孤独症等生物性障碍的罪魁祸首。多年来，精神健康专业人士也倾向于将 BPD 归咎于家庭。这一观点似乎得到了研究结果的支持，即 BPD 患者往往来自有严重功能障碍的家庭。但是专业人士也需要考虑到 BPD 有遗传性，而且心理因素会使孩子容易患这种疾病（见第五章）。更准确的"看法"是，一些父母犯了未能理解那些异常情绪化和对环境过度敏感的孩子的错误。

莱恩汉于 1993 年发表的阐述在这里仍然至关重要：有情绪失调的儿童需要从他们的照顾者那里得到额外的确认，如果他们没有得到确认，他们就有可能产生患病的风险。我们的研究小组发现，BPD 患者的兄弟姐妹中几乎没有人患上这种障碍，即使他们是在同一个家庭长大的（Laporte et al.，2011）。因此真正的问题产生于父母的做法和脆弱的儿童之间的不匹配。虽然认可情绪比否认情绪要好，但有些儿童比其他儿童更容易受到情绪忽视的影响。

当 BPD 患者对他们的父母感到愤怒时，他们可能会将自己的问题归咎于父母。因此，每一位治疗师都必须决定是确认这些感觉，还是把它们放在一个更大的背景中。我们不应忽视这样一个事实，即父母会因有一个患有 BPD 的孩子而遭受极大的痛苦。这就是为什么与家庭成员见面往往很有用，特别是当患者仍然住在父母家里时。

此外，家庭成员还不得不忍受养育问题儿童的病耻感。为了解决这些问题，临床医生与代表 BPD 患者家庭的组织共同努力（Porr，2018）。心理教育对这些患者家属有帮助的原理最终得到了临床试验的支持（Hoffman，Fruzzetti，& Buteau，2007）。和其他很多事情一样，几十年来，约翰·冈德森是这个领域的先驱。

相当多的书是针对如何应对 BPD 的家庭写的。其中最著名的是 Paul T. Mason 和 Randi Kreger 的著作（2010）。他们在 1998 年的第一版中引入了一个强有力的比喻，即家庭成员觉得自己"如履薄冰"。另一本由两位研究心理学家亚历克斯·查普曼（Alex Chapman）和金·格拉茨（Kim Gratz）在 1997 年合著的《边缘型人格障碍生存指南》中也有着同样的信息。从理论和研究的角度来看，人们可以参考约翰·冈德森 和佩里·霍夫曼（Perry Hoffman）在 2005 年编辑的一卷书。霍夫曼是 NEABPD（在本章开头提到）的创始人，该组织在 NIMH 的支持下，为美国、加拿大和英国的专业人士和家庭组织了会议，来促进对该疾病的更好理解。

面向家庭的最具科学性的书籍是瓦莱丽·波尔（Valerie Porr）在 2010 年所写的《克服边缘型人格障碍》（*Overcoming Borderline Personality Disorder*）。这本书涵盖了关于 BPD 的研究，同时也为父母和爱人提供了实用的建议。但由于这本书多达 350 页，它可能对受过良好教育的人最有用。波尔运营着一个名为"BPD 的治疗和研究进展"（Treatment and Research Advancements for

Borderline Personality Disorder，TARA）的组织。该组织提供免费的电话协助，并为家庭会议提供赞助。它也有一个网站（www. tara4bpd. org）。

所有这些教育工作者在向更多公众传播有关 BPD 的信息方面功不可没。他们的努力是让更多人了解这种障碍的部分原因，也是更多临床医生诊断和治疗它的原因。自从 2008 年美国国会通过一项决议后，每年 5 月甚至成了"BPD 宣传月"。尽管仍有很长的路要走，但人们的认识确实提高了。

支撑所有这些书籍和组织的基本观念是教导父母和其他重要的关系人避免使情况变得更糟——主要是通过避免对与 BPD 有关的一些行为做出评判性的反应。因此，父母必须有点像治疗师，对愤怒的反应不是愤怒，而是一种希望理解问题的愿望。治疗这类患者的治疗师都知道，处理来访者的敌意很困难。以自己的退缩或敌意作为反应有时被称为反移情，但这可能不是正确的术语。以怨报怨并不稀奇。用莱恩汉的术语来说，有些行为对治疗的干扰非常大，甚至在人们开始理解它们之前就必须停止。在我们的诊所里，我们希望患者也为治疗目标做出努力，而且我们不能容忍长时间的发脾气。然而，只要患者继续来接受治疗，处理复杂情况就意味着要控制自己的反应，留意是什么唤起了患者愤怒，然后去修复，进而检视治疗联盟中是什么失误触发了患者的脆弱性。

现在考虑一下：当 BPD 患者对父母有长期敌对情绪时会发生什么？作为回应，感觉"我为你做了这么多，你怎么能这样对我？"是可以理解的，但是父母无法以不否定对方情绪的方式说出这句话。总的来说，他们必须训练自己忽略那些太过情绪化的内容。因此，必须教会家庭成员不要妄加评判。也就是说，应对敌意时，不要以敌意作为回应，而是要鼓励对话。这绝对需要练习。这意味着 BPD 患者的父母必须放下被伤害的感觉，并尝试理解患者的意思。

贝特曼和福纳格在 2006 年发表的文章中，提供了一个情境，有助于理解为什么这种互动很容易出错。基本上，当"情绪温度"过高时，没有人可以就情绪进行理性或富有成效的讨论。在最近的一项随机对照试验中，贝特曼和福纳格（2019）发现，以心智化为基础的干预措施在 BPD 患者家庭中减少了家庭成员和患者之间的冲突。

莱恩汉（1993）建议 BPD 患者找到一些东西来分散他们进入失调状态的注意力。同样的建议也可以给患者的父母和爱人。因此处理与这样的患者的互动问题的一个好方法是对他们说："你可能有一个你自己的想法，但让我们考虑一下，以后再讨论。"

一旦确实可以进行讨论，父母和爱人就可以学会如何去确认患者的情绪。关键是永远不要用批评与他们争论，或敷衍对待对方的强烈情绪。需要传达的是"我听到你说的了，我们可以等大家都冷静下来再谈"。

临床意义

- 鉴于 BPD 的病耻感，对患者和家属进行心理教育是有必要的。
- 有研究证据表明，心理教育是有效的。
- 临床医生应与患者家属见面，并制定方案，教他们如何确认患者的情绪。

第十三章
治疗性干预措施

对 BPD 进行心理治疗没有一个"正确的"方法。正如我们所看到的，临床试验表明，基于非常不同的理论的方法可能是有效的。另一方面，数据也显示常规治疗"往往不够好"。这是否意味着每个患者都必须被送到专门的诊所去接受循证的治疗方案？我认为不是。

临床医生应该以他们已经为 BPD 患者所做的一切为基础，但要更侧重于研究结果所支持的结构化干预措施。这是冈德森和林克斯在 2014 年以及贝特曼和克拉维茨（Krawitz）在 2013 年发表的文章中推荐的方法。

最重要的原则是对核心问题采取一种系统性的方法，而不是泛泛地支持，或对童年事件的探索。我们需要教给病人管理情绪失调和冲动的技能。尽管每一种循证方法（DBT、MBT、SFT、STEPPS 和 TFP）看起来不一样，而且基于不同的理论，但它们都会教病人观察情绪和行为。如果不这样做，这些疗法都不会在临床试验中显示其成功。

我的方法包括将心理治疗整合原则应用于 BPD 治疗（Paris，2015a）。虽然我们还不知道综合模型是否能产生更好的结果，但有证据表明认知行为疗法和心理动力方法相结合的疗法对该疾病是有效的（Goldman，Hilsenroth，Gold，& Cersosimo，2018）。

我对目前治疗 BPD 的竞争性方法的喋喋不休感到不满，而且每种方法都有自己的首字母缩写。我期待着有一天会出现一种疗法：一种通用的方法。它从所有的方法中提取出最好的想法，将这些想法结合成一个整体。

一般性和特殊性

BPD 的治疗应尽可能地以证据为基础。然而，即使研究表明一种治疗方法是有效的，我们也不能断定其手册中描述的每一个具体程序本身就是有用的干预措施。临床试验只显示这套方法作为一个整体是否有效。拆解研究是将疗法一块一块地拆开来确定哪个元素是关键的（Bell，Marcus，& Goodlad，2013）。拆解研究应用得很少，对 BPD 的治疗方法进行的拆解研究就更少了。这就是为什么很难为治疗的细枝末节提供一个循证的框架，比如，治疗师如何与患者进行实际交谈。这一章只能以我自己的经验，说明一些宽泛的原则。

在我职业生涯的前 20 年里，我用长期或间歇性的疗法治疗了大量的病例。基于我接受的培训，我采用了心理动力的观点。但随着时间的推移，我开始认为，开放式的治疗会遇上陷阱（见第十章）。我还认为，过度关注过去的事件往往会产生退行，而将过去与现在联系起来的解释并不十分有用。渐渐地，我的治疗方法变得更有认知性，更倾向于当前的生活问题。

在描述我如何与患者一起工作时，我主要借鉴了我们短期项目的经验。该项目是为那些障碍尚未恶化为慢性病的急性患者，特别是那些年轻的成年人所设计的。然而，我必须就我对临床数据的使用发表免责声明。我最不想做的事情就是写出另一本将某个人的方法当作福音的书。但在缺乏更多实质性研究的情况下，经验是唯一的指南。

然而，还有一个必须谨慎对待临床经验的原因。治疗的目标可以通过不同的方式实现。最后，我们不能忽视心理治疗中的个人因素。在我教授临床评估和心理治疗多年的经验中，我发现每个学生都有一种独特的与人有效沟通的方式，这种方式与他或她的个性相一致。即使有些治疗师比其他人更好，优秀的治疗师也不一定是完全相同的。有些人喜欢说话，性情活泼、热情奔放。另一些人话少，但能安静地接纳。重要的不是治疗师的风格特质，而是那些患者感到被理解和帮助。即使是循证疗法，如果与临床医生的个人风格相冲突，也不能保证成功。心理治疗的手册化虽然对研究至关重要，但并不能增强实践中的疗效，实际上可能会削弱它（Addis, Cardemil, Duncan, & Miller, 2006）。正如我的一位精通音乐的同事曾经说过的，治疗更像是爵士乐的即兴演奏，而不是谱曲。

如何与 BPD 患者交谈

具体的措辞并不那么重要，但实施治疗的方式有对有错。首先，你需要以一种让患者感到舒服的方式进行沟通。大多数在治疗 BPD 方面有经验的临床医生都学会了一件事，即他们需要保持较高的活动水平。对于那些怀疑你对他们的看法，以及在没有指导的情况下感到茫然的患者来说，长时间的沉默是没有用的。对于那些需要确信你与他们的感受相通的人来说，注重解释的装腔作势的风格令人讨厌且毫无帮助。

相反，BPD 的治疗在某些方面就像谈话：以自然和朴实的方式与患者交谈效果最好。你的经验越多，就越容易做到这一点。你的交流风格不需要与社交完全不同。不同的是谈话的内容。当然了，治疗师不要谈论自己，而患者会谈论他们从未向任何人透露的事情。当我们表现得越发自然时，患者知道我们不是在作假。这就是卡尔·罗杰斯（Carl Rogers）在 1942 年发表的文章中所说的"真诚"，这一点对 BPD 患者特别重要，他们对可能使他们处于屈从地位的人际"权力游戏"很敏感。

为了表现得真诚以促进合作，莱恩汉（1993）建议在治疗中要表现得"俏皮"。幽默有助于建立一种联系感，也为激烈的情绪建立一个中立的空间。令人惊讶的是，使用幽默在临床文献中是有争议的（Sultanoff, 2003）。大多数治疗师认为它是有用的，但担心造成"取笑"他人而不是与他人"一起欢笑"。当然，如果治疗师没有幽默感，就不能在治疗中使用这种技能（缺乏幽默感的治疗师可能会觉得 BPD 患者太"沉重"）。

心理治疗充满了隐喻，大多数时候人们都是这样说话的。总的来说，以患者的隐喻为基础，比引入你自己的隐喻要好。这样做可以使你和患者都感到有创意和愉快。同样，这个过程就像即兴演奏"爵士乐"。

最后，你使用的词语应该尽可能简单。如果你不能向患者简单地解释某个概念，你自己可能也不明白。

建立联盟

每个治疗师要最先学会的事情之一是建立联盟。如果治疗只持续几个月，那么这个过程就需要快速推进。实际上，建立联盟并不需要太长的时间。如果第一次见面顺利，治疗通常就有了一个良好的开端。研究数据显示，仅在三次治疗后，联盟的好坏就能很好地预测结果（Luborsky，1988）。然而，研究（Gaston，Goldfried，Greenberg，& Horvath，1995）也表明，患者对这种联系的感知比治疗师更准确。在这个意义上，"顾客永远是对的"。

BPD 的各种循证疗法看待联盟中的困难的方式不尽相同。然而，无论问题被定义为"干扰治疗的行为"（Linehan，1993）、移情与反移情（Clarkin et al.，2007），还是心智化的失败（Bateman & Fonagy，2006），都需要解决困难，否则治疗将永远不会开始。

建立联盟的最重要因素是共情、乐观和对当前问题的实际关注（Lambert，2013）。一个积极和自然的方法一般能让大多数患者迅速进入联盟。然而，一些有 BPD 的患者的信任感非常脆弱，所以维持联盟很困难（Frank，1992）。少数人可能太多疑或太不稳定，根本不愿意进入心理治疗。幸运的是，这种问题是例外的。

大多数 BPD 患者至少愿意尝试治疗，即使他们并不总是坚持治疗。建立联盟的关键是患者是否感到被理解。

描述理解情感过程的通常术语是共情，但我们需要思考这个常用词的含义。它不一定意味着要盲目地表达"我感受到了你的痛苦"，或者下意识地说"你这么生气是对的"。你可以站在另一个人的立场上考虑问题，而不需要分享他们的世界观。

我们再次感谢莱恩汉引入了认可这个术语。在她的书中（Linehan，1993，pp. 222-223），她写道，"认可的本质是：治疗师向患者传达，她的反应是有意义的，在她目前的生活背景或情况下是可以理解的"（强调部分出自原文）。换句话说，认可并不意味着认同患者的感觉或行为，而是在人际关系的背景下理解它们。这样做可以避免与患者的反应产生冲突，并为重塑和重新评估敞开大门。

案例 1：玛丽莲（Marilyn）

玛丽莲是一名 25 岁的女性，她非常羞愧地描述了她作为性工作者的一段经历。治疗师表示基于她的行为所处的环境，可以理解她的感受。当时，患者生活在一个陌生的城市，她唯一的社交联系是参与泡吧、物质滥用和脱衣舞的那些人。虽然玛丽莲本不必卷入性工作内容，但在她生命中缺乏方向的时刻，她的选择是可以理解的。治疗师还指出，她一找到稳定的工作，就脱离了那个世界。

治疗师有时不能马上理解患者的感受，也有可能使患者会错意。无法共情会使那些对被误解异常敏感（或用辩证行为疗法的语言来说，情绪容易被"否定"）的患者产生强烈的反应。应对的诀窍是避免以任何方式坚持自己的立场，并在必要时迅速转移话题，这种灵活性得到了大多数患者的赞赏。

案例 2：诺拉（Nora）

诺拉是一名 25 岁的女性，因情绪不稳定、愤怒爆发、自杀威胁、自残和不稳定的关系而接受治疗。治疗中遇到的一个问题是，每当别人低于她的完美标准时，她就贬低别人。治疗师提出，这种理想主义可能会导致长期的失望。在下一次治疗中，患者走进来，交给治疗师一封长信，解释为什么治疗师误解了她。她觉得上一次治疗中的评论让她觉得自己是个"怪胎"，而不是她眼中的理想主义者。她想知道自己是否能在这种治疗中继续，或者是否应该被转给其他人。

治疗师为伤害了诺拉的感情道歉，并请求她在出现其他问题时一定要让他知道。此后，在继续进行的治疗中又发生了几次误会，但在减少患者症状方面取得了一些进展。在项目结束时，当患者询问是否有可能在后续的治疗中见到治疗师时，他感到很惊讶。

针对 BPD 的核心维度

治疗人格障碍的大部分工作可以被描述为"与特征合作"（Paris，1997b），也就是说，修改植根于人格的行为，使其为患者服务，而不是反对它们。例如，即使有的 BPD 患者高度情绪化，当这种特征被淡化时，也会变得有吸引力和有益。同样地，即使 BPD 患者很冲动，他们也可以通过在行动前多花点时间来学会做出更好的决定。

至于管理情绪失调，毫无疑问，玛莎·莱恩汉（Linehan，1993）"是专家"。DBT 教给患者的第一个技巧是识别和标记情绪，因为患者可能会在没弄清自己的感受的情况下冲动行事。接下来要依靠一系列的措施来改变情绪的不稳定性，比如正念（体验情绪而不试图改变它们）和忍耐痛苦的技巧。

无论是在团体还是个人治疗中，患者都会出现近期事件导致情绪失调的例子。治疗师要认可患者的反应，但要建议用更好的方法来应对它们。患者必须学会如何避免被情绪压垮，以及采取其他方法来处理引起强烈反应的情况。

案例 3：帕特里夏（Patricia）

帕特里夏是一名 30 岁的患者，自述与男友吵架时无法控制自己的情绪。最初她很生气，会打碎东西，扔东西，有时还会打他。这些事件发生后，她会退回到自己的房间，锁上门，感到绝望，无法控制地哭泣。这些事件往往会以自残结束。团体和个人治疗师都向这位患者建议，她需要在早期识别自己的情绪，然后从这些情绪中抽身出来，重新评估自己的反应。一旦她能够与自己的感觉保持距离，她就不太可能被这些感觉淹没。

对冲动的管理是在另一个平行的轨道上进行的。使用"行为分析"（Linehan，1993），我们可以从冲动行为（如自残或过量吸毒）追溯到患者对生活事件的反应方式。然而，冲动不一定是情绪不稳定的直接后果。BPD 的许多冲动行为（例如，加入滥用可卡因的群体，或者决定与不合适的伴侣开始亲密关系），反映了长期的功能失调的行为模式。这种模式随着时间的推移而发展，受到患者对自身看法的影响，并被其同伴群体强化。

我们的方法强调要教育患者如何在行动前放慢速度和重新评估情况。大多数人甚至是患 BPD 的人，都能在某些情况下使用这些技能，但在那些让他们陷入困境的情况下，他们未能做到。

案例 4：Rachel（瑞秋）

瑞秋是一名 35 岁的女性，她讲述了这样一个事件：在她的男友没有带她去参加一个聚会之后，她过量服用了 10 片泰诺和酒精。这个晚上以在急诊室里洗胃而结束。虽然瑞秋很生气，但这一行动并不是在情绪失调的状态下进行的，利用自杀来控制人际关系是她长期行为模式的一部分。事实上，当男友回家时，他表现得很懊悔，并且为发生的事情承担了一些责任。

治疗师要求患者对这一事件承担全部责任。他还指出，这类行动即使在短期内有效，从长远来看也会适得其反。首先，正如以前的经验所表明的那样，男朋友今后在另一个环境下，不可避免地会生气。其次，通过过量服用药物来解决问题，对患者的效能感几乎没有好处。最后，有人建议，当这种情况在未来出现时，最好在患者理解自己的感受，重新评估它们，并考虑其他解决办法之前推迟行动。

认知功能障碍领域可以产生严重的症状，有时需要用抗精神病药物治疗（见第八章）。然而，管理这些问题并不总是需要具体的干预措施。BPD 中的幻觉、偏执情绪和人格解体通常是对压力的反应，当冲动得到控制时，它们往往会消失。

案例 5：索拉娅（Soraya）

索拉娅是一名 23 岁的研究生，因自残和混乱的关系而接受治疗，她说每当她感到极度不安时，就会出现幻听。这些声音有男有女，对她的行为评头论足，并建议她去死。当患者建立了一个治疗联盟时，这些症状就完全消失了。然而，在她完成学位后，去找她家乡的另一位治疗师，这些症状又回来了，但在她适应了一种新的治疗方法之后，症状又消失了。

最后，让我们看看治疗如何解决人际关系领域的问题。针对BPD 的大部分工作是探索亲密关系中的冲突和病态的选择。如果有一个相对支持的伴侣，即使关系受到压力和冲突的影响，治疗师的任务也能更容易。当患者与高度病态的伴侣有关系时，治疗的工作就比较复杂。我们的许多患者与那些有滥用暴力、滥用药物或直白点说就是罪犯的人建立了不正常的关系。只要这些关系对患者还有一些用处，直接挑战这些依恋关系通常没有什么用处。

案例 6：瓦妮莎（Vanessa）

瓦妮莎是一名 35 岁的女性，因自残和吸毒过量而正在接受治疗。在过去的几年里，她一直与一个富有的、在情感上支持她的男人生活在一起。这个男人甚至在互联网上搜索有关 BPD 的信息，以找到更好的方式来帮助她。然而，瓦妮莎感觉到她的伴侣是控制性的，而不是支持性的。她发现他的关心令人窒息，因此经常威胁要离开他。她还与在工作中遇到的其他男人调情（并故意让他察觉）。当她的男友专注于自己的事情时，她经常会大发雷霆。

治疗师注意到了瓦妮莎的沮丧，但对她指出，她永远不会找到十全十美的伴侣。事实上，她以前的大多数男朋友都是吸毒者。此外，不能指望伴侣能完全理解她。她的任务是创造足够的生活满足感，以减少依赖他人对她的照顾。

案例 7：克洛伊（Chloe）

克洛伊是一名 21 岁的女性，在第十一章中描述过（见案例4），因一系列的药物过量而接受治疗。她和一个走私毒品的黑帮分子同居，这个黑帮分子将毒品运到该国。他经常一连失踪几天，也不给她打电话，可能是因为他在躲避警察。最后，她发现男友还偷偷地和另一个他曾经交往过的女人在一起，还与这个女人生过两个孩子。

治疗师与克洛伊讨论了这种关系从一开始就何等令人激动（性能力和与他的世界相关的浪漫），以及为什么她仍然觉得这个男人非常有吸引力。同时，治疗师指出她现在正把自己放在接受使她愤怒的事情的位置上。如果没有其他方法来释放她的感觉，或者让她的男友给她关注，她很可能会再次服用过量的药物。重要的是要有其他的满足感，比如实现她重返大学和发展事业的计划。一旦这些目标得以实现，克洛伊就能更好地决定如何处理她的关系。

工作和关系

为了帮助病人"找到有意义的生活"，我们的项目遵循的原则是，人们在开始亲密关系之前，需要通过工作或学习建立社会角色。这些社会角色用来避免退行，并为治疗工作提供原始材料。

我们积极鼓励所有患者开始工作或学习，而不要拖延到他们感觉好了再做。我们从一开始就告诉患者，这个步骤是康复过程中的一个重要部分。

案例 8：扎拉（Zara）

扎拉是一名 30 岁的女性，因一系列的自杀尝试而接受治疗。她和一个男人住在一起，这个男人还算支持她，但经常外出做生意。当他不在的时候，她就会滥用药物，并进行混乱的情事。

治疗师指出，每次她感到被男友抛弃时，都会有一种空虚感，这是可以理解的。毕竟，她在生活中没有什么其他东西能让她感到自己有能力和满足。治疗师鼓励她找工作，当她终于找到工作时，她的冲动行为也有所减少了。

有时患者不愿意去获得有意义的生活，因为他们宁愿留在精神健康系统的保护环境中。

案例 9：丽塔（Rita）

丽塔是一名 35 岁的单身女性，3 年前她辞去一份稳定的政府工作。在这段时间里，她一直在接受医疗残疾的治疗，同时参加了各种治疗成瘾、饮食紊乱和人格障碍的项目。丽塔并不真的打算回到自己原来的工作岗位上，并觉得在她的问题得到解决之前，她不能再找工作。尽管经过了长时间的专门治疗，她仍然有暴食症。她还认为自己已经太老了，无法再重新开始生活。

治疗师告诉丽塔，她正处于一个转折点。她可以决定成为一个永久性的患者，在这种情况下，她的生活会像过去几年一样继续下去。或者，她可以冒着风险重新进入这个世界，认真尝试更好的事物。

有工作或正在学习的患者处于一个更好的位置，这个位置让他们能够优先地考虑其他生活目标，如发展一个认真的亲密关系。我和我的同事们看到许多患者都处于恋爱关系之中，分手后开始治疗的事情经常发生。这种情况下，我们建议患者在他们的生活更加安定之前，不要发展新的亲密关系。

案例 10：阿比盖尔（Abigail）

阿比盖尔是一名 22 岁的女性，因自残和滥用药物而正在接受治疗。她讲述了与她痴迷的男人之间的一系列亲密关系。她的整个生活都取决于她的男朋友是否足够关注她。他们一个接一个地离开了她，因为他们无法满足她的需求。

治疗师向这位患者建议，她暂时不要与其他任何人交往。他指出，在她能够建立一段关系之前，她的内心需要变得更加稳定。她听从了这个建议，完成了学业，然后旅行了几个月，之后她开始了自己的职业生涯。又过了整整 1 年，她才觉得准备好再次尝试亲密关系。

我们治疗的一些人确实有长期的亲密关系。在这种情况下，治疗的重点是帮助他们以更有建设性的方式处理不可避免的冲突，更好地保持界限和调节情绪反应。在一个人的原生家庭中运用这些技能也很有用。处理人际关系时最常见的问题之一是黑白思维（通常被称为"分裂"）。BPD 患者可能将其他人、他们自己或人际交往情况视为全好或全坏。这种认知扭曲需要在治疗中得到纠正。患者需要练习以各类灰色看待世界。

案例 11：芭芭拉（Barbara）

芭芭拉是一名 25 岁的女性，因自残和情绪不稳定正在接受治疗。她对即将到来的圣诞节要去看望她的母亲表示担忧。过去，这些探访都以激烈的争吵告终，之后她们几个月都不说话。在患者的心中，这种关系就像她生活中的其他关系一样，应该以完全诚实和"关于感情交流"为特征。只要不这样做就会被视为"虚伪"，即使这样做会招致一个灾难性的假期。

治疗师指出，芭芭拉将这种情况视作非黑即白，错失了灰色的那部分。即使这次探访没有带来她希望的从未发生过、未来也不会发生的突破，但如果冲突得到足够的控制，让她觉得自己"度过了一个圣诞节"，那也算是成功了。她与母亲的关系，无论多么令人失望，都是可以应对的。

同样，帮助患者获得有意义的生活与控制情绪失调和冲动是密切相关的。如果不把自己的生活当作实验室，患者就无法从治疗中学到多少东西。治疗师可以对患者的生活问题做出坦率甚至是温和的对抗性的评论，而不会带有批判性或侵犯性。正如莱恩汉（1993）指出的那样，每一种干预都具有双重性或"辩证"性质。治疗师认可患者的感受，但也会激励他们做出改变。通过这样做，治疗师传递了一个充满希望的信息：生活不需要像现在这样，而且即使它从来不是完美的，它也可以变得更好。

团体治疗和个人治疗

团体治疗在几十年前达到了鼎盛时期，然后逐渐衰落。尽管团体治疗仍然是一个重要的工具，但它曾经作为依据的模型已经过时了。它最初的概念是一个专注于人际关系问题的高强度"团体流程"（Yalom & Leszcz，2005）。到了今天，团体治疗更多地用于心理教育和支持。

关于 BPD 团体治疗的实证文献很少，但有一些证据表明可以采用团体方式进行短期认知疗法（Davidson，Norrie，et al.，2006；Weinberg et al.，2006）。我们的 BPD 项目与辩证行为疗法和其他以认知为方向的方法一样，采用了团体治疗和个人治疗相结合的方法。这是一种需要团队的方法，最好在机构环境中进行。虽然相同的原则可以应用于仅限于个体治疗的标准做法，但我们发现这种组合有一些优势。

团体是学习技能的良好场所，这也是我们让患者做的事情，我们同时也考虑到团体治疗中出现的一些典型的程序问题。我们不留家庭作业，但要求患者介绍最近发生的涉及他们难以处理的情绪和人际关系问题的例子。然后，我们利用这些机会教授适用于所有小组成员面临的问题的应对方法。

个人治疗提供了一个讨论个人问题的机会，这些问题在小组中是不会提出的。一位患者透露了她与父亲的乱伦关系，这让我感到震惊。她对情形记得很清楚，但在以前的团体治疗中没有透露。然而，总的来说，我们在个人治疗中所做的大部分工作都是团体方法的强化。

我们的项目利用每周一次的团体治疗来教授这些技能，并在个人治疗中进一步强化这些技能。我们团体的所有治疗师都经历不同的训练：有些是心理动力，有些是认知学，有些是折中主义。基于这个原因，正如我在第十章中所描述的那样，在这个项目开始时，我们互相观看对方的录像。我们十分惊讶地发现彼此之间是如此相似，可能有经验的治疗师随着时间的推移最终会做很多相同的事情。然而，为了确保团体和个人干预都在同一轨道上进行，我们每周开一次会，评估我们与每个患者一起工作的方式。

前些年，在结束治疗 1 年后，我都会给所有参加我们项目的患者打电话，了解他们的情况（现在，我们已经恢复了这种做法，并将其纳入到治疗结构中）。大多数人都说他们从该计划中受益，但他们把自己的改善归因于不同的因素。有些人告诉我，他们仍然每天都在使用团体治疗中教授的技能，而个人治疗对他们来说或多或少是不必要的。另一些人则告诉我，他们发现团体治疗过于结构化，而与治疗师单独交谈更有帮助。

案例 12：塔尼娅（Tania）

塔尼娅是一名 24 岁的女性，与她的父母住在一起，做兼职按摩师。她的问题包括情绪不稳定、愤怒爆发、自杀威胁、自残、不稳定的关系和大量服用药物等。

在治疗中，塔尼娅定期参加团体和个人治疗。团体治疗对她帮助最大的是学习如何管理情绪和控制冲动。在该项目结束时，她正在制订坚实的计划，准备自己搬出去住并回到学校。她还能更好地控制自己的愤怒，并能适当地表现出自信。

在 1 年后的随访调查中，塔尼娅能够描述她所学到的认知原则，以及如何使用这些原则。塔尼娅在个人治疗中曾经遇到了较多的困难，她认为自己被批评贬低了。这实际上是她在所有关系中的一个典型模式。这个问题在团队会议上已讨论过，塔尼娅自己也不由得注意到，其他小组成员在同一个治疗师那里交流得很好。经过一些委婉的澄清，塔尼娅开始参与两种形式的治疗。

临床意义

- 与 BPD 患者交谈没有唯一的方法，但治疗师可以验证和秉持现实的态度，迅速建立联盟。自然、幽默和直率的态度会有所帮助。
- 心理治疗的大部分工作涉及修改有问题的特征和模式，包括：情绪失调、冲动和有冲突的人际关系等。
- 应该鼓励患者在治疗期间就"过有意义的生活"，而不是等到他们感觉好了才去做。近期生活事件中的问题是学习新技能和其他行为的机会。

第十四章
治疗中的问题

任何一本关于治疗 BPD 的书都无法避开在对这些患者进行心理治疗时出现的特殊问题。每位治疗 BPD 患者的临床医生都必须应对那些破坏治疗结构的行为模式。这些问题需要加以思考和准备。

这是另一个关于琐碎的临床问题的章节，这些问题不能过于倚重研究数据。然而，如果从经验性研究中能总结出一条原则，那就是所有被证实的 BPD 治疗方法都是结构良好的方法。当规则明确、后果可预期的时候，就会产生最佳效果。BPD 患者的内心世界和外部生活中都缺乏这种结构。因此，当治疗师设定界限并坚持执行时，治疗会更顺利。

有时，规则在被违反时比在被遵守时更受尊重。我们很容易相信 BPD 患者比其他患者更需要爱和关怀。当患者威胁要自杀时，治疗师要坚持自己的观点可能特别困难。问题是治疗师感到"被枪指着"的时候，如何保持治疗的结构。

治疗师也需要一个合理的基础来制定规则。我提出了管理结构性问题的策略，批评了那些往往是无效的或适得其反的做法，并对一些推荐的干预措施进行严谨的回顾。

治疗频率

当我还是一名精神科的住院医生时，我的几位老师告诉我，每周见 BPD 患者两到三次，比每周一次的治疗效果要好得多。这种说法背后的理论是，当患者在维持"客体恒常性"方面有困难时，他们需要更频繁地来治疗。这些想法不是基于实证研究结果，而是基于一个信念系统。在一个以精神分析为主导的时代，很少有人认为越少越好。

目前还没有关于对这群患者的最佳心理治疗频率的系统研究。没有人知道 BPD 患者是从更频繁还是更少的治疗中受益。而我的建议是，当你在没有证据的情况下选择不同的方案时，你应该选择使用较少资源的方案，这遵循的是奥卡姆剃刀原理。我把举证的责任放在那些主张增加治疗频率的人身上。

有两个其他原因导致临床医生认为 BPD 患者应该经常来就诊。第一，有些患者要求更多的疗程，声称他们不能从一个疗程到下一个疗程等待整整 1 个星期（值得思考的是，当治疗师正在尝试教会患者如何等待和减少冲动的时候，同意这种看法是否明智？）。第二，治疗师可能认为，增加频率可以防止患者企图或实施自杀，但目前没有任何证据支持这种观点。

在我看来，较高的治疗频率往往是反作用的。患者来得越频繁，他们对治疗的依赖性就越强。在精神分析中，规定高频率的来访是为了有意地打破防御。没有人证明这种方法是否有用，而且对 BPD 患者来说，这可能是一个特别糟糕的主意。这些患者并不使用高水平的成熟防御措施（Bond，Paris，& Zweig-Frank，1994）。此外，他们在亲密关系中已经被过度依赖了（Gunderson & Links，2014）。目前还不清楚在治疗中重现这种情形能达到什么效果。当与治疗师的关系过于密切时，BPD 患者很容易出现问题（这与其他依恋关系中出现的问题相同）。BPD 患者需要有自己的生活，而不是围绕治疗或治疗师的生活。

出于所有这些原因，我建议 BPD 患者每周接受一次个人治疗。一周见两次患者的一个很好的理由是提供团体治疗，就像我们的项目那样。大多数人在任何情况下都不想经常来，如果他们没有很好的保险，他们可能没有能力负担更多的治疗。单独执业的治疗师不应该觉得他们提供每周一次的治疗不够理想。

案例 1：弗兰西斯（Frances）

弗兰西斯是一名 23 岁的博士生，聪明而有魅力。只有她身边的朋友知道，几年来她一直在认真考虑自杀。实际上，自杀倾向是她的遗愿之一。弗兰西斯的母亲很可能也有 BPD，她与女儿的关系极为紧密。有一次，母亲给当时仅有 9 岁的弗兰西斯看了一把枪，并提出两人一起自杀。

弗兰西斯在学校的成功让她得以与母亲分开，她在与一名男子开始认真交往后不久就离开了家。然而，当男友离开她时，弗兰西斯开始寻求治疗。

开始时，治疗按照每周一次的频率进行。但治疗师对弗兰西斯的自杀行为感到震惊，治疗很快就增加到每周两次，然后是每周三次。弗兰西斯不断发出自杀的威胁，尽管她在治疗期间仅仅有一次过量服用药物。增加治疗的频率并没有减少自杀念头，反而鼓励弗兰西斯觉得她的生命取决于她的治疗师，而且他会尽一切力量来阻止她死亡。最终，在弗兰西斯的头脑中，这种依恋变成了性吸引。她开始暗示他们应该在治疗之外建立亲密关系的可能性。这些并发症极大地干扰了治疗，需要很长时间来解决。

出席率

治疗师的生活既有满足感，也有挫折感。然而，当治疗师按时到达治疗室却发现患者没有出现时，很少有事情比这更令人恼火。如果这是治疗师一天早晨经过繁忙的交通后的第一项工作，这种恼火的感受尤为明显。

当然，我指的不是患者病得太厉害而无法出席的情况。我指的是患者忘记就诊的时间，没有及时醒来，或者为他们的缺席提供无力的借口的时候。我的经验是，无论我多么喜欢一个患者，当我被"放鸽子"时，我很难抑制我的怒火。

如果治疗是有保险的，治疗师甚至可能不会因为损失时间而得到报酬。因此当每次治疗都要付费时，不管患者来不来，许多治疗师都会向他们收费。在这种情况下，治疗师不会有任何经济上的牺牲（迟到是一个较小的问题，除非患者迟到太久，以至于错过了一半的治疗时间）。

传统上治疗师会认为缺勤是付诸行动的例子。在心理动力框架中，可以对这一反应进行解释——尽管必须等到下一次治疗时才做出解释。

认知行为治疗师也认为缺勤是需要解决和修复的问题。辩证行为疗法将其描述为一种"干扰治疗的行为"，并制定了自己的缺勤政策：如果患者连续几周不参加，他们可能会被开除出计划。然而，辩证行为疗法也留出一些余地，因为治疗的初始阶段持续 12 个月。在一个较短的干预中，如我们的 12 周项目，缺勤造成的破坏更大。我们制定了一个"三振出局"的规则，告诉患者缺席三次及以上的治疗（无论是个人治疗还是团体治疗）将被团队理解为退出项目的决定。

有些治疗方法采用容忍缺席的规则。在我的社区里，一位心理学家管理着一个治疗 BPD 的小组，患者可以在几年内随意进出。他的方法与本章后面讨论的间歇性治疗有一些相似之处。即使有些成员没有出现，团体治疗也会继续进行（该治疗师有一份机构发的薪水）。

对于出勤的问题，没有简单的答案。在我和我的同事看来，如果患者没有持续出现，就代表他们还没有准备好接受心理治疗。如果患者在治疗初期错过了很多疗程，通常就没有建起联盟，所以我们很可能不会取得多大的成果。我们准许这些患者离开，并为将来的重新评估留有余地。然而，当患者在 9 或 10 周后停止来访时，我们通常认为他们已经学会了技能，但已经受够了。在我们的扩展护理项目中，我们将错过的疗程限制在 6 个月内的 6 次缺席，或限制不规律出勤的总体模式。同样，我们准许这些患者离开。我们让他们知道，当他们觉得自己已经准备好承担责任时，他们还有时间"在时间库里"（这种方法也符合下面介绍的间歇模型）。

电话联系

许多治疗师为 BPD 患者提供了危机时的电话联系方式。大多数患者因为这种服务的存在而感到放心，并且从不打电话。但如果你的患者打电话给你扬言要自杀，怎么办？你不能在电话中进行心理治疗。如果你能给出的唯一建议是告诉患者去医院，那么这个电话真的没有必要。如果你提供额外的"紧急"治疗，那你就是在强化一种模式，这种模式会在未来重复出现。

一种选择是将通话保持在短时间内，并将其结构化。这就是辩证行为疗法的做法。它使用电话比任何其他治疗方法都多。莱恩汉（1993）建议在电话中对患者进行"辅导"，以巩固患者在治疗中所学到的技能。这些电话联系不应超过 10 分钟。

实际上，辩证行为疗法鼓励患者打电话沟通。每位治疗师要么携带一个带有答录机的传呼机，要么可以通过手机、家庭电话或电子邮件联系。它的观点是，允许患者联系以获得指导，有助于避免患者自残或过度用药。然而，如果他们真的打电话，通常会收到一台机器（或者，现在是语音信箱）回复，并被要求等待回电（通常在同一天）。也许这种等待能强化反思胜于付诸行动的信息。这个系统也保护了治疗师不在半夜被吵醒。此外，如果患者已经开始自残或服药过量，他们会被告知不要打电话，并在一段时间内被禁止额外的治疗接触，这是一种负强化作用。我们没有证据表明，电话联系会为我们的"轻型 DBT"方法增加任何效果。

MBT 是在日间医院中发展起来的（Bateman &Fonagy，2004），没有设定严格的电话联系政策。但当在门诊中使用该疗法时，可能需要制定相关政策。在 TFP（Yeomans et al.，2002）中，只允许患者打电话改变疗程或报告严重事故或疾病。

在我们自己的工作中，我们不提供我们的电话号码或接收电子邮件。如果患者已经每周来两次，就没有必要再打电话。我们还告诉他们，等待下一次治疗是治疗的一部分。如果他们有影响下次出席治疗的困难，可以给我们项目的秘书打电话。

精神健康工作要求很高，我们都需要为自己和家人留出时间。并不是每个治疗师都愿意让自己的时间被一个电话打扰。反正我肯定不愿意。幸运的是，我现在年纪太大了，不会被要求去急诊室。最后，下班后的电话是治疗师不喜欢应对 BPD 的主要原因之一。如果治疗患者的唯一方法是接受在家里携带传呼机或通过手机连续保持可联系的状态，许多治疗师宁愿去治疗其他人。

我也担心可以通过电话联络治疗师这件事所传递的信息。患有 BPD 的人需要被教导如何反思和保持耐心。遇到困难时，与治疗师联系而非与其他人联系，即使回应会有延迟，也会违背这一目标。而且还没有证据表明这是任何治疗（包括 DBT）的一个基本要素。

在手机和短信的时代，BPD 患者可以使用新的沟通技术来缓解他们的冲动。许多人期望从其他重要的关系人那里得到即时回应。我曾治疗过一些从不放下手机的人，他们对没有迅速收到回复的电话或短信感到恼怒。我还见过几个患者，如果没有回复，他们每隔几分钟就发一次短信。

西尔克和亚格在 2013 年发表的文章中，建议使用电子邮件这种"更冷"的媒介来弥补疗程之间的差距，但这可能会产生另一系列问题。我的收件箱在无须回复患者的信息的时候就已经很满了，而且我不明白电子邮件能有什么帮助，也不明白为什么有必要这样做。同样，患者必须学会如何等待。

案例 2：科拉（Cora）

科拉接受了我所在社区四位高级精神病医生的广泛治疗。她多年来一直在医院进出，但没有从任何治疗中受益。科拉经常陷入危机和恐慌，她以前的所有治疗师都允许她在需要时打电话。科拉经常打电话，这可能是每个接诊她的治疗师最终都精疲力竭的原因之一。

我接受科拉的条件是只允许她每周给我打一次电话，并保持通话简短（虽然我现在不会这样做，但当时我还是一名年轻的治疗师）。在治疗的早期阶段，科拉在一周内第二次打电话给我，当我拿起电话时，她立即说："帕里斯医生，我要自杀。"我的回答是："科拉，我们会在星期二讨论这个问题。"在那次设定限制的干预之后，科拉没有再打电话。她也从未自杀。长期随访发现，她最终完全从 BPD 中康复。

在我的团队为患有 BPD 的患者开设一个专科诊所时，我们就是否向患者提供电话沟通进行了长时间的讨论。我们实际上并不相信通过电话可以阻止任何人自杀。我们真正担心的是，患者会出现在急诊室并抱怨我们。我们的结论是，在疗程之间接受电话，有悖于治疗的目标。我们提供的治疗是为了教患者如何控制冲动以及如何不随情绪而行动。等待下一次治疗是学习如何延迟对痛苦反应的一部分。

在我们实施这个项目的几年中，只有 3% 的患者在治疗过程中的某个时候去了急诊室或服用了过量的药物。在大多数情况下，他们在医院待一晚上并回到项目中。我们治疗的大多数人尽管有固定的自杀行为模式，但都接受了团队不对自杀行为进行强化支持的做法。

总之，我认为在治疗 BPD 的过程中，电话或电子邮件联系是没有必要的。它们给了患者关于他们的行为能力和思辨能力的错误信息。就像额外的治疗一样，电话会起到加速退行和依赖的反作用。举证责任在于那些认为有必要在疗程之外进行接触的人。

治疗师与患者的界限

BPD 患者以不尊重或跨越边界而闻名。他们有时会问一些私人问题。当治疗师生病或心情不好时，会注意到的患者几乎肯定是 BPD 患者。

这些例子都是相对琐碎的，我们都听说过与治疗师发生性关系的患者。我也见过一些相对良性（但仍有问题）的违规行为：患者和治疗师一起去购物或长时间散步，或治疗师允许患者了解自己的生活细节。有趣的是，这些情况很少出现在 BPD 患者以外的患者身上。大多数人对与他们的治疗师建立个人关系不感兴趣。他们对治疗师的生活只有轻微的好奇心，并专注于他们来访本身的目的。严重的界限问题最容易出现在 BPD 患者身上（Gutheil，1985，1989；Gutheil & Brodsky，2008）。

我们必须对边界侵犯保持警惕（Gutheil & Gabbard，1993），因为重大的问题通常是从一个滑坡开始的，小的违规行为会逐渐变成大的违规行为（Gabbard，1996；Gutheil & Brodsky，2008）。而当患者威胁要自杀时，治疗师则可能更容易滑向这个斜坡。然而，实际上没有理由改变心理治疗的框架，即使是为了缓解自杀倾向（见第十五章）。治疗师可以对患者热情、友好、真诚，但并不鼓励患者跟自己有任何专业以外的关系。

案例 3：艾伦（Ellen）

我以前的一个学生请求我为他正在治疗的一个案例提供咨询。艾伦是一个聪明而有魅力的 25 岁的年轻女性，她每周见她的治疗师两次。很显然，几周后，这种关系变得对艾伦非常重要。她公开表示，她对治疗师的感情是她没有自杀的唯一原因。

艾伦开始向她的治疗师赠送小礼物，治疗师因为害怕伤害她而接受了这些礼物。另一个边界问题是，该治疗师在与艾伦的会谈中经常超时，而他完全清楚是他在允许这种情况发生。

艾伦对治疗很有研究，而且承认她的感受很可能被称为"移情"。但她又想，移情和导致人们坠入爱河的情感之间真的有什么区别吗？

我建议这个学生告诉艾伦，尽管患者和治疗师之间确实有真实的感情，但有必要保持界限来保护心理治疗。随着时间的推移，她和治疗师不得不重建治疗联盟。

BPD 患者的边界问题在结构良好的疗法中比在高频率的心理动力疗法中出现得更少。后一种方法鼓励患者建立对治疗师的依赖性，它带来的问题是患者开始希望治疗师成为他们从未有过的母亲或父亲。不幸的是，一些治疗师也认为应该进行某种形式的重新养育（这种想法与精神分析联系最紧密，但"有限制的再养育"是 SFT 中的一个明确组成部分）。

无论治疗师对患者付出多少爱和关怀，患者的童年都已经结束了。人们只有一次拥有父母的机会，如果他们错过了，补偿只能通过成人的满足来实现。每一次治疗都必须秉持生活不公平的原则。你的生活不是取决于发给你的牌，而是取决于你如何打你的牌。有些人浪费了资产，而另一些人没有资产也能找到生活得更好的方法。

治疗 BPD 时所产生的边界问题，是善意但又考虑不周的并发症。当治疗师专注于帮助患者获得有意义的生活时，他们就不太可能遇到这种麻烦。

与患者分享 BPD 诊断

我接受精神病学培训时，很少与患者讨论诊断的问题。部分原因是我们不相信我们的分类是有效的（毕竟，是在 DSM-III 时代）。我们还被告知，将患者归入一个类别意味着没能认识到他们的独特性。如果患者要求诊断结论，我的老师建议的一个标准答案是："我不认为你是那样的人。"

案例 4：格洛丽亚（Gloria）

格洛丽亚是一名 24 岁的医科学生，已经接受了 1 年的治疗。除了反复的自杀尝试外，格洛丽亚还有突出的认知症状。她在医院值班时，有时会听到一些声音，尽管她知道这些经历并不真实，但她发现这些症状会引起混乱，并开了神经安定剂来控制这些症状。有一天，她对我说："帕里斯医生，我希望你告诉我关于我的诊断结果，不要给我任何废话。"格洛丽亚肯定不会接受用一个逃避的答案来搪塞她。所以我告诉她："你有 BPD。"她的回答是："哦，感谢上帝，我原本很担心我有精神分裂症。"

近几十年来，人们对诊断的态度已经发生了很大变化。鉴于一些治疗方法是针对某类诊断的，所以患者属于哪一类就有区别。患者可以在互联网上检索自己的病情，有时可以引用 DSM-5 的 BPD 标准，找出自己有哪些和没有哪些症状。另外，如果患者被错误地诊断为双相情感障碍，而治疗师想让患者停用锂盐或丙戊酸钠，治疗师必须说服他们，BPD 的诊断才是正确的。

在辩证行为疗法中，讨论诊断是结构化心理教育项目的第一步。莱恩汉（1993）建议通过向患者解释 BPD 标准来开始治疗。在过去的 20 年中，我一直沿用相同的治疗流程。我与患者的初次接触一般是与另一位专业人士的会诊，他想知道患者是否有 BPD，如果有，患者是否可以接受治疗。我首先向每一个我见到的患者解释 BPD 的含义（生活中普遍存在的问题，而且这些问题可以追溯到很多年前），然后我复述 BPD 的诊断标准，并解释哪些症状是存在的，哪些是不存在的。如果我有什么误解，我会请患者纠正我。

一些患者因被诊断为 BPD 而有病耻感（Aviram et al.，2006）。他们会把"人格障碍"听成是"你的人格很差"。一些患者还会受到专业人士的责难，他们下这个诊断时说："你是一个我不愿意帮助的患者。"有的患者可能会戒备性地坚持其他诊断。有些人希望被诊断为创伤后应激障碍，以证明他们作为受害者的立场是正确的；而另一些人则想被诊断为双相情感障碍患者。他们大概相信只要他们患的是化学平衡症（不是他们的错），他们只要找到正确的药物组合就能获得改善。

同样，我还遇见过患者对被确诊为 BPD 而感恩的。一位女士告诉我："哦，我的上帝，我还以为我只是一个不像其他人那样靠药物就能好起来的抑郁症患者。"另一位患者对我说："当我在互联网上读到 BPD 时，第一次觉得有人能够描述我正在经历的事情。"通过这种方式，BPD 的诊断可以为他们提供认可。

涉及家庭

我在 20 世纪 60 年代接受培训，当时精神病学家对家庭治疗的发展扮演着突出的角色。我在 1969 年开设的名为社区和家庭精神病学研究所的大楼里工作了很多年。但是当时使用的模式假定是父母致使他们的孩子生病。幸运的是，从那时起，我们已经走过了很长的道路。

约翰·冈德森讲述了一个类似的故事。他早期的著作基于这样的假设：BPD 完全是不良养育方式的结果。然而，在过去的 20 年中，他改变了自己的想法，并领导了一个心理教育项目，该项目为在麦克莱恩医院接受治疗的 BPD 患者的父母提供支持（Gunderson，2001）。

我们已经认识到，父母并不应该为 BPD 负责，有一个患有这种障碍的孩子是一种可怕的负担。近些年，全国精神疾病联盟（the National Alliance on Mental Illness，NAMI）已经将 BPD 视作他们的优先事项之一。

来自纽约的社会工作者佩里·霍夫曼成立了全国 BPD 教育联盟（NEABPD，见第十二章）。这个组织在联邦基金的支持下，在美国各地召开了由专业人士、家庭成员和患者参加的会议。在加拿大也召开了两次全国 BPD 教育联盟会议，在英国也有一次。此外，该组织还为家庭赞助了一本关于边缘型人格障碍的手册（Gunderson & Hoffman，2005）。

NEABPD 会议既令人感动又鼓舞人心。会议有一半的时间给了研究人员，他们提出了令人鼓舞的结果或描述新的心理治疗形式。这一天的其余时间部分留给患者的父母，他们分享了有一个患 BPD 的孩子是何种经历；部分时间留给患者自己，他们描述了患有这种障碍的感觉，以及被精神健康专家持续误解的感觉。

该联盟还提醒精神健康界需要完成更多的任务。其一是对家庭和公众进行有关这种障碍的教育。在许多精神科医生拒绝承认这个问题（或者将它误诊为双相情感障碍）的时候，这样做尤其重要。另一项任务是深入到社区中，去到 BPD 患者可能不受承认的地方。

我们对家庭的责任的划定也影响到我们治疗的方式。我建议在治疗开始时，例行邀请 BPD 患者的父母或配偶/伴侣与治疗师见面。这种做法有两个目的。第一，它提供了有关家庭动态的信息，这些信息可能与患者报告的情况一致，也可能不一样。第二，它让家庭成员参与到治疗中，承担有关的治疗责任，虽然这种治疗责任可能带来压力和痛苦。在第十五章中，我讨论了当 BPD 患者长期有自杀倾向时，家庭如何参与其中。

案例 5：蕾拉（Leila）

蕾拉是一名 19 岁的学生，与父母同住。她的精神病史包括因厌食症、暴食症和在青春期多次自杀未遂而入院。其中一次入院治疗持续了 6 个月，导致她失学 1 年。蕾拉长期自残，情绪非常不稳定，并有暴怒和几乎永不停歇的精神错乱感。她与男性和女性都有过一些滥交的经历，但一直未能建立稳定的关系。尽管如此，她在大学里表现良好，主修心理学。

在治疗初期，我与她的家人见了面，讨论了他们对蕾拉的担忧，特别是她的自杀倾向。我注意到，过去入院治疗对她没有帮助，却对她的学习和社交生活造成了干扰。父母同意治疗计划，即让蕾拉接受治疗，并告知她不会让她住院治疗。如果蕾拉去了急诊室（像她过去有时做的那样），她可能会被留置一晚，但计划是让她继续接受心理治疗。

案例 6：奥利维亚（Olivia）

奥利维亚是一名 35 岁的办公室工作人员，在她丈夫约翰的陪同下前来咨询。奥利维亚在前一次婚姻中有一个 8 岁的儿子，她会暴怒、自残、服药过量、在工作和家庭中产生冲突、长期抑郁、空虚、人格解体、有偏执的感觉以及听到自己的声音在发表意见。

奥利维亚的第二次婚姻有严重的冲突，与约翰的极端嫉妒有关，他监视着她的一举一动。约翰的担心是有一定道理的，奥利维亚绝对是个调情者，但她的一些行为是对他控制欲的反应。当我采访约翰时，他就像是我的一个同事一样与我讨论奥利维亚。他提前退休了，有空闲的时间，并广泛阅读关于 BPD 的书籍。

对奥利维亚的个人治疗有助于鼓励她更多地坚持自己的观点并建立一个独立的空间。然而，约翰不愿意接受我的建议进行后续的夫妻治疗，因为他把问题完全归结于与 BPD 患者结婚的困难上。

分开治疗

作为一名精神科医生，我长期以来一直关注如何界定我的职业在提供心理健康护理方面的独特作用。有些同事将他们的时间全部用于心理治疗。然而，从事这种工作的精神科医生几乎没有实施自己接受过的训练，而很容易被心理学家或社会工作者取代，因为他们能以较低的成本提供同样的服务。虽然目前在我的专业中，更常见的做法是专注于开处方，但初级保健医生仍可能会取代精神科医生的角色。

我对 BPD 感兴趣的原因之一是，我得以通过治疗它成为一个完整的临床医生。如果患者需要心理治疗，我有提供这种治疗的培训。如果患者需要药物治疗，我也有资格开药。

不幸的是，这种做法已不再普遍，受限因素是人力资源。我在加拿大工作，那里的由精神科医生提供的心理治疗基本上是免费的。但很少有人每周做这种工作超过几个小时。即使我的同事对 BPD 更感兴趣（没有多少人感兴趣），也从来不会有足够的人力去处理临床需求。

大多数 BPD 患者看的是不开处方的治疗师，通常是心理学家。因此，分开治疗已经成为常态。有时开处方的医生是精神病学家，有时是家庭医生或内科医生。

我的一个学生向我解释了一个社区心理健康中心是如何进行分开治疗的。一组治疗师在同一天为他们的患者看病，而精神科顾问医生则进行巡视，敲开每一扇门，打断治疗大约 10 分钟，对症状进行评估。这种"用药检查"是用来确定是否要改变病人正在服用的任何药物。

这个系统的问题是，它鼓励不断地更换药物，一般每当患者感到更糟糕的时候就换。无论原因是好是坏，几乎每一个 BPD 患者最终都要接受药物治疗。推动这种做法的不一定是医生。心理学家经常坚持要开处方，没有处方他们就觉得没有"保障"。

案例 7：塔拉（Tara）

塔拉是一名 30 岁的女性，她的精神病史可以追溯到 15 岁，突出症状是多次服药过量。她正在接受一位心理学家的治疗，这位心理学家非常警惕她的慢性自杀倾向。他把她转诊给一位精神科医生，这位医生在 12 个月内给她开了西酞普兰、奥氮平、丙戊酸钠和氯硝西泮。塔拉体重增加了 40 磅，并对自己的外表感到非常不安。然而，她不愿意停止任何药物治疗，因为心理学家和精神科医生都向她保证，这是必要的。

在目前北美的精神健康护理系统中，分开治疗是不可避免的。然而，如果所有专业人员在同一个团队中工作，治疗可能会更容易。所有针对 BPD 的循证疗法都是为具备各种技能的诊所开发的，而不会在治疗师孤立无援的情况下单独进行。

治疗的时间长度

BPD 患者治疗中的另一个问题是，治疗时间过长，通常没有认真地重新评估。因此，让我回到我对这一人群的开放式治疗的批评上。对 BPD 最常见的误解之一是它需要长期和持续的治疗，但这种想法没有获得数据的支持。本书已经提出了相反的证据。

即使 BPD 是一种慢性障碍，它通常也可以分阶段管理。许多患者通过短期但有重点的干预措施恢复得很好，其他人则从间歇性治疗中受益。即使是棘手的病例也不一定需要终身治疗。

再考虑一下研究文献。短期治疗，即持续时间不超过 6 个月的治疗，是已经被透彻地研究过的心理治疗形式。数据显示，治疗师所看到的大多数问题的症状都改善得相当快，在几个月内取得的成果通常会保持下去（Lambert & Ogles，2004）。短期治疗的产生也是出于实际的原因，它的费用较低，而且通常有保险。现在它已经成为心理治疗的"默认选项"。

然而，尽管短期治疗对情绪和焦虑障碍是有效的，难道就没有需要长期治疗的情况吗？人格障碍患者（按照定义）已经具有多年的普遍性问题。我们自然会想，如此严重的问题如何能在短时间内得到解决。此外，对于 BPD 患者来说，这些问题可能会威胁到生命。毫不奇怪，临床医生倾向于认为这些患者需要持续的长期治疗。

尽管如此，还没有人证明 BPD 需要更长时间的治疗。虽然大多数循证治疗（DBT，MBT，TFP，SFT）都是作为长期治疗（至少 1 年）设计的，但是支持这些治疗的研究并没有证明更长的治疗时间是必要的。我们需要对持续 6 个月的治疗和持续 2 年或更长时间的治疗进行比较。相反，随机对照试验将这些疗法与其他方法进行了比较，或者与相同的时间段内的相对惰性的随访方法进行了比较。在这些疗法中看到的许多改善发生在头几个月（Koons et al.，2001）。我们有很好的证据表明，持续 6 个月的 BPD 治疗是有效的，无论是使用辩证行为疗法（Stanley et al.，2007）还是认知行为疗法（Davidson，Norrie，et al.，2006）。我们的研究小组发现，对于大多数患者来说，12 周足够缓解症状和改善生活技能（Laporte，Paris，Bergevin，et al.，2018）。因此，我质疑延长心理治疗时间的理由。延长治疗的想法是基于理论，而不是数据。

为证明多年的治疗是合理的，治疗师曾提出的一个观点是，治疗提供了受保护的学习环境。在这个环境中，错误会受到理解而不是受到惩罚。然而，治疗更像是一个取得"学位证书"的教育项目，而不是单一的课程。像一些学生一样，不是所有的患者都对"毕业"感兴趣。这就是为什么过度保护会成为一个陷阱。患者仍然在治疗中，等待着一个神奇的光辉时刻。治疗持续数年，其本身就成了目的，却没有改善患者的生活。

我不是在描述一个"伍迪·艾伦（Woody Allen）"的心理治疗漫画。无论如何，喜剧只有在说实话的时候才有趣。有一些内在因素导致延长心理治疗，导致它有可能无休止。尽管精神分析以保持患者继续接受治疗而闻名，但人们也看到患者的认知疗法会持续很多年。有些人发现继续谈话比开始生活更安全。弗洛伊德（1937/1962）在晚年时，承认了这一点，即使他没有真正理解这个问题。

间歇性治疗

对 BPD 患者进行短期但高度结构化的干预，可以在几个月内使患者得到明显的改善。我们不知道的是这些变化是否能坚持下去。也许有时可以，有时不行。我们如何识别那些可能需要进一步治疗的人？

如果患者觉得有必要，我们的诊所鼓励他们在 6 个月后再次进行评估。这是一个看看患者自己表现如何的合理时长。如果他们在那个时候需要进一步的治疗，我们会安排。正如在第十章中指出的，最近的一项研究中，有 12% 的人返回治疗（Laporte，Paris，Bergevin，et al.，2018）。

对于一些患者，我建议将间歇性治疗作为治疗 BPD 的最佳模式（McGlashan，1993；Paris，2007a）。大多数 BPD 病例的长期结果（缓慢但确实恢复）指明了这种治疗方式的价值。

亚历山大（Alexander）和弗伦克（French）在 1946 年成为首次发表关于间歇性治疗文章的作者。他们对频繁和长时间的心理治疗的成瘾性表示关注。西尔福（Silver）在 1983 年发表的文章中，将这个方法应用于 BPD 治疗中。他建议每次患者来接受治疗时，都要完成"一项工作"。然后，当症状稳定后，要故意打断治疗，并要求患者看看他们能将从咨询室学到的东西在现实世界中应用到何种程度。停顿一段时间后，患者可以重新接受另一系列的治疗。该程序旨在避免停滞和过度依赖治疗师。

McGlashan（1993）指出，治疗师实际上可以通过应用间歇性时间表来利用 BPD 患者的冲动性，允许（并鼓励）那些"受够了"的患者离开，但是要给他们能够返回的安全感。

并非所有 BPD 患者都喜欢连续治疗。在一项对门诊的自然调查中（Waldinger & Gunderson，1984），大多数患者最终不听劝告离开。总的来说，治疗师（主要是以心理动力为导向）认为这些患者"过早地"中断了治疗，即使他们已经来了好几年了。然而，我们并不知道他们的境况是否会比他们在双方同意的情况下离开时更糟。

　　不幸的是，几乎没有任何关于间歇性治疗的文献发表。一些作者（Cummings & Sayama, 1995；Ursano, Sonnenberg, & Lazar, 2004）描述了该模型并提供了临床图例。然而，从未进行过临床试验。尽管间歇性治疗方案经常被开具，我们还是缺乏关于在实践中多长时间进行一次间歇性治疗的文献资料。

　　一些患者自然地接受了间歇性治疗。与大学生打交道的临床医生都会熟悉这种方法，这群大学生会为考试和暑假请假。

　　间歇性模型与 BPD 患者具有自愈能力的观点是一致的。如果我们积极劝阻患者不要中断治疗，我们就是在传递错误的信息，而不是投下信任票。然而，也有一些患者即使生活有所改善，也希望继续接受治疗。在那种情况下，我们可以在避免患者认为自己遭到抛弃的情况下中断治疗。

案例 8：格里塔（Greta）

　　格里塔第一次来治疗时，是一名 21 岁的大学生。她的主要症状是自残和过量服药，这些症状在治疗 6 个月内得到解决。当她爱上一个男人后，她放弃了治疗。治疗师鼓励她如果遇到进一步的困难，就返回治疗。1 年后，格里塔在与男友分手后回来了。这一次，她以悲伤而不是冲动的行为来应对她的损失。第二轮治疗持续了 2 个月。

　　5 年后，格里塔回来了。此时，她已婚并育有两个年幼的孩子。格里塔又花了 2 个月的时间接受治疗，并谈起她与酗酒的母亲的关系。小时候，母亲将她遗弃在寄养家庭。尽管格里塔想让她的母亲参与到她的新家庭生活中，但她很难保持界限。这一阶段的治疗又持续了 2 个月，格里塔感到安全，因为她知道她可以与她的治疗师保持联系。事实上，在接下来的 10 年里，她偶尔会参加一系列的单次咨询。

终止治疗的问题

　　治疗很少有一个明确的终止点，特别是对 BPD 患者而言。有些患者很早就放弃了，有些人则想永远留在这里。问题是，什么时候"足够好"才真的算足够好？

我所推荐的模式尝试涵盖这些方面。在我们的 BPD 项目中，我们鼓励患者不要立即继续治疗，而是建议他们休息 6 个月，在这期间他们可以巩固他们所学到的东西。当我对这些患者进行随访时，许多患者在离开正式治疗后取得进一步进展令我印象深刻。当然，不是每个人都是如此，总有一些人"回到了原点"。不是每个人都能在任何时刻准备好接受治疗。我的经验是，患者在病情不同的发展阶段接受治疗，在不同的时间可以在不同的领域取得进展。

BPD 患者的治疗师的一个主要关注点一直是对被遗弃和损失的敏感性。我们怎么能让那些似乎非常依赖我们的人离开呢？

然而，治疗会因为鼓励依赖性而出错。重建父母与子女关系的模式向来是错误的主要来源。从来没有人证明移情是心理治疗的必要部分，而且这种治疗对有退化倾向的患者特别有害。

此外，如果我们希望患者过上有意义的生活，我们就必须相信他们有这样做的能力。当我们用自己的焦虑来回应患者对终止治疗的担心时（尽管可以理解这种担心），我们是在发出错误的信息。

我告诉患者，BPD 的诊断并不意味着他们会一直患病。相反，我告诉他们：研究表明，大多数人可能会随着时间的推移而恢复，而且治疗可以加快恢复。

我向患者传达的另一个信息是，治疗不是为了迅速或肯定地解决所有问题。相反，它的目的是随着时间的推移，在逐渐恢复的道路上提供一个"支撑点"。我鼓励患者在没有治疗的情况下，应用他们已经学到的东西，看看他们自己能做得多好。

考虑到这些原则，我们的项目并不经常在治疗结束时将患者转诊给治疗师，但那些已经见过治疗师的人可以选择回去。然而，只有少数人坚持定期随访。大多数情况下，我们建议患者自己继续处理问题，以及学习如何成为自己的治疗师。我们的方法的关键之处在于传递这样的信息：我们认为患者有能力变得更好，而不是继续依赖心理健康人士的支持。

案例 9：梅兰妮（Melanie）

梅兰妮是一名 30 岁的女性，她有长期自杀倾向。她接受了一位著名的心理医生的治疗，在接下来的 30 年里，她每周都要见他两到三次。她通常在他工作的医院大楼里待上几个小时，和秘书人员聊天。

心理医生在对他的学生谈到这个案例时说："当我们中的一个人先死的时候，这种治疗就会结束。"果然，他是先死的那个，但梅兰妮从未自杀。在她的第一个心理医生死后，她开始见另一位精神病医生，他见她的频率要低得多。1 年后，梅兰妮的情况比过去一段时间要好，她喜欢在她多年来接受治疗的那家医院做志愿者工作。

另一个问题是如果治疗无限期地持续下去而没有进展，会使治疗师疲惫不堪。有时这种情况会导致真正的遗弃。

案例 10：凯特（Kate）

凯特是一名 32 岁的女性，她有长期自杀倾向。她与一名男子有 8 年的同居关系，但由于太过抑郁而无法与他保持亲密关系，而且这种关系已不再是性关系。她在工作中的处境越来越差，觉得无法为他人做任何事情。

凯特的父亲是一个富有的商人，因此她每周能进行三次心理分析的治疗。2 年后，她放弃了自己的工作，并没有再找工作。她的分析师专注于解释过去和移情，没有对这个计划提出反对意见。但 2 年后，男友不再对她的改善抱有希望，最后离开了她。那时，凯特有三次严重的服药过量的自杀企图，需要住院治疗，随后被送进了日间医院。

凯特也在我们的 12 周项目中接受了治疗，这使她暂时得到了改善。又过了 1 年，精神分析师将凯特送进了医院，并在病房里告诉她，他不能再见到她。在这一颇具创伤性的事件之后，凯特参加了我们的长期 BPD 项目，在这她又度过了 12 个月，治疗效果良好，并开始重建不依赖精神分析的生活。

案例 11：安妮（Anne）

安妮是一名 23 岁的大学生，从 16 岁开始就接受了五位不同治疗师的治疗。她在研究生阶段的治疗师是她最依赖的人。他允许她随时给他打电话，对安妮的身心幸福表现出很强的父亲式关怀。然而，安妮继续尝试自杀，导致治疗师产生了明显的疲劳。最后一根稻草发生在该治疗师进医院做大手术的时候，他发现安妮在前来探望他的人群里。不久之后，他告诉她，她不需要进一步治疗了。

我是下一个接待安妮的治疗师。尽管她的 BPD 没有缓解，但她还是设法完成了学业。几年后，我惊讶地得知她已经完全康复了，成为一名专业人士，并且已经结婚，与她的两个孩子住在另一个城市。显然，她早期的大部分治疗没有让她好转，而是变得更糟。

治疗师经常担心如何管理心理治疗中终止治疗的问题。认为患者有 BPD 时，结束治疗是创伤性的或几乎必然是创伤性的观点是不必要的退步。告诉患者他们难以离开因为小时候没有人爱他们也不是很有用。同样，这又传递出一种我们认为患者会继续生病的信息。

相反，终止治疗可以是对治疗的一种信任。即使患者对停止治疗表示焦虑，治疗师也可以提醒他们：在他们的生活中，有哪些时候他们表现良好，以及他们取得了哪些进展。这种信息意味着期待患者保持良好的表现。毋庸置疑，如果出现问题，我们必须随时待命。有时"重新返回治疗"可能只是一次治疗。关键是鼓励患者过好自己的生活，而不是生活在对下一次治疗的期待中。

临床意义

- BPD 患者在治疗中会出现特殊问题，这些问题可以通过遵守结构和规则来处理。
- BPD 的治疗存在着频率过高和时间过长的风险。这些问题可以通过制定一个间歇性治疗时间表来避免。
- 终止对 BPD 患者的治疗并不代表完全停止，而是过渡到一个新的阶段。在这个阶段中，患者自己发挥作用，偶尔进行咨询。

第十五章
自杀倾向和住院

　　生死攸关的问题使得对 BPD 的治疗充满挑战。自杀是该障碍的一个核心特征，可能令人恐惧。

　　但是，当治疗师说患者有"自杀倾向"时，他们是什么意思？这个术语可以指许多事情：想自杀、自残、服药过量或做出威胁生命的尝试。这些情况各有不同，需要采取不同的应对措施。

自杀念头

　　自杀念头在 BPD 患者中很常见。有些患者每天都会想到死亡。生活是如此痛苦，以至于他们认为自杀是一种选择。这些想法反映了患者高度的痛苦和不安。然而，由于自杀念头提供了一种逃避痛苦的方法，它往往会让 BPD 患者感到安慰。

　　我们不需要对 BPD 患者的自杀想法感到恐慌。首先，自杀念头对于自杀企图的预测因素价值很小。此外，有些患者从青少年时期就有自杀念头。这就是患有 BPD 的感觉：长期的自杀倾向是"在所难免"的。

　　想法和自杀行为之间没有一致的关系，这适用于任何感到抑郁的人。许多长期感到悲伤的人会想到结束自己的生命。事实上，自杀念头极为常见。大约有 5% 的人在 1 年中会有短暂的自杀念头，而在一生中有自杀念头的高达 15%（Kessler, Berglund, Borges, Nock, & Wang, 2005）。这些数字与一生中重度抑郁症发作的社区发病率密切相关，后者至少为 10%（Kessler, Chiu, et al.，2005）。

没有人能够从这么高的基准率中对自杀这样的罕见事件进行预测，即使是自杀企图也不容易预测。当这么多的人有自杀念头而不是实际尝试自杀时，预测自杀企图不可避免地会造成大量的假象。如果治疗师无法预测患者是否会有自杀企图，建议他们最好不要惊慌。相反，他们可以集中精力去了解患者为什么会有自杀倾向。

当患者谈及自杀的想法时，治疗师不可能不担忧。毕竟，治疗师会关心他们的患者。然而，对自杀想法的过度焦虑反映了治疗师受到的训练方式。标准的临床培训是询问患者的自杀念头，以确定其意图。这种假设是，如果自杀意图听起来很严重，治疗师就应该对患者进行干预，如将这样的患者送入医院。

一些读者可能会惊讶地发现，对自杀风险的评估并不是一个科学程序，即使有最严重的意图也无法预测自杀死亡。尽管那些试图自杀而接近死亡的患者（事先知道自己可能会死）被发现更有可能自杀（Brown，Steer，Henriques，& Beck，2005），但这种关系没有很大的临床价值。在哈里斯（Harriss）和霍顿（Hawton）发表的文章（2005）中提到，他们使用贝克（Beck）及其同事开发的自杀意向量表（the Suicide Intent Scale，SIS）预测大量自杀倾向者的死亡率。尽管该量表的得分与自杀有统计学关系，但其正向预测值仅为4%。

总而言之，没有证据表明自杀念头表明任何有关风险的有用信息。通过临床评估预防自杀在很大程度上是一个神话，即使这种做法给治疗师带来了被赋予权力的错觉（Paris，2006a，2006b）。

BPD患者的问题甚至更加复杂，他们经常想到自杀并以自杀相威胁。教科书中的标准指南（例如，Bongar & Sullivan，2013）旨在管理与情绪障碍相关的急性风险，而非BPD的慢性自杀风险。

当自杀被用作一种交流方式（比如，患者告诉治疗师他们感觉有多糟糕的方式）时，其自杀意图的程度是很难衡量的。BPD患者很少为了表达自己的想法而采取温和的姿态进行威胁。我治疗过的许多患者都擅长描述令人毛骨悚然的场景。他们毫不客气地吓唬我。如果治疗师对每一个令人毛骨悚然的威胁都采取干预措施，那么每一个 BPD 患者都将不得不住院治疗。

案例 1：塔尼娅（Tania）

塔尼娅是一名大学生，从青春期早期开始就有自杀的想法。她在一次失恋后的危机中前来接受治疗。在接下来的 1 年里，她在每次治疗中都谈到了自杀。她经常告诉治疗师：她会在治疗师再次见到她之前死去。塔尼娅经常生动地描述她想象的场景，这可能来自她对哥特式小说的阅读：她的尸体躺在停尸房的桌子上，脸色苍白但依然美丽。

在治疗过程中，塔尼娅最终进行了一次自杀尝试，但过量服药的剂量不大，之后她打电话给治疗师，来到他的办公室，并服用了异丙嗪让自己把药片吐出来。

简言之，临床心理医生不知道如何预测自杀。在大多数医学院，医学生们被教导要统计各种风险因素，从而建立一种算法。但正如我们所看到的，没有证据表明这种程序是循证的。它们让临床医生放心，但并不科学。

这并不是说有自杀念头的患者从来没有尝试过自杀，或者说他们从未自杀。正如我们所看到的，他们有可能会那样做。但是如果我们无法预测或防止此类事件发生，我们还不如继续我们的工作。

像其他治疗师一样，我担心我的患者。但我的工作重点是找出人们为什么会想要自杀。自杀念头是痛苦的一个标志。治疗师的工作是了解这种痛苦。

自残

自残与自杀有着完全不同的模式和目的（Winchel & Stanley，1991；Gerson & Stanley，2002；Nock，2010）。自残的模式涉及手腕和手臂上的浅层划伤，与严重危险无关。偶尔，人们会看到危险的划伤，但大多数伤口都是在皮肤层。尽管最常见的部位是手腕，但有些患者会在相对不显眼的地方划伤手臂和腿部，以避免他人的评论。当患者划伤自己时，他们几乎感觉不到疼痛

（Russ，Campbell，Kakuma，Harrison，& Zanine，1999），而且有些患者处于解体状态（Leibenluft，Gardner，& Cowdry，1990）。

划伤的目的是缓解负面情绪（Linehan，1993；Brown，Comtois，& Linehan，2002；Stanley，Gameroff，Michalsen，& Mann，2001）。事实上，如果我们询问患者，他们就会这样告诉我们：他们在划伤后感觉好多了。在一个糟糕的日子里，他们可能真的会期待回家去做这件事。

自残的机制是通过用身体痛苦代替精神痛苦，对强烈的不安情绪进行短期调节。换句话说，当患者通过划伤自己来转移注意力时，就会忘记痛苦的情绪。

划伤与烦躁不安之间的关系有一个好处：当患者感觉好些时，他们就会放弃这种行为。几种类型的治疗会明显减少自残，并且自残通常是患者首先得到控制的行为。

划伤也很容易受到社会的传染（Taiminen，Kallio-Soukainen，Nokso-Koivisto，Kaljonen，& Helenius，1998）。正如其他冲动症状（暴食症、物质滥用）一样，划伤可以通过模仿来学习。这种行为模式在其他文化和早期历史时期就存在（Favazza，1996），但仅限于宗教仪式。有些患者可能从来没有考虑过做这样的事情，直到他们从朋友那里听说，从书上读到，从电视上看到，或者被送进了一个有其他人进行自残的精神健康机构。

扎纳里尼（Zanarini）、弗兰肯堡（Frankenburg）和里多尔菲（Ridolfi）等在2006年发表的文章中提到，在有自残行为的BPD患者的大样本中，32.8%在12岁之前开始自残，30.2%在青少年时期开始，37%在成人时期开始。那些在儿童时期发病的患者的病程更长。

案例2：海伦（Helen）

海伦是一名25岁的女性，她的问题可以追溯到10年前。她的人际关系混乱而不稳定，而且她不断与剥削她的男人纠缠不清。尽管如此，海伦设法使这些问题不影响她的工作，并成为一名成功的大学生。

15岁时，海伦与一个有类似问题的女孩成为朋友，之后她们都开始反复划伤自己。她在自残中找到了解脱。每次她感到愤怒和不安的时候，划几刀就能让她平静很多。几个月后，海伦开始担心她的划痕会被别人发现，特别是当她穿短袖的时候。因此，她在自己的上臂上找到了可以经常用香烟烫的地方，这样别人就看不到她的疤痕了。

自杀尝试

自杀尝试更让治疗师担心。研究表明，所有企图自杀者中有10%至15%最终会自杀，而且尝试的次数越多，一生中自杀死亡的风险就越大（Maris et al.，2000）。同样地，BPD患者以前尝试自杀的次数与自杀完成有关（Paris，Nowlis，& Brown，1989）。

尽管如此，从任何特定患者的任何一次或一系列尝试中预测自杀死亡是不可能的。有两项针对因自杀行为入院者的大规模研究，试图根据文献中描述的标准风险因素，通过算法预测自杀的完成情况（Pokorny，1983；Goldstein，Black，Nasrallah，& Winokur，1991）。算法无法识别任何最终结束自己生命的人。原因还是有太多的假阳性结果——那些存在风险因素但从未自杀的人。最近，富兰克林（Franklin）等在2017年发表的一项荟萃分析报告，检视了350项研究并得出结论，自杀死亡的预测不可能高于偶然水平。

在BPD中，自杀预测的问题更为复杂。大多数患者有不止一次的自杀尝试。然而，频繁发生的事件（自杀尝试）不能用来预测罕见的事件（自杀死亡）。尽管在精神障碍患者中发现尝试和完成自杀之间有统计学上的关系，但几乎不可能做出准确的预测（Paris，2006b）。

正如第七章所述，自杀死亡往往发生在病程的后期，主要发生在未能康复的BPD患者中。然而，由于该领域的研究很少，已发表的文献往往集中在对持续自杀行为的预测上。在一项为期2年的前瞻性研究中，延（Yen）等在2004年的报告中说，情绪不稳定是最能预测自杀行为持续性的诊断标准。

BPD患者自杀行为的严重程度和目的有很大不同。自杀尝试有时可能是一种"姿态"，即具有交流功能，并不涉及威胁生命的行为。此类事件可能是服用少量药片（有时有其他人在场）。同样，自杀尝试与BPD相伴而生，不必过于担心。这类轻微的尝试通常发生在涉及人际冲突的生活事件之后（Yen et al. , 2005）。

然而，患者也可能严重服药过量，需要住院治疗。有些人则会做出近乎致命的尝试。索洛夫（Soloff）、法比奥（Fabio）、凯利（Kelly）、马龙（Malone）和曼恩（Mann）在 2005 年发表的文章中，比较了具有高致命性和低致命性自杀尝试的患者，发现高致命性行为与低社会经济地位、合并有反社会型人格障碍和长期的治疗史有关。对这类患者的风险进行临床诊断是很困难的，因为这些情况并不总是彼此独立。

另一个问题是，患者不知道哪些药物具有真正的危险。我见过有人在服用了 15 片巴比妥类药物后死亡，也见过有人服用了 1 整瓶阿司匹林却没有想到会死亡。患者不知道无处方销售的药物仍然可能具有危险性。

即使服药过量客观上会危及生命，但患者的服药动机也往往是矛盾的。这样的患者就像是在玩俄罗斯轮盘游戏，他们可能会获救，也可能不会获救。（"我是会及时打电话获救，还是会先昏迷过去？"）

自杀尝试是 BPD 病程和治疗的重要组成部分。不用说，我们应该劝阻这种行为，因为患者通过它除了短暂地达成目的之外，很少能取得任何成果。然而，这种尝试并不总是能够被阻止的。当患者尝试自杀时，治疗师不应惊慌失措。我无法统计我见过多少过量服药 10 次或 20 次的患者，但他们仍然继续生活下去。

案例 3：布里吉特（Brigitte）

布里吉特是一名 20 岁的失业单身母亲。在因儿童保护服务而失去对 2 岁女儿的监护权后，她两次服用了过量的药物，并在一个日间医院项目中接受治疗，布里吉特曾与一名可卡因成瘾者同居，但最近刚与他分手。

布里吉特 14 岁时开始出现自残和吸毒过量的问题，此后住在不同的集体宿舍。她成了一个药物滥用者，并间歇性地从事卖淫活动。布里吉特大约每 2 个月就会过量服药一次。诱因可能包括：与男朋友的问题、与家人的争吵。服药导致紧急就诊，成了她解决许多困难的"万能方案"。

案例 4：伊莱恩（Elaine）

伊莱恩是一名 25 岁的失业妇女，独自生活。她与前男友有一个 5 岁的儿子，这个孩子现在和他的父亲住在一起。伊莱恩经常自残，一次服药过量导致她入院接受治疗。

第二次入院是因为伊莱恩从她母亲的阳台上跳了下去，那是在一次重大争吵后的午夜。她坠落在了五楼以下，摔断了脖子上的两块椎骨，所幸没有瘫痪。

伊莱恩后来说，她的求死之心这么强烈，一定是上帝希望她能活下来她才能生还。在这次事件之后，她也得到了父母的大力支持和关爱。她没有再进行自杀尝试，并找了一份文员的工作。她的稳定性提高后获得了儿子的共同监护权，现在作为母亲她感到很自在。

自杀死亡

有将近 10% 的 BPD 患者最终会自杀。我倾向于采用这个来自自然研究的数字，而不是前瞻性随访队列中报告的较低比例的数字。但这意味着 90% 的长期有自杀倾向的患者最终不会自杀。

正如前面所强调的，很难确定哪些患者是高危人群。不仅仅是 BPD，而是在任何精神障碍中几乎没有证据表明可以通过临床干预来预防自杀。预防自杀的最佳方法来自减少自杀途径的效果，如加强枪支管制，在桥上设置屏障，使用无毒天然气，开具危险性较低的药物等。一些药物治疗（如锂治疗狂躁症，氯氮平治疗精神分裂症）也可能会降低自杀率（Paris，2006b）。

遗憾的是，目前尚不清楚这些干预措施对 BPD 患者的自杀有何影响。这些患者在未能康复时最有可能自杀，病情好转的患者没有必要自杀。然而，一个又一个疗程失败的患者可能会感到绝望。而且大多数人在死亡时甚至没有接受治疗。

社区中也可能有我们从未见过的病例，自杀者从未寻求过治疗。在一项对年轻的成年人自杀心理剖析的研究中，其中 30% 的病例符合 BPD 的诊断标准，但只有不到三分之一的人正在接受治疗，不到一半的人在过去 1 年中见过治疗师，还有三分之一的人从未接受过评估（Lesage et al.，1994）。不论如何，这一人群与我们在临床上见到的不同，其中男性多于女性。

在一项使用心理剖析法的研究中（McGirr et al.，2007），我们的研究小组比较了自杀死亡的 BPD 患者和仅仅做出了自杀尝试的患者。自杀死亡者有 80% 是男性。毫不令人惊讶，最能识别自杀死亡者的因素为存在反社会人格障碍和物质滥用。

案例 5：佛罗伦斯（Florence）

佛罗伦斯在 12 岁时因患厌食症和贪食症首次入院。17 岁时，她因服药过量第二次入院。在接下来的几年里，佛罗伦斯因服药过量、割伤手腕以及多次烧伤自己等而不断进出医院。她与治疗师的关系非常紧张。她要么以缺乏理解为由拒绝治疗师的治疗，要么自己被治疗师拒绝。在最后一次治疗中，她向一位精神病医生扔了一个台钟，后者拒绝再为她治疗，治疗就此结束。

佛罗伦斯与男性的亲密关系也有类似的紧张。虽然她曾希望成为一名专业的音乐人，但她并没有成功。33 岁时，她作为一名成年学生进入法学院。毕业后，佛罗伦斯在一家律师事务所找到了一份工作，工作了 1 年。但她感受不到爱，并觉得职业上的成功不能弥补她的空虚和缓解孤独。37 岁时，佛罗伦斯服药过量致死。

案例 6：哈罗德（Harold）

哈罗德长期自残、过量服药和滥用多种物质。醉酒后，他可能会施暴，曾在监狱里待过几个晚上。他从未长期接受治疗。

哈罗德的问题始于青春期早期，他患有行为障碍和抑郁症。他未完成高中学业，也从未有一份稳定的工作。尽管他与许多女性有亲密关系，但都没有长久维持下去，主要是因为他的急躁和嫉妒。30 岁时，哈罗德因服药过量去世。

长期自杀倾向

BPD 的自杀倾向可能成为一种生活方式。这种模式可以持续多年，导致所谓的"自杀生涯"（Maris，1981）。

长期自杀倾向是一个值得深入研究的问题，我曾就此写过一本书（Paris，2006a）。BPD 患者有长期自杀意念和自杀威胁，85% 的患者有自杀尝试（Soloff et al.，2000）（要找出 15% 的患者从未尝试过自杀的原因应该很有趣）。自杀尝试越频繁，病情就越严重（Soloff et al.，2000）。然而，BPD患者的自杀尝试随着时间的推移而强度不同。许多患者的功能在危机期间还算正常，症状往往随生活事件的变化而变化。

临床文献对这些现象发表了一些观点。施瓦兹（Schwartz）、弗林（Flinn）和斯劳森（Slawson）在1974年发表的文章中，描述了他们称之为"自杀性格"的患者。也就是说，自杀行为成了患者人格结构的一部分，而不仅仅是像抑郁一样暂时性的症状。菲内（Fine）和桑索内（Sansone）在1990年发表的文章中进一步阐述了这一点。他们指出，当长期自杀行为对患者有功能价值时，它就无法轻易被消除。矛盾的是，患者可能需要保持自杀倾向才能继续生活下去。一个开放的出口给了他们足够的自主权来忍耐自己的感觉。

因此，长期自杀倾向成了应对痛苦情绪的一种方式。这类患者的内心体验有着孤独和绝望。患者有一种自我空虚感，觉得生活毫无意义。但是，总有一种方法可以让他们逃避，而自杀的选择提供了一种控制和赋权的感觉。我在关于这一主题的书（Paris，2006a）中使用的标题借用了约翰·济慈（John Keats）的《夜莺颂》中的一个短语：BPD患者"有一半爱上了死亡"。

然而，随着生活的改善，自杀行为往往会减少。正如我们所看到的，对BPD患者的长期随访研究表明，大多数患者会随着时间的推移而恢复，并放弃选择自杀行为。当他们对生活有一定程度的掌控时，他们就不再需要掌控死亡。

案例7：莫伊拉（Moira）

莫伊拉是一名28岁的药剂师，从15岁起就有自杀的想法。虽然她拥有一个本科学位，但她的个人生活至少可以说是不稳定的。她曾与一系列犯罪分子有染。有一次，她将男友藏起来几个月以免被警察发现。莫伊拉在治疗中几乎每次都谈及自杀。此外，她清楚地知道如何有效地自杀。

经过大约1年的治疗，莫伊拉才从自杀念头中摆脱出来。借助治疗，她对人们产生了更良善的看法，并开始参与宗教团体。归属感带来的满足使莫伊拉减少了对死亡的思考。

自杀行为管理

长期自杀倾向对治疗师的伤害很大。很多年前，马尔茨贝格（Maltsberger）和布耶（Buie）发表于 1974 年的一份临床论文，描述了一些可能出现的情况。当治疗师在面对自杀威胁时情感退缩，患者的被抛弃感只会更加强烈。为了处理这些问题，治疗师必须学会如何容忍自杀威胁，或者用通俗的话说，"坚持下去"。

在两篇开创性的论文中，马尔茨贝格（Maltsberger，1994a，1994b）认为，治疗有长期自杀倾向的患者需要承担经过计算的风险。如果治疗师把所有的时间都花在防止自杀上，结果就是他们无法治疗患者。治疗被反复住院和危机这种无休止的循环破坏。出于这个原因，治疗 BPD 患者的治疗师需要少考虑防止患者自杀死亡，而更多地考虑处理最初让患者产生自杀倾向的问题。

当我们治疗 BPD 患者时，我们可能会看到的是多年来一直有自杀倾向的患者。我们不可能通过把患者送进医院来改变这种模式。林克斯（Links）和夸拉（Kolla）在 2005 年发表的文章中，比我更同情入院治疗。他们提出了一个反驳意见，即 BPD 患者的自杀程度可以描述为"慢性中的急性"。这种观点认为，即使是有长期自杀倾向的患者遇到危机时，风险也会升高。这种观点认为，这一概念的含义并不清楚。有长期自杀倾向的患者在很多时候都会有强烈的自杀倾向。"慢性中的急性"是一种经常发生的情景，而且没有证据表明我们必须对这些情况采取不同的干预措施。

治疗 BPD 患者的治疗师需要有厚脸皮和一定程度的冷静。自相矛盾的是，能够容忍自杀意念的治疗师可能是在帮助 BPD 患者维持生命。这些患者需要自杀，而治疗师不能过快地剥夺他们的选择权。传递给患者的信息必须是："如果你真的想自杀，你可以自杀，但允许我继续和你一起合作，帮助你找到活下去的方法不是更好吗？"

几十年前，施瓦兹等在 1974 年发表的文章中写道：

> 对那些自杀已经成为一种生活方式的人进行管理，需要有承担风险的意愿，并接受一个事实，即我们不可能防止所

有的自杀。这两种品质并非所有治疗师都具备的。一旦人们得出结论认为，努力实现最终减少死亡的唯一途径是接受在此期间的自杀风险，那么接下来就需要确定患者和患者生活中的其他重要他人在多大程度上准备接受这些风险并分担治疗责任。

这一立场意味着在哲学上接受风险，以及强烈的治疗局限性的意识。根据科恩伯格（Kernberg，1987，p.78）的说法，"治疗师应该向患者传达这样的信息：如果患者自杀，他会感到悲伤，但无法负责"，并避免采取不寻常的措施来防止自杀完成。他建议让这些患者知道，从长远来看，治疗师不能为他们的生存负责。这个基本原理与拉赫林（Rachlin）在1984年发表的文章中提出的相似，拉赫林认为试图挽救自杀患者的生命会剥夺患者的权利。亨丁（Hendin）在1981年发表的文章中，把治疗师认为他们必须竭尽全力阻止自杀的情景描述为"强制性束缚"（患者开始控制治疗师的行为）。

接受风险的策略可能是矛盾的，但它避免了许多陷阱。当然，必须向每位患者仔细解释。正如冈德森和林克斯（Gunderson & Links，2014）及科恩伯格（1987）所指出的，这还需要患者家属的参与。

我会被起诉吗

当我向同事们提出治疗有长期自杀倾向的患者的建议时，我总是会被问到这样一个问题："但是，如果我被起诉了怎么办？"（更委婉地说，"你的方法在医学法律上有什么后果吗？"）即使是那些意识到住院治疗价值有限的临床医生，如果认为一旦患者实施了自杀威胁他们就会面临诉讼，也会被迫接收那些威胁要自杀的患者。

然而法院普遍认为，在任何一种治疗方法的实践中都会发生自杀事件。调查显示，50%的精神科医生和20%的心理学家在职业生涯中至少会遇到一次自杀事件（Chemtob, Hamada, Bauer, Kinney, & Torigoe，1988a，1988b）。

在实践中，诉讼的基础不是自杀本身，而是治疗师没有达到执业标准。尽管自杀在针对心理健康专业人士的诉讼中占 20%（Kelley，1996），但只有极少数的自杀完成会导致诉讼，而且只有 20% 的此类诉讼会得到支持（Packman & Harris，1998）。

陪审团受到指示，除非他们可以确信治疗是疏忽的（治疗师未能按照其临床医生群体设定的标准提供合理的护理），否则他们不会要求治疗师承担责任。此外，医疗事故需要证明护理不周是导致自杀的实际原因，治疗师只有在如果护理工作能做得更好，自杀就不会发生的情况下才会被追究责任（Gutheil，1992）。

临床医生治疗有自杀倾向的人，而其中一些人还是会死亡，那么治疗师如何才能减少风险呢？法医精神病学家托马斯·古特海尔（Thomas Gutheil）在 2004 年的文章中指出临床医生需要采取哪些措施来保护自己免受诉讼，从而帮助澄清了这些问题。

医疗事故的最重要风险因素是没有记录治疗计划，也没有写下每次评估的结果。治疗师可以通过仔细记录，说明避免住院的理由来保护自己。简言之就是记录，记录，记录！

对于有长期自杀倾向的患者，应当遵循一个标准程序，那就是咨询一位值得信赖的同事。无论治疗师对患者做什么，如果同事同意你的意见并以书面形式表示出来，那么治疗师通常能受到保护。令人惊讶的是，这种咨询还没有成为常态，但它们应该成为常态——无论治疗师多么有经验。

如果治疗师从未与患者家属协商，患者自杀后可能会引发诉讼。任何接收有长期自杀倾向的患者的治疗师都需要在治疗开始时与患者家属会面，解释问题所在以及治疗师计划采取的措施。在这次会面中，治疗师可以解释自杀并不总是可以预防的，而且住院治疗很可能没有用处。

此外，如果治疗师不与患者家属联系，就会失去一个重要的盟友。家庭成员往往不得不忍受患者的自杀行为却没有人帮助他们，如果治疗师与他们结成联盟，他们就会感到自己得到了支持，并且感到愤怒和被排斥的情况会减少。一旦患者真的自杀了，如果治疗师不回电话，不与患者家属见面安慰他们，情况有时会变得更糟。

总之，临床医生在处理有长期自杀倾向的患者时不必采取防御性做法。临床医生必须记录、协商，并将患者家属纳入治疗计划。

精神健康专业人士被教导在患者威胁要自杀时采取高度的主动性，但这种做法并不是以证据为基础的。对于那些严重抑郁症发作（没有人格障碍）的患者来说，这种做法可能是合适的。但对于 BPD 患者来说，这种做法往往会适得其反。

在第七章和本章前面部分，我已经讨论了预测一个特定的患者是否会死于自杀即便不是不可能，也是极度困难的。但不为人知的是，对任何患者进行这种预测也同样困难（Paris，2006a，2006b）。对因自杀而入院的患者进行的大规模随访研究（例如，Goldstein et al.，1991）表明，没有任何一种自杀风险的标准算法能预测个体的死亡。根据这项研究，对患者进行治疗比不断到急诊室就诊或住院来破坏治疗更有意义。

住院

除了少数例外情况，BPD 患者不应住院治疗，因为没有证据表明住进病房有任何价值。我们还有理由相信，住院治疗可能会适得其反、有害无益。在提供结构化治疗的特殊情况下可能不会出现在病房无所事事的状况，但在大多数精神病院里，除了看电视，几乎没有什么可做的。

由美国精神医学学会多年前发布的指南（Oldham et al.，2001）建议，几乎所有有自杀倾向的 BPD 患者都应该住院治疗。由于不符合科学证据，指南首次发表时就受到了批评（Sanderson，Swenson，& Bohus，2002；Tyrer，2002），但从未被修订。既然没有修订，而这一指南是由一个专业学会发布的，这意味着我们这些持不同意见的人最好将我们采取不同做法的理由记录在案。

大多数研究 BPD 的专家都同意我关于住院治疗的立场。然而，其中也有一些重要的细微差别。莱恩汉在 1993 年的文章中认为留院过夜的情况可能会发生，但建议患者不要去急诊室，除非他们在用药过量或自残后需要医疗护理。冈德森在 2001 年的文章中提出了一种自相矛盾的干预方法，即当患者要求入院治疗时，治疗师同意让其因自杀而住院，同时声明这样做没有任何帮助，并希望患者随后选择拒绝住院。科恩伯格在 1987 年提出避免让有自杀倾向的患者住院，尽管他曾经相信（在管理式医疗出现之前），治疗可以在住院环境中"更深入"地进行。

道森和麦克米伦在 1993 年的文章中几乎反对任何情况下的住院治疗，主要是因为害怕患者所谓的"恶性退行"，即患者在病房里变得更有自杀倾向。大多数治疗师都有过这样的经历：即使是在"自杀预防措施"下，患者也能找到自残的方法。更糟糕的是，有些患者拒绝出院，威胁说如果他们被送回家就自杀。尽管管理式医疗系统强烈反对这种情况，但它可能发生在公立医院环境中（下面的例子来自加拿大，那里的精神病医生可以让患者接受更长时间的住院治疗）。

案例 8：耶尔（Yael）

耶尔是一名 35 岁的妇女，因过量服药而被送入医院。耶尔曾经是一个有问题的青少年，她在年纪轻轻的时候结婚，生活随即稳定了下来。多年来，她一直忙于照顾她的孩子，似乎已经把问题抛在脑后。然而，在她生活的这个阶段，由于她的丈夫花更多的时间在工作上，而她的孩子们对她的需要减少，耶尔感到被她的家人拒绝。可能是因为这个原因，她不急于回家。她在病房里待的时间越长，她就越多地谈及自杀，并表示如果她被送出院，她会从地铁上跳下去。耶尔常常被置于自杀预防措施之下，并经常作为"问题患者"被护士们讨论。

负责耶尔病例的精神科医生对她很感兴趣，给她开了各种各样的药物，并指派见习治疗师花很多时间与她相处。他经常告诉治疗小组，他们正在拯救一个生命。然而，耶尔的情况并没有改善。最后，她在病房里住了 2 年。

在护理人员的坚持下，耶尔出院了，护理人员告诉精神科医生，他们已经精疲力竭，不愿意再花时间在这个患者身上。耶尔被送回家，但最终没有自杀。

矛盾之处在于，如果不给自杀者提供死亡的选择，你就无法帮助他们。大多数情况下，患者会选择活下去。但在他们病情好转之前，他们需要保持出口大门的开放。

此外，自杀事件确实有发生，但我们不知道如何预防它们。无论多么令人痛苦，自杀都是治疗实践中的一个正常部分。如果你从未遇到过自杀情形，你很可能没有治疗过病情严重的患者。

有些治疗师可能不愿意采用这种做法。他们害怕失去他们的患者，他们也特别害怕被起诉。因此，让我们更详细地研究一下这些问题。

第一，为什么频繁和重复地住院对 BPD 患者不利，因为这是一种使治疗几乎无法进行的做法。如果人们生活在精神病院里，你无法帮助他们学会应对生活或过有意义的生活。他们在医院住的时间越长，就越有可能失去社交网络和技能。

第二，患者在医院里的情况会变得更糟，因为病房会强化他们的症状。那种环境会强化我们想要消除的各种行为。这一点对受过行为学训练的临床医生来说是显而易见的。在一次会议上，莱恩汉曾经建议，治疗 BPD 的最佳病房应该是尽可能令人不愉快的地方。在她的辩证行为疗法项目中，只有过夜这种短暂停留可以被允许。

一位患者在《心理学服务》（*Psychiatric Services*）杂志上（Williams, 1998）写了她的经历，并做了如下评论：

> 不要让 BPD 患者住院超过 48 小时。在我知道医疗系统通常有义务做出反应之后，我第一次和随后的住院中出现了连续不断的自我毁灭行为。

第三，住院治疗只有在以下情况下才是有用的：就像许多严重的精神障碍一样，它提供了一个在医院内进行有效治疗的机会，而这些治疗在门诊环境中是无法提供的。对 BPD 来说，这种治疗方法是什么？我们早已不再为患者提供密集的住院心理治疗，治疗 BPD 的药物也没有显示出具体的效果，而且在任何情况下都不需要留院治疗才能开药。这与精神分裂症的情况形成鲜明对比。在精神分裂症中，患者可以在几天内摆脱精神病，或者在忧郁性抑郁症中，电休克疗法可以使患者获得显著性的恢复。

在住院环境中实施更具体的 BPD 治疗计划是另一回事。梅宁格医院最近开展的一项有效性研究（Fowler et al., 2018），描述了 220 例 BPD 患者在医院接受基于多条研究路线的强化项目治疗后，症状得到了明显改善。作者承认，进行这项研究的原因之一是为了驳斥 BPD 研究人员，比如我这样的认为住院治疗是一件不好的事情的人。然而，我反对的是那种盲目的"自杀监视"式的住院治疗。此外，同样的项目可以在一家日间医院实施，避免像梅宁格这样的私立医院的巨大开支。

第四，没有证据表明住院治疗实际上能阻止患者自杀。一些患者在住院期间就试图自杀，许多患者在出院时和入院时一样有长期的自杀倾向。

我允许这些规则有两个例外。第一个是关于微精神病发作，这可能需要在医院环境中使用药物治疗。第二个是近乎致命的自杀企图。在这些情况下，短期的入院治疗可以用来重新评估治疗计划。

当患者威胁要自杀时，有一种循证的方法可以替代入院治疗。日间医院项目已用于 BPD 患者多年，并获得了循证支持（Bateman & Fonagy，1999；Piper et al.，1996）。我的经验是，这些项目在有时间限制的情况下是最有效的，这样患者就不太可能退步。事实上，日间治疗中最重要的因素是结构和可预测性。患者要遵守一个时间表，没有空闲时间去割腕。

日间项目的问题是缺乏可及性。医院通常有一个等待名单，不能迅速让患者就医，无论是从急诊室还是从治疗师的办公室转诊。这也是 BPD 患者最终被送入医院的另一个原因。

临床意义

- 对自杀风险的临床评估大多是一个神话。如果我们不能预测死亡，那么把注意力放在自杀的原因上会更有意义。
- 让有长期自杀倾向的患者住院治疗会适得其反，而且通常会导致治疗无法进行。
- 管理长期自杀倾向不应以担心诉讼为指导，而应该以恢复和缓解的长期目标为指导。

第十六章
研究方向

我们对 BPD 的了解比 10 年前要多得多，但还有很多我们不知道的东西。我们还需要更多的研究来回答这本书提出的问题，并帮助临床医生进行更系统的和循证的实践。

解决诊断与边界的问题

界定 BPD 诊断的问题尚未解决。由于 BPD 具有一定的混杂性，有几种方法可以满足分类诊断的标准。但是，鉴于这种诊断和大多数主要精神障碍一样得到了充分的支持，其临床特征存在于几个领域，而且不容易通过特征维度来描述，这可能不是一个致命的反对意见。

现有的每个诊断系统都有自己的问题。对 DSM-Ⅳ 模式的不满由来已久，该模式在 DSM-5 第 2 节中被"保留"下来。DSM-5 第 3 节中的替代模型是一个更复杂的系统，它需要更多的测试。ICD-11 是一个更简单的系统，而 BPD 只是在几位著名研究人员的努力下才免于从该手册中消失。

一旦我们对它有了更多的了解，根据病因方面的知识，BPD 最终可能会有一个不同的名字。如果 BPD 是一种由多种病因引起的综合征，它可能会被分解成一组诊断。随着研究结果的不断涌现，未来版本的 DSM 也有可能将第 3 节中的人格障碍替代模型移至第 2 节。如果是这样，BPD 仍保留在手册中，但诊断的标准将更为复杂。当我们等待 ICD-11 的最终形式被正式采用的时候，世界卫生组织有可能在未来用一个特质图取代所有的人格障碍诊断。

将 BPD 纳入到另一个类别，如情绪障碍、双相情感障碍或复杂的 PTSD，是没有科学依据的，也不能解决问题。然而，无论我们如何对 BPD 患者进行分类，治疗师都将面临同样的临床问题。重新诊断不会让困难的患者消失。

在我们目前的知识水平下，从根本上重新定义 BPD 是没有帮助的。我明白对现行制度的不满正在推动变革，但是我担心会失去第一章和第二章中描述的所有认知上的进展。此外，这些重新表述已经对患者造成了伤害。将 BPD 称为抑郁症的一种形式，导致了医生开具抗抑郁药物的常规处方，但效果甚微；将 BPD 称为双相情感障碍的一种类型（不幸的是，这是一种流行的做法），导致了情绪稳定剂和抗精神病药物的处方，同样也是基本没有任何益处；将 BPD 称为创伤后应激障碍的一种形式导致了糟糕的治疗。通过关注患者的过去而不是改善他们现在的应对方式导致了患者退行。

我认为将 BPD 维度化的建议有点为时过早。但是我对 DSM-5 中的替代模型的主要担心是，它更适合于研究人员，而不是从业人员，因为它需要大多数临床医生不具备的更多的时间和训练。然而，至少这个模型最终还是给我们带来了诊断的结果。因而，我更喜欢它，而不是塑造了 ICD-11 的那些勉强的诊断观点。总的来说，我支持使用维度概况，特别是对于除了经过充分研究的 ASPD 和 BPD 类别以外的人格障碍。总的来说，诊断一种人格障碍，然后描述其性格特征也是一个好的想法，可以对大量只符合 DSM-5 其他特定（或未特定）人格障碍标准的患者进行分类。特质概述图增加了有用的信息，当我们需要更详细的评估时，可以通过对患者个性维度的常规评分来实现。

ICD-11 系统在临床上帮助不大，因为虽然我们对 BPD 作为一个整体有循证疗法，但我们缺乏改变其特征的具体方法，也很难看出临床评分或自我报告问卷的评分如何能够充分描述那些因为用药过量和自残而出现的患者。从长远来看，我们将找到更好的方法来了解这一人群。当这种情况发生时，我们大多数人都会乐意使用不同的术语。但就目前的知识水平而言，我们缺乏一个有用的替代方法来取代 BPD 的诊断。

长期以来我一直认为，改写 BPD 的诊断标准，从而要求在所有领域都存在精神病理学，可能会有真正的好处。诊断越具体，治疗就越具体。举一个我们更了解的障碍的例子，DSM-5 对精神分裂症的定义是要求存在多种特征性症状，并具体说明了持续时间以及对功能的影响。BPD 也需要有必要的症状，除非患者在 4 个领域（情感不稳定、冲动性、认知功能和人际关系敏感性）中至少有 3 个领域出现症状，否则不应诊断为 BPD。目前正在使用的需要 9 项标准中的任意 5 个的列表应该成为历史。在这方面，混合模式确实可以获得加分。

　　无论发生什么情况，诊断手册都需要保守，所以变化必然是缓慢的。我经历了 DSM-Ⅲ 的革命，它开启了心理健康研究和实践的新纪元。这是一个激动人心的时刻，我们都不得不重新思考我们的诊断方法。然而，临床医生和研究人员后来抱怨说，这个系统每 7 年左右就会改变一次，而且没有研究证明这样做是正确的。这就是为什么 DSM-Ⅳ 与 DSM-Ⅲ 几乎完全相同的原因，也是对 DSM-5 最激进的改变意见被放入手册第 3 节的原因。但我们需要减少对委员会达成共识的依赖（委员会由已经做出决定的专家组成），而要更多地依赖数据。我们必须对不同的标准合集进行系统的研究，以显示目前系统的每一个替代方案在预测结果和治疗反应方面的效果如何。在此之前，举证的责任在于那些要求彻底改变的人。

　　生物学研究最终可能对分类产生重大影响。我们想要"沿着接合处拆分其本质"，但是接合处在哪里呢？这些界限不能通过对问卷中的因素的分析来确定。找到它们的一种方法是通过鉴定基因和病状的神经生物学相关因素，从而确定一种障碍和另一种障碍之间的区别。但这正是精神病学所缺乏的。大多数医学人员理所当然地认为，虽然病史和身体检查仍然有用，但精确的诊断取决于血液检查和 X 射线。然而，精神病学与众不同，现在依然如此。我们没有任何遗传标记、血液测试或成像技术可以告诉我们患者是否患有精神分裂症、躁郁症或任何其他障碍。

　　鉴于目前神经科学研究的蓬勃发展，有些人可能认为这种情况很快就会改变。但自从 2000 年人类基因组测序以来，我就一直听到这种说法。迄今为止的研究，如 GWAS 似乎表明，我们的基因以一种比我们以前认为的更加复杂和更交互的方式工作。那种认为几个基因就能造成主要精神障碍的想法必须被抛弃。同样地，尽管 fMRI 数据倾向于证实关于大脑在精神障碍中的作用的理论，但没有给临床带来什么好处，而且缺乏对诊断的特异性。由于这个原因，期望很快取得突破的想法是错误的。时间尺度更可能是几十年而不是几年。在此期间，我们必须用目前的方法来衡量症状和特征。

最后，值得一问的是为什么同样严重的问题困扰着大多数其他主要精神障碍（包括精神分裂症和重度抑郁症），BPD 的诊断却一直是争论的焦点。这只是与 BPD 相关的污名化的另一个例子，它影响了患者和想要帮助他们的治疗师。

罗德岛精神病学家马克·齐默曼的一系列重要论文揭示了这些问题。BPD 经常被误认为是双相情感障碍，即使它的情况与双相情感障碍的标准不一致（Zimmerman, et al., 2010；2015；Zimmerman，2016）。而且对 BPD 的研究支持一直非常薄弱，尤其是与双相情感障碍相比（Zimmerman, 2015）。归根结底，这种偏见反映了当代精神病学的一个趋势，即把所有精神障碍简化为神经元水平的问题。不幸的是，BPD 患者和他们的家人正在为临床医生对这个问题的盲目性付出代价。

病因学

我们不知道 BPD 的确切原因。BPD 有多个而不是一个原因，这个答案几乎是肯定的。我在这本书中提出了一个符合我们所掌握的知识的模型，但它可能只触及表面。还需要更多的研究来提出更有价值的东西。

有几个问题阻碍了进展。第一，对临床医生来说，很难放弃一种诊断有一种原因的想法。与以往一样，人类的思维更倾向于简单而非复杂。然而，我们知道，许多障碍有多种原因。一个人得心脏病不是只有一个原因。它有复杂的途径，取决于基因的脆弱性，以及有风险的生活方式，如饮食问题和吸烟。

第二，在 BPD 被更精确地定义之前，病因学研究的进展必然是缓慢的。只要该诊断描述的是一个过于混杂的患者群体，就难怪研究结果不一致。

第三，有一种倾向是将当前心理健康领域的任何东西都归结到 BPD 方向上。这个问题困扰着生物研究（如影像学），但它也影响了可能同样追求时髦的社会心理学研究（如在儿童创伤的案例中）。尽管这些研究方向中的一些发现是有帮助的，但它们并不能说明 BPD 的起源。

最有用的研究方向是设法将生物和社会心理方法结合起来，以评估基因—环境的相互作用。虽然科学的进步有时来自偶然性和运气，但大多数来自艰苦的工作。我们必须测试关于 BPD 的假设，它们不需要简单化。这一原则适用于所有精神障碍，而不仅仅是 BPD。在研究生物逻辑因素时，我们需要考虑环境如何影响基因的表达。我们可能会想到大量的基因相互作用，并且每个基因都被环境打开或关闭。由于这个原因，研究环境对 BPD 的风险而不考虑生物脆弱性是不够的。在研究社会心理因素时，我们需要控制遗传性因素（如双胞胎研究），或直接测量遗传输入。我们刚刚开始看到关于环境对心理病理学影响的遗传学研究。未来一定会有更多的研究。

治疗

我们现在知道很多关于 BPD 的相对良好的结果（Zanarini，2018），但我不同意目前提供给 BPD 患者的一些治疗方法。当诊断被遗漏时，患者肯定会被错误治疗。即使诊断被确认，患者也可能被给予大剂量的多种药物，而这些药物是他们不需要的，对他们帮助不大。当他们威胁要自杀时，就会被送进医院，使任何有效的治疗无法进行。有些人被给予意识形态驱动的心理治疗，导致他们的病情恶化。大多数患者被简单地用"常规治疗"来管理，这种治疗并没有使用系统性或循证的干预措施，也不知道是否有效。

研究在测试 BPD 的循证心理疗法方面取得了相当大的进展。遗憾的是，这些疗法不容易在实践中应用，而且它们所教授的经验也没有被广泛吸收。此外，这些疗法往往昂贵且难以获得。

BPD 的药物治疗远没有大多数人想象的那么令人印象深刻。大多数时候，药物治疗是不必要的。我只能同意科克伦系统评价数据库（Binks et al.，2006a；Stoffers et al.，2010）的结论，即文献对该类患者群体的任何药物干预都没有提供证据。不幸的是，由于希望强于事实，患者继续接受多种处方，导致多药联用。

对不良治疗的最好解药是更好的临床研究。我特别期待两个方向：一是开发针对 BPD 特征的新药；二是将 BPD 的心理治疗统一为一种标准方法，同时终止所有"名牌"。

我对未来的担忧是，BPD 患者将继续被忽视，或者被以简单化的方式治疗。我们这些选择为这些迷人的患者奉献一生的人是乐观的。无论治疗看起来多么无望，相信大多数患者最终都会康复。无论科学发现的道路有多困难，我们最终都会达到目的。

References
参考文献

Achenbach, T. M. , & McConaughy, S. H. (1997). *Empirically based assessment of child and adolescent psychopathology: Practical applications* (2nd ed.). Thousand Oaks, CA: SAGE.

Addis, M. E. , Cardemil, E. V. , Duncan, B. L. , & Miller, S. D. (2006). Does manualization improve therapy outcomes? In J. C. Norcross, L. E. Beutler, & R. F. Levant (Eds.), *Evidence-based practices in mental health: Debate and dialogue on the fundamental questions* (pp. 131–160). Washington, DC: American Psychological Association.

Adler, G. (1985). *Borderline psychopathology and its treatment.* New York: Jason Aronson.

Akiskal, H. S. (2002). The bipolar spectrum: The shaping of a new paradigm in psychiatry. *Current Psychiatry Reports*, 4, 1–3.

Akiskal, H. S. , Chen, S. E. , & Davis, G. C. (1985). Borderline: An adjective in search of a noun. *Journal of Clinical Psychiatry*, 46, 41–48.

Alexander, F. , & French, T. (1946). *Psychoanalytic therapy.* New York: Ronald Press.

American Psychiatric Association. (1980). *Diagnostic and statistical manual of mental disorders* (3rd ed.). Washington, DC: Author.

American Psychiatric Association. (1994). *Diagnostic and statistical manual of mental disorders* (4th ed.). Washington, DC: Author.

American Psychiatric Association. (2000). *Diagnostic and statistical manual of mental disorders* (4th ed. , text rev.). Washington, DC: Author.

American Psychiatric Association. (2013). *Diagnostic and statistical manual of mental disorders* (5th ed.). Arlington, VA: Author.

Angst, J. , & Gamma, A. (2002). A new bipolar spectrum concept: A brief review. *Bipolar Disorders*, 4, 11-14.

Arntz, A (2012). A systematic review of schema therapy for BPD. In J. M. Farrell & I. A. Shaw (Eds.), *Group schema therapy far borderline personality disorder* (pp. 286-294). New York, Wiley.

Aviram, R. B. , Brodsky, B. S. , & Stanley, B. (2006). Borderline personality disorder, stigma, and treatment implications. *Harvard Review of Psychiatry*, 14, 249-256.

Balling, C. , Chelminski, I. , Dalrymple, K. , & Zimmerman, M. (2019). Differentiating borderline personality from bipolar disorder with the Mood Disorder Questionnaire (MDQ): A replication and extension of the International Mood Network (IMN) Nosology Project. *Comprehensive Psychiatry*, 88, 49-51.

Barnicot, K. , & Crawford, M. (2018). Dialectical behaviour therapy v. mentalisation-based therapy for borderline personality disorder. *Psychological Medicine*, 10, 1-9.

Bartz, J. A. , Zaki, J. , Bolger, N. , & Ochsnerm, K. N. (2011). Social effects of oxytocin in humans: Context and person matter. *Trends in Cognitive Sciences*, 15, 301-309.

Bassir Nia, A. , Eveleth, M. C. , Gabbay, J. M. , Hassan, Y. J. , Zhang, B. , & Perez-Rodriguez, M. M. (2018). Past, present, and future of genetic research in borderline personality disorder. *Current Opinion in Psychology*, 21, 60-68.

Bateman, A. , & Fonagy, P. (1999). Effectiveness of partial hospitalization in the treatment of borderline personality disorder: A randomized controlled trial. *American Journal of Psychiatry*, 156, 1563-1569.

Bateman, A. , & Fonagy, P. (2001). Treatment of borderline personality disorder with psychoanalytically oriented partial hospitalization: An 18-month follow up. *American Journal of Psychiatry*, 158, 36-42.

Bateman, A. , & Fonagy, P. (2004). *Psychotherapy for border-line personality disorder: Mentalization-based treatment.* Oxford, UK: Oxford University Press.

Bateman, A. , & Fonagy, P. (2006). *Mentalization-based treatment for borderline personality disorder: A practical guide.* Oxford, UK: Oxford University Press.

Bateman, A. , & Fonagy, P. (2008). 8 -year follow-up of pa-tients treated for borderline personality disorder: Mentalization-based treatment versus treatment as usual. *American Journal of Psychiatry*, 165, 631-638.

Bateman, A. , & Fonagy, P. (2009). Randomized controlled trial of outpatient mentalization-based treatment versus structured clinical management for borderline personality disorder. *American Jour-nal of Psychiatry*, 166, 1355-1364.

Bateman, A. , & Fonagy, P. (2019). A randomized controlled trial of a mentalization-based intervention (MBT-FACTS) for families of people with borderline personality disorder. *Personality Disorders: Theory, Research, and Treatment*, 10, 70-79.

Bateman, A. , & Krawitz, R. (2013). *Borderline personality disorder: An evidence-based guide for generalist mental health profes-sionals.* Oxford, UK: Oxford University Press.

Baum, K. M. , & Walker, E. F. (1995). Childhood behavioral precursors of adult symptom dimensions in schizophrenia. *Schizophrenia Research*, 16, 111-120.

Beck, A. T. , Davis, D. , & Freeman, A. (2015). *Cognitive therapy of personality disorders* (3rd ed.). New York: Guilford Press.

Becker, D. F. , Grilo, C. M. , Edell, W. S. , & McGlashan, T. H. (2002). Diagnostic efficiency of borderline personality disorder criteria in hospitalized adolescents: Comparison of hospitalized adults. *American Journal of Psychiatry*, 159, 2042-2047.

Bell, E. C. , Marcus, D. K. , & Goodlad, J. K. (2013). Are the parts as good as the whole?: A meta-analysis of component treatment studies. *Journal of Consulting and Clinical Psychology*, 81, 722-736.

Belsky, D. W. , Caspi, A. , Arsenault, L. , Bleidorn, W. K. , Fonagy, P. , Goodman, M. , et al. (2012). Etiological features of borderline personality related characteristics in a birth cohort of 12-year-old children. *Development and Psychopathology*, 24, 251-265.

Belsky, J. , & Pluess, M. (2009). The nature (and nurture?) of plasticity in early human development. *Perspectives in Psychological Science*, 4, 345-351.

Bernstein, D. P. , Cohen, P. , Skodol, A. , Bezirganian, S. , & Brook, J. S. (1993). Prevalence and stability of the DSM-III personality disorders in a community-based survey of adolescents. *American Journal of Psychiatry*, 150, 1237-1243.

Bertsch, K. , & Herpetz, S. C. (2018). Oxytocin and borderline personality disorder. *Current Tapies Behavioral Neurosciences*, 35, 499-514.

Biederman, J. (2006). The evolving face of pediatric mania. *Biological Psychiatry*, 60, 901-902.

Binks, C. A. , Fenton, M. , McCarthy, L. , Lee, T. , Adams, C. E. , & Duggan, C. (2006a). Pharmacological interventions for people with borderline personality disorder. *Cochrane Database of Systematic Reviews*, 1, CD005653.

Binks, C. A. , Fenton, M. , McCarthy, L. , Lee, T. , Adams, C. E. , & Duggan, C. (2006b). Psychological therapies for people with borderline personality disorder. *Cochrane Database of Systematic Reviews*, 1, CD005652.

Biskin, R. , Paris, J. , Zelkowitz, P. , Raz, A. , & Renaud, J. (2011). Outcomes In women diagnosed with borderline personality disorder in adolescence. *Journal of the Canadian Academy of Child and Adolescent Psychiatry*, 20, 168-174.

Black, D. W. , Baumgard, C. H. , & Bell, S. E. (1995). A 16-45 year follow-up of 71 men with antisocial personality disorder. *Comprehensive Psychiatry*, 36, 130-140.

Black, D. W. , & Blum, N. (Eds.). (2017). *Systems training for emotional pre-dictability and problem solving for borderline personality disorder: Implementing STEPPS around the globe.* Oxford, UK: Oxford University Press.

Black, D. W. , Pfohl, B. , Blum, N. , McCormick, B. , Allen, J. , North, C. S. , et al. (2011). Attitudes toward borderline personality disorder: A survey of 706 mental health clinicians. *CNS Spectrums*, 16, 67-74.

Black, D. W. , Zanarini, M. C. , Romine, A. , Shaw, M. , Allen, J. , & Schulz, S. C. (2014). Comparison of low and moderate dosages of extended-release quetiapine in borderline personality disorder: A randomized, double-blind, placebo-controlled trial. *American Journal of Psychiatry*, 171, 1174-1182.

Bland, R. C. , Dyck, R. J. , Newman, S. C. , & Orn, H. (1998). Attempted suicide in Edmonton. In A. A. Leenaars, S. Wenckstern, I. Sakinofsky, R. J. Dyck, M. J. Kral, & R. C. Bland (Eds.), *Suicide in Canada* (pp. 136-150). Toronto, ON, Canada: University of Toronto Press.

Block, W. J. , Westen, D. , Ludolph, P. , Wixom, J. , & Jackson, A. (1991). Distinguishing female borderline adolescents from normal and other disturbed female adolescents. *Psychiatry*, 54, 89-103.

Blum, N. , Pfohl, B. , St. John, D. , Monahan, P. , & Black, D. W. (2002). STEPPS: A cognitive-behavioral systems-based group treatment for outpatients with borderline personality disorder—a preliminary report. *Comprehensive Psychiatry*, 43, 301-310.

Blum, N. , St. John, D. , Pfohl, B. , Stuart, S. , McCormick, B. , Allen, J. , et al. (2008). Systems Training for Emotional Predictability and Problem Solving (STEPPS) for outpatients with borderline personality disorder: A randomized controlled trial and 1-year follow-up. *American Journal of Psychiatry*, 165, 468-478.

Bohus, M. , Haaf, B. , Simms, T. , Limberger, M. F. , Schmahl, C. , Unckel, D. , et al. (2004). Effectiveness of inpatient dialectical behavioral therapy for borderline personality disorder: A controlled trial. *Behaviour Research and Therapy*, 42, 487-499.

Bond, M. , Paris, J. , & Zweig-Frank, H. (1994). The Defense Style Questionnaire in borderline personality disorder. *Journal of Per-*

sonality Disorders, 8, 28–31.

Bongar, B. M. , & Sullivan, C. (2013). *The suicidal patient:
Clinical and legal standards of care* (3rd ed.). Washington, DC: A-
merican Psychological Association.

Bornovalova, M. , Hicks, B. M. , Iacono, W. G. , & McGue,
M. (2009). Stability, change, and heritability of borderline personality
disorder traits from adolescence to adulthood: A longitudinal twin
study. *Development and Psychopathology*, 21, 1335–1353.

Bornovalova, M. , Huibregste, B. M. , & Hicks, B. M.
(2013), Failure to detect a causal effect of childhood abuse or diathe-
sisstress interactions on adult borderline personality disorder symptoms:
A longitudinal discordant twin design. *Journal of Abnormal Psychology*,
122, 180–194.

Bower, P. , & Gilboody, S. (2005). Stepped care in psycholog-
ical therapies: Access, effectiveness and efficiency. *British Journal of
Psychiatry*, 186, 11–17.

Brandes, M. , & Bienvenu, O. J. (2006). Personality and anx-
iety disorders. *Current Psychiatry Reports*, 8, 263–269.

Brent, D. A. (2001). Assessment and treatment of the youthful sui-
cidal patient. *Annals of the New York Academy of Sciences*, 932, 106–128.

Brezo, J. , Paris, J. , Tremblay, R. , Vitaro, F. , Hébert, M. ,
& Turecki, G. (2007). Identifying correlates of suicide attempts in
suicidal ideators: A population-based study. *Psychological Medicine*,
37, 1551–1562.

Brown, G. K. , Newman, C. F. , Charlesworth, S. E. , Crits-
Cristoph, P. , & Beck, A. T. (2004). An open clinical trial of cog-
nitive therapy for borderline personality disorder. *Journal of Personality
Disorders*, 18, 257–271.

Brown, G. K. , Steer, R. A. , Henriques, G. R. , & Beck, A.
T. (2005). The internal struggle between the wish to die and the wish
to live: A risk factor for suicide. *American Journal of Psychiatry*,
162, 1977–1979.

Brown, M. Z. , Comtois, K. A. , & Linehan, M. M. (2002).
Reasons for suicide attempts and nonsuicidal self-injury in women with

borderline personality disorder. *Journal of Abnormal Psychology*, 111, 198–202.

Browne, A., & Finkelhor, D. (1986). Impact of child sexual abuse: A review of the literature. *Psychological Bulletin*, 99, 66–77.

Brune, M. (2016). Borderline personality disorder: Why so fast and furious? *Evolution, Medicine, and Public Health*. 1, 52–66.

Bulbena-Cabre, A., Bassir Nia, A., & Perez-Rodriguez, M. (2018). Current knowledge on gene-environment interactions in personality disorders: An update. *Current Psychiatry Reports*, 20, 74–79.

Burnand, Y., Andreoli, A., Frambati, L., Manning, D., Canuto, A., & Frances, A. (2017). "Abandonment psychotherapy" for suicidal patients with borderline personality disorder: Long-term outcome. *Psychotherapy and Psychosomatics*, 86, 311–313.

Cailhol, L., Francois, M., Thalamas, C., Garrido, C., Birmes, P., Pourcel, L., et al. (2016). Is borderline personality disorder only a mental health problem? *Personality and Mental Health*, 10, 328–336.

Cantor-Graae, E., & Pedersen, C. B. (2007). Risk of schizophrenia in second-generation immigrants: A Danish population-based cohort study. *Psychological Medicine*, 37, 485–494.

Carpenter, R. M., Tomko, R. L., Trull, T. J., & Boomsma, D. J. (2013). Geneenvironment studies and borderline personality disorder: A review. *Current Psychiatry Reports*, 15, 336–343.

Caspi, A., McClay, J., Moffitt, T. E., Mill, J., Martin, J., Craig, I. W., et al. (2002). Role of genotype in the cycle of violence in maltreated children. *Science*, 297, 851–854.

Caspi, A., Moffitt, T. E., Newman, D. L., & Silva, P. A. (1996). Behavioral observations at age three predict adult psychiatric disorders: Longitudinal evidence from a birth cohort. *Archives of General Psychiatry*, 53, 1033–1039.

Caspi, A., Sugden, K., Moffitt, T. E., Taylor, A., Craig, I. W., Harrington, H., et al. (2003). Influence of life stress on depression: Moderation by a polymorphism in the 5-HTT gene. *Science*, 301, 386–389.

Cassidy, J. , & Shaver, P. R. (Eds.). (2016). *Handbook of attachment: Theory, research and clinical aspects* (3rd ed.). New York: Guilford Press.

Chambers, R. A. , Taylor, J. R. , & Potenza, M. N. (2003). Developmental neurocircuitry of motivation in adolescence: A critical period of addiction vulnerability. *American Journal of Psychiatry*, 160, 1041–1052.

Chanen, A. M. , Berk, M. , & Thompson, K. (2016). In-tegrating early intervention for borderline personality disorder and mood disorders. *Harvard Review of Psychiatry*, 24, 330–341.

Chanen, A. M. , Jackson, H. J. , McCutcheon, L. K. , Jovev, M. , Dudgeon, P. , Yuen, H. P. , et al. (2008). Early intervention for adolescents with borderline personality disorder using cognitive ana-lytic therapy: Randomized controlled trial. *British Journal of Psychia-try*, 193, 477–484.

Chanen, A. M. , Jackson, H. J. , McGorry, P. D. , Allot, K. A. , Clarkson, V. , & Yuen, H. P. (2004). Two-year stability of personality disorder in older adolescent outpatients. *Journal of Person-ality Disorders*, 18, 526–541.

Chanen, A. M. , & McCutcheon, L. (2013). Prevention and early intervention for borderline personality disorder: Current status and recent evidence. *British Journal of Psychiatry*, 202, S24–S29.

Chapman, S. , & Gratz, K. (1997). *The borderline personality disorder survival guide*. Oakland, CA: New Harbinger.

Chartonas, D. , Kyratsous, M. , Dracass, S. , Lee, T. , & Bhui, K. (2017). Personality disorder: Still the patients that psychiatrists dislike? *BJPsych Bulletin*, 41, 12–17.

Chemtob, C. M. , Hamada, R. S. , Bauer, G. B. , Kinney, B. , & Torigoe, R. Y. (1988a). Patients' suicides: Frequency and impact on psychiatrists. *American Journal of Psychiatry*, 145, 224–228.

Chemtob, C. M. , Hamada, R. S. , Bauer, G. B. , Kinney, B. , & Torigoe, R. Y. (1988b). Patient suicide: Frequency and impact on psychologists. *Professional Psychology: Research and Prac-tice*, 19, 416–420.

Chen, L. S. , Eaton, W. W. , Gallo, J. J. , Nestadt, G. , & Crum, R. M. (2000). Empirical examination of current depression categories in a population-based study: Symptoms, course, and risk factors. *American Journal of Psychiatry*, 157, 573–580.

Chess, S. , & Thomas, A. (1984). *Origins and evolution of behavior disorders: From infancy to adult life*. New York: Brunner/Mazel.

Choi-Kain, L. W. , Albert, E. B. , & Gunderson, J. G. (2016). Evidence-based treatments for borderline personality disorder: Implementation, integration, and stepped care. *Harvard Review of Psychiatry*, 24, 342–356.

Cicchetti, D. , & Rogosch, F. A. (2002). A developmental psychopathology perspective on adolescence. *Journal of Consulting and Clinical Psychology*, 70, 6–20.

Cicchetti, D. , & Toth, S. (1998). The development of depression in childhood and adolescence. *American Psychologist*, 53, 221–241.

Clark, L. A. (1993). *Schedule for Non-Adaptive and Adaptive Personality*. Minneapolis: University of Minnesota Press.

Clark, L. A. , Livesley, W. J. , & Morey, L. (1997). Personality disorder assessment: The challenge of construct validity. *Journal of Personality Disorders*, 11, 205–231.

Clarkin, J. F. , & Levy, K. N. (2004). The influence of client variables on psychotherapy. In M. J. Lambert (Ed.), *Bergin and Garfield's handbook of psychotherapy and behavior change* (5th ed. , pp. 194–226). New York: Wiley.

Clarkin, J. F. , Levy, K. N. , Lenzenweger, M. F. , & Kernberg, O. F. (2004). The Personality Disorders Institute/Borderline Personality Disorder Research Foundation randomized control trial for borderline personality disorder: Rationale, methods, and patient characteristics. *Journal of Personality Disorders*, 18, 52–72.

Clarkin, J. F. , Levy, K. N. , Lenzenweger, M. F. , & Kernberg, O. F. (2007). Evaluating three treatments for borderline personality disorder: A multiwave study. *American Journal of Psychiatry*,

164, 1-8.

Clarkin, J. F. , Widiger, T. A. , Frances, A. , Hurt, S. W. , & Gilmore, M. (1983). Propotypic typology and the borderline personality disorder. *Journal of Abnormal Psychology*, 92, 263-275.

Clifton, A. , & Pilkonis, P. (2007). Evidence for a single latent class of *Diagnostic and Statistical Manual of Mental Disorders* borderline personality pathology. *Comprehensive Psychiatry*, 48, 70-78.

Coccaro, E. F. , & Kavoussi, R. J. (1997). Fluoxetine and impulsive aggressive behavior in personality-disordered subjects. *Archives of General Psychiatry*, 54, 1081-1088.

Coccaro, E. F. , Siever, L. J. , Klar, H. M. , Maurer, G. , Cochrane, K. , Cooper, T. B. , et al. (1989). Serotonergic studies in patients with affective and personality disorders. *Archives of General Psychiatry*, 46, 587-599.

Cohen, D. J. , Paul, R. , & Volkmar, F. (1987). Issues in the classification of pervasive developmental disorders and associated conditions. In D. J. Cohen & A. M. Donnellan (Eds.), *Handbook of autism and pervasive developmental disorders* (pp. 20-39). New York: Wiley.

Cohen, P. , & Cohen, J. (1984). The clinician's illusion. *Archives of General Psychiatry*, 41, 1178-1182.

Cohen, P. , Crawford, T. N. , Johnson, J. G. , & Kasen, S. (2005). The Children in the Community study of developmental course of personality disorder. *Journal of Personality Disorders*, 19, 466-486.

Coid, J. , Yang, M. , Tyrer, P. , Roberts, A. , & Ullrich, S. (2006). Prevalence and correlates of personality disorder in Great Britain. *British Journal of Psychiatry*, 188, 423-431.

Conte, J. R. , Wolf, S. , & Smith, T. (1989). What sexual offenders tell us about prevention strategies. *Child Abuse and Neglect*, 13, 293-301.

Conway, C. C. , Hopwood, C. J. , Morey L. C. , & Skodol, A. E. (2018). Borderline personality disorder is equally trait-like and state-like over 10 years in adult psychiatric patients. *Journal of Abnormal*

Psychology, 127, 590–601.

Costa, P. T., & Widiger, T. A. (Eds.). (2013). *Personality disorders and the fivefactor model of personality* (3rd ed.). Washington, DC: American Psychological Association.

Crawford, M., Sanatinia, R., Barrett, B. M., Cunningham, G., Dale, O., Ganguli, P., et al. (2018). The clinical effectiveness and cost-effectiveness of lamotrigine in borderline personality disorder: A randomized placebocontrolled trial. *American Journal of Psychiatry*, 175, 756–764.

Crawford, T. N., Cohen, P., & Brook, J. S. (2001a). Dramaticerratic personality disorder symptoms: I. Continuity from early adolescence to adulthood. *Journal of Personality Disorders*, 15, 319–335.

Crawford, T. N., Cohen, P., & Brook. J. S. (2001b). Dramatic-erratic personality disorder symptoms: II. Developmental pathways from early adolescence to adulthood. *Journal of Personality Disorders*, 15, 336–350.

Crick, N. R., & Zahn-Waxler, C. (2003). The development of psychopathology in females and males: Current progress and future challenges. *Development and Psychopathology*, 15, 719–742.

Cristea, I. A., Gentilla, C., Cotet, C. D., Palomba, D., Barbui, C., & Cuijpers, P. (2017). Efficacy of psychotherapies for borderline personality disorder: A systematic review and meta-analysis. *JAMA Psychiatry*, 74, 319–328.

Crowell, S. E., Beauchaine, T. P., & Linehan, M. M. (2009). A biosocial developmental model of borderline personality: Elaborating and extending Linehan's theory. *Psychological Bulletin*, 135, 495–510.

Crowell, S. E., & Kaufman, E. A. (2016). Borderline personality disorder and the emerging field of developmental neuroscience. *Personality Disorders: Theory, Research, and Treatment*, 7, 324–333.

Cummings, N. A., & Sayama, M. (1995). *Focused psychotherapy: A casebook of brief, intermittent psychotherapy throughout the life cycle.* New York: Brunner/Mazel.

Cuthbert, B. N., & Insel, T. R. (2013). Toward the future of psychiatric diagnosis: The seven pillars of RDoC. *BMC Medicine*, 11, 126.

Dammann, G. , Teschler, S. , Haag, T. , Altmuller, F. , Tuczek, F. , & Dammann, F. (2011). Increased DNA methylation of neuro-psychiatric genes occurs in borderline personality disorder. *Epigenetics*, 6, 1454–1462.

Davidson, K. , Norrie, J. , Tyrer, P. , Gumley, A. , Tata, P. , Murray, H. , et al. (2006). The effectiveness of cognitive behavior therapy for borderline personality disorder: Results from the Borderline Personality Disorder Study of Cognitive Therapy (BOSCOT) trial. *Journal of Personality Disorders*, 20, 450–465.

Davidson, K. , Tyrer, P. , Gumley, A. , Tata, P. , Norrie, J. , Palmer, S. , et al. (2006). A randomized controlled trial of cognitive behavior therapy for borderline personality disorder: Rationale for trial, method, and description of sample. *Journal of Personality Disorders*, 20, 431–449.

Dawson, D. , & McMillan, H. L. (1993). *Relationship management of the borderline patient: From understanding to treatment.* New York: Brunner/Mazel.

de Clercq, B. , van Leeuwen, J. , de Fruyt, F. , van Hiel, A. , & Mervielde, I. (2008). Maladaptive personality traits and psycho-pathology in childhood and adolescence: The moderating effect of parenting. *Journal of Personality*, 76, 357–383.

de Clercq, B. , van Leeuwen, J. , van den Noortgate, W. , de Bolle, M. , & de Fruyt, F. (2009). Childhood personality pathology: Dimensional stability and change. *Development and Psychopathology*, 21, 853–869.

De la Fuente, J. M. , Bobes, J. , Vizuete, C. , & Mendlewicz, J. (2001). Sleep-EEG in borderline patients without concomitant major depression: A comparison with major depressives and normal control subjects. *Psychiatry Research*, 105, 87–95.

De Lima, M. S. , & Hotopf, M. (2003). A comparison of active drugs for the treatment of dysthymia. *Cochrane Database of Systematic Reviews*, 3, CD00404.

Depue, R. A., & Lenzenweger, M. (2001). A neurobehavioral dimensional model. In W. J. Livesley (Ed.), *Handbook of personality disorders: Theory, research, and treatment* (pp. 136 – 176). New York: Guilford Press.

Dimaggio, G., Montano, A., Popolo, R., & Salvatore, G. (2015). *Metacognitive interpersonal therapy for personality disorders: A treatment manual*. New York: Routledge.

Distel, M. A., Middeldorp, C. M., Trull, T. J., Derom, C. A., Willemsen, G., & Boomsma, D. (2011). Life events and borderline personality features: The influence of gene-environment interaction and gene-environment correlation. *Psychological Medicine*, 43, 849–860.

Distel, M. A., Trull, T. J., Derom, C. A., Thiery, E. W., Grimmer, M. A., Martin, G., et al. (2008). Heritability of borderline personality disorder features is similar across three countries. *Psychological Medicine*, 38, 1219–1229.

Doering, S., Hörz, S., Rentrop, M., Fischer-Kern, M., Schuster, P., Benecke, C., et al. (2010). Transference-focused psychotherapy v. treatment by community psychotherapists for borderline personality disorder: Randomised controlled trial. *British Journal of Psychiatry*, 196, 389–395.

Donegan, N. H., Sanislow, C. A., Blumberg, H. P., Fulbright, R. K., Lacadie, C., Skudlarski, P., et al. (2003). Amygdala hyperreactivity in borderline personality disorder: Implications for emotional dysregulation. *Biological Psychiatry*, 54, 1284–1293.

Driessen, E., Hegelmaier, L. M., Abbass, A. A., Barber, J. P., Dekker, J. J., Van, H. L., et al. (2015). The efficacy of short-term psychodynamic psychotherapy for depression: A meta-analysis update. *Clinical Psychology Review*, 42, 1–15.

Drummond, C., Coulton, S., James, D., Godfrey, C., Parrott. S., Baxter, J., et al. (2009). Effectiveness and cost-effectiveness of a stepped care intervention for alcohol use disorders in primary care: Pilot study. *British Journal of Psychiatry*, 195, 448–456.

Dunner, D. I., & Tay, K. L. (1993). Diagnostic reliability of the history of hypomania in bipolar II patients and patients with major depression. *Comprehensive Psychiatry*, 34, 303–307.

Ebner-Priemer, U. W. , Kuo, J. , Kleindienst, N. , Welch, S. S. , Reisch, T. , Reinhard, I. , et al. (2007). State affective instability in borderline personality disorder assessed by ambulatory monitoring. *Psychological Medicine*, 37, 961–970.

Ellison, W. D. , Rosenstein, L. K. , Morgan, T. A. , & Zimmerman, M. (2018). Community and clinical epidemiology of borderline personality disorder. *Psychiatric Clinics of North America*, 41, 561–573.

Engel, G. L. (1980). The clinical application of the biopsychosocial model. *American Journal of Psychiatry*, 137, 535–544.

Farabaugh, A. , Mischoulon, D. , Fava, M. , Guyker, W. , & Alpert, J. (2004). The overlap between personality disorders and major depressive disorder. *Annals of Clinical Psychiatry*, 16, 217–224.

Favazza, A. R. (1996). *Bodies under siege: Self-mutilation and body modification in culture and psychiatry* (2nd ed.). Baltimore: Johns Hopkins University Press.

Feldman, R. B. , Zelkowitz, P. , Weiss, M. , Heyman, M. , Vogel, J. , & Paris, J. (1995). A comparison of the families of borderline personality disorder mothers and the families of other personality disorder mothers. *Comprehensive Psychiatry*, 36, 157–163.

Fergusson, D. M. , Lynskey, M. T. , & Horwood, J. (1996). Childhood sexual abuse and psychiatric disorder in young adulthood: II. Psychiatric outcomes of childhood sexual abuse. *Journal of the American Academy of Child and Adolescent Psychiatry*, 34, 1365–1374.

Fergusson, D. M. , & Mullen, P. E. (1999). *Childhood sexual abuse: An evidence based perspective*. Thousand Oaks, CA: SAGE.

Fine, M. A. , & Sansone, R. A. (1990). Dilemmas in the management of suicidal behavior in individuals with borderline personality disorder. *American Journal of Psychotherapy*, 44, 160–171.

First, M. B. (2005). Clinical utility: A prerequisite for the adoption of a dimensional approach in DSM. *Journal of Abnormal Psychology*, 114, 560–564.

First, M. B. , Bhat, V. , Adler, D. , Dixon, L. , & Goldman,

B. (2014). How do clinicians actually use the *Diagnostic and Statistical Manual of Mental Disorders* in clinical practice and why we need to know more. *Journal of Nervous and Mental Disease*, 202, 841–844.

Fok, M. L. Y. , Stewart, R. , Hayes, R. D. , & Moran, P. (2014). Predictors of natural and unnatural mortality among patients with personality disorder: Evidence from a large UK case register. *PLOS ONE*, 9, e100979.

Fonagy, P. , Target, M. , & Gergely, G. (2000). Attachment and borderline personality disorder: A theory and some evidence. *Psychiatric Clinics of North America*, 23, 103–122.

Forman, E. M. , Berk, M. S. , Henriques, G. R. , Brown, G. K. , & Beck, A. T. (2004). History of multiple suicide attempts as a behavioral marker of severe psychopathology. *American Journal of Psychiatry*, 161, 437–443.

Fossati, A. , Madeddu, F. , & Maffei, C. (1999). Borderline personality disorder and childhood sexual abuse: A metanalytic study. *Journal of Personality Disorders*, 13, 268–280.

Fowler, J. C. , Clapp, J. D. , Madan, A. , Allen, J. G. , Frueh, C. , Fonagy, P. , et al. (2018). A naturalistic longitudinal study of extended inpatient treatment for adults with borderline personality disorder: An examination of treatment response, remission and deterioration. *Journal of Affective Disorders*, 235, 323–331.

Frances, A. (2013). *Saving normal: An insider's revolt against out-of-control psychiatric diagnosis, DSM-5, big pharma, and the medicalization of ordinary life*. New York: William Morrow.

Frances, A. , & Clarkin, J. F. (1981). No treatment as the prescription of choice. *Archives of General Psychiatry*, 38, 542–545.

Frank, A. F. (1992). The therapeutic alliances of borderline patients. In J. F. Clarkin, E. Marziali, & H. Munroe-Blum (Eds.), *Borderline personality disorder: Clinical and empirical perspectives* (pp. 220–247). New York: Guilford Press.

Frank, H. , & Hoffman, N. (1986). Borderline empathy: An empirical investigation. *Comprehensive Psychiatry*, 27, 387–395.

Frank, H. , & Paris, J. (1981). Recollections of family experience in borderline patients. *Archives of General Psychiatry*, 38, 1031-1034.

Frank, J. D. , & Frank, J. B. (1991). *Persuasion and healing* (3rd ed.). Baltimore: Johns Hopkins University Press.

Frankenburg, F. R. , & Zanarini, M. C. (2002). Divalproex sodium treatment of women with borderline personality disorder and bipolar Ⅱ disorder: A double-blind placebo-controlled pilot study. *Journal of Clinical Psychiatry*, 63, 442-446.

Franklin, J. C. , Ribeiro, J. D. , Fox, K. R. , Bentley, K. H. , Kleiman, E. M. , Huang, X. , et al. (2017). Risk factors for suicidal thoughts and behaviors: A meta-analysis of 50 years of research. *Psychological Bulletin*, 143, 187-232.

Freud, S. (1964). Analysis terminable and interminable. In J. Strachey (Ed. & Trans.), *The standard edition of the complete psychological works of Sigmund Freud* (Vol. 23, pp. 216 - 254). London: Hogarth Press. (Original work published 1937)

Furstenberg, F. F. (2000). The sociology of adolescence and youth in the 1990s: A critical commentary. *Journal of Marriage and the Family*, 62 (4), 896-910.

Gabbard, G. O. (1996). Lessons to be learned from the study of sexual boundary violations. *American Journal of Psychotherapy*, 50, 311-322.

Gabbard, G. O. , Lazar, S. G. , Hornberger, J. , & Spiegel, D. (1997). The economic impact of psychotherapy: A review. *American Journal of Psychiatry*, 154, 147-155.

Garner, D. M. , & Garfinkel, P. E. (1980). Socio-cultural factors in the development of anorexia nervosa. *Psychological Medicine*, 10, 647-656.

Garnet, K. E. , Levy, K. N. , Mattanah, J. F. , Edell, W. S. , & McGlashan, T. H. (1994). Borderline personality disorder in adolescents: Ubiquitous or specific? *American Journal of Psychiatry*, 151, 1380-1382.

Gaston, L. , Goldfried, M. R. , Greenberg, L. S. , & Horvath, A. O. (1995). The therapeutic alliancein psychodynamic, cognitive-behavioral, and experiential therapies. *Journal of Psychotherapy Inte-*

gration, 5, 1-26.

Gerson, J., & Stanley, B. (2002). Suicidal and self-injurious behavior in personality disorder: Controversies and treatment directions. *Current Psychiatry Reports*, 4, 30-38.

Ghaemi, S. N., Ko, J. Y., & Goodwin, F. K. (2002). "Cade's disease" and beyond: Misdiagnosis, antidepressant use, and a proposed definition for bipolar spectrum disorder. *Canadian Journal of Psychiatry*, 47, 125-134.

Giesen-Bloo, J., van Dyck, R., Spinhoven, P., van Tilburg, W., Dirksen, C., van Asselt, T., et al. (2006). Outpatient psychotherapy for borderline personality disorder: Randomized trial of schema-focused therapy vs transference-focused psychotherapy *Archives of General Psychiatry*, 63, 649-658.

Giourou, E., Skokou, M., Andrew, S. P., Alexopoulou, K., Gourzis, P., & Jelastopulu, E. (2018). Complex posttraumatic stress disorder: The need to consolidare a distinct clinical syndrome or to reevaluate features of psychiatric disorders following interpersonal trauma? *World Journal of Psychiatry*, 22, 12-19.

Goldapple, K., Segal, Z., Garson, C., Lau, M., Bieling, P., Kennedy, S., et al. (2004). Modulation of cortical-limbic pathways in major depression: Treatment-specific effects of cognitive behavior therapy. *Archives of General Psychiatry*, 61, 34-41.

Goldman, R. E., Hilsenroth, M. J., Gold, J. R., & Cersosimo, B. (2018). Psychotherapy integration and borderline personality pathology: An examination of treatment outcomes. *Journal of Psychotherapy Integration*, 28, 444-461.

Goldstein, R. B., Black, D. W., Nasrallah, A., & Winokur, G. (1991). The prediction of suicide. *Archives of General Psychiatry*, 48, 418-422.

Goodman, M., Hull, J. W., Clarkin, J. F., & Yeomans, F. E. (1999). Childhood antisocial behaviors as predictors of psychotic symptoms and DSM-Ⅲ-R borderline criteria among inpatients with borderline personality disorder. *Journal of Personality Disorders*, 13, 35-46.

Goodman, M., Patel, U., Oakes, A., Matho, A., & Triebwasser, J. (2013). Developmental trajectories to male borderline personality disorder. *Journal of Personality Disorders*, 27, 764–782.

Gottesman, I. I., & Gould, T. D. (2003). The endophenotype concept in psychiatry: Etymology and strategic intentions. *American Journal of Psychiatry*, 160, 636–645.

Grant, B. F., Chou, S. P., Goldstein, R. B., Huang, B., Stinson. F. S., Saha, T. D., et al. (2008). Prevalence, correlates, disability, and comorbidity of DSM-IV borderline personality disorder: Results from the Wave 2 National Epidemiologic Survey on Alcohol and Related Conditions. *Journal of Clinical Psychiatry*, 69, 533–545.

Grant, B. F., Hasin, D. S., Stinson, F. S., Dawson, D. A., Chou, S. P., Ruan, W. J., et al. (2004). Prevalence, correlates, and disability of personality disorders in the United States: Results from the National Epidemiologic Survey on Alcohol and Related Conditions. *Journal of Clinical Psychiatry*, 65, 948–958.

Gratz, K. L., Rosenthal, M. Z., Tull, M. T., Lejuez, C. W., & Gunderson, J. G. (2006). An experimental investigation of emotion dysregulation in borderline personality disorder. *Journal of Abnormal Psychology*, 115, 850–855.

Green, H. (1964). *I never promised you a rose garden*. New York: Holt, Rinehart & Winston.

Greenman, D. A., Gunderson, J. G., Cane, M., & Saltzman, P. R. (1986). An examination of the borderline diagnosis in children. *American Journal of Psychiatry*, 143, 998–1003.

Grenyer, B. F. S., Lewis, K. L., Fanaian, M., & Kotze, B. (2018). Treatment of personality disorder using a whole of service stepped care approach: A cluster randomized controlled trial. *PLOS ONE*, 13 (11), e0206472.

Grilo, C. M., Becker, D. F., Edell, W. S., & McGlashan, T. H. (2001). Stability and change of DSM-III-R personality disorder dimensions in adolescents followed up 2 years after psychiatric hospitalization. *Comprehensive Psychiatry*, 42, 364–368.

Grinker, R. R., Werble, B., & Drye, R. C. (1968). *The borderline syndrome*. New York: Basic Books.

Gross, J. J. (2014). Emotion regulation: Conceptual and empirical foundations. In J. J. Gross (Ed.), *Handbook of emotion regulation* (pp. 3-20). New York: Guilford Press.

Gross, R., Olfson, M., Gameroff, M., Shea, S., Feder, A., Fuentes, M., et al. (2002). Borderline personality disorder in primary care. *Archives of Internal Medicine*, 162, 53-60.

Gunderson, J. G. (1984). *Borderline personality disorder*. Washington, DC: American Psychiatric Press.

Gunderson, J. G. (2001). *Borderline personality disorder: A clinical guide*. Washington, DC: American Psychiatric Press.

Gunderson, J. G. (2009). Borderline personality disorder: Ontogeny of a diagnosis. *American Journal of Psychiatry*, 166, 530-539.

Gunderson, J. G., Bender, D., Sanislow, C., Yen, S., Rettew, J. B., Dolan-Sewell, R., et al. (2003). Plausibility and possible determinants of sudden "remissions" in borderline patients. *Psychiatry*, 66, 111-119.

Gunderson, J. G., & Choi-Kain, L. W. (2018). Medication management for patients with borderline personality disorder. *American Journal of Psychiatry*, 175, 709-711.

Gunderson, J. G., Frank, A. F., Ronningstam, E. F., Wahter, S., Lynch, V. J., & Wolf, P. J. (1989). Early discontinuance of borderline patients from psychotherapy. *Journal of Nervous and Mental Disease*, 177, 38-34.

Gunderson, J. G., & Hoffman, P. D. (Eds.). (2005). *Understanding and treating borderline personality disorder: A guide for professionals and families*. Washington, DC: American Psychiatric Publishing.

Gunderson, J. G., & Links, P. S. (2008). *Borderline personality disorder: A clinical guide* (2nd ed.). Washington, DC: American Psychiatric Press.

Gunderson, J. G., & Links, P. S. (2014). *Handbook of good psychiatric management for borderline personality disorder*. Washington, DC: American Psychiatric Publishing.

Gunderson, J. G., & Lyons-Ruth, K. (2008). BPD's interpersonal hypersensitivity phenotype: A gene-environment developmental model. *Journal of Personality Disorders*, 22, 22–41.

Gunderson, J. G. , Masland, S. , & Choi-Kain, L. (2018). Good psychiatric management: A review. *Current Opinion in Psychology*, 21, 127–131.

Gunderson, J. G. , Morey, L. C. , Stout, R. L. , Skodol, A. E. , Shea, M. T. , McGlashan, T. H. , et al. (2004). Major depressive disorder and borderline personality disorder revisited: Longitudinal interactions. *Journal of Clinical Psychiatry*, 65, 1049–1056.

Gunderson, J. G. , & Phillips, K. A. (1991). A current view of the interface between borderline personality disorder and depression. *American Journal of Psychiatry*, 148, 967–975.

Gunderson, J. G. , & Singer, M. T. (1975). Defining borderline patients: An overview. *American Journal of Psychiatry*, 132, 1–9.

Gunderson, J. G. , Stout, R. L. , McGlashan, T. H. , Shea, T. , Morey, L. C. , Grilo, C. M. , et al. (2011). Ten-year course of borderline personality disorder: Psychopathology and function from the collaborative longitudinal personality disorders study. *Archives of General Psychiatry*, 68, 827–837.

Gunderson, J. G. , Weinberg, I. , Daversa, M. T. , Kueppenbender, K. D. , Zanarini, M. C. , Shea, M. T. , et al. (2006). Descriptive and longitudinal observations on the relationship of borderline personality disorder and bipolar disorder. *American Journal of Psychiatry*, 163, 1173–1178.

Gunderson, J. G. , Zanarini, M. C. , Choi-Kain, L. W. , Mitchell, K. S. A. , Jang, K. L. , & Hudson, J. I. (2011). Family study of borderline personality disorder and its sectors of psychopathology. *Archives of General Psychiatry*, 68, 753–762.

Gutheil, T. G. (1985). Medicolegal pitfalls in the treatment of borderline patients. *American Journal of Psychiatry*, 142, 9–14.

Gutheil, T. G. (1989). Borderline personality disorder, boundary violations, and patient-therapist sex: Medicolegal pitfalls. *American Journal of Psychiatry*, 146, 597–602.

Gutheil, T. G. (1992). Suicide and suit: Liability after self-destruction. In D. Jacobs (Ed.), *Suicide and clinical practice* (pp. 147–167). Washington, DC: American Psychiatric Press.

Gutheil, T. G. (2004). Suicide, suicide litigation, and borderline personality disorder. *Journal of Personality Disorders*, 18, 248–256.

Gutheil, T. G., & Brodsky, A. (2008). *Preventing boundary violations in clinical practice*. New York: Guilford Press.

Gutheil, T. G., & Gabbard, G. O. (1993). The concept of boundaries in clinical practice: Theoretical and risk-management dimensions. *American Journal of Psychiatry*, 150, 188–196.

Guzder, J., Paris, J., Zelkowitz, P., & Feldman, R. (1999). Psychological risk factors for borderline pathology in school-aged children. *Journal of the American Academy of Child and Adolescent Psychiatry*, 38, 206–212.

Guzder, J., Paris, J., Zelkowitz, P., & Marchessault, K. (1996). Risk factors for borderline pathology in children. *Journal of the American Academy of Child and Adolescent Psychiatry*, 35, 26–33.

Harding, C. M., Brooks, G. W., Ashikaga, T., Strauss, J. S., & Breier, A. (1987). Vermont Longitudinal Study of persons with severe mental illness. *American Journal of Psychiatry*, 143, 727–735.

Harriss, L., & Hawton, K. (2005). Suicidal intent in deliberate self-harm and the risk of suicide: The predictive power of the Suicide Intent Scale. *Journal of Affective Disorders*, 86, 225–233.

Haslam, N. (2016). Concept creep: Psychology's expanding concepts of harm and pathology. *Psychological Inquiry*, 27, 1–17.

Hawton, K., Witt, K. G., Salisbury, T. L., Arensman, E., Gunnell, D., Hazell, P., et al. (2016). Psychosocial interventions following self-harm in adults: A systematic review and meta-analysis. *Lancet Psychiatry*, 8, 740–750.

Hawton, K., Zahl, D., & Weatherall, R. (2003). Suicide following deliberate self-harm: Long-term follow-up of patients who presented to a general hospital. *British Journal of Psychiatry*, 182, 537–542.

Heath, L., Paris, J., Laporte, L., & Gill, K. J. (2018). High prevalence of physical pain among treatment-seeking individuals with borderline personality disorder. *Journal of Personality Disorders*,

32, 414-420.

Helzer, J. E. , & Canino, G. J. (Eds.). (1992). *Alcoholism in North America, Europe, and Asia.* New York: Oxford University Press.

Hendin, H. (1981). Psychotherapy and suicide. *American Journal of Psychotherapy*, 35, 469-480.

Henry, C. , Mitropoulou, V. , New, A. S. , Koenigsberg, H. W. , Silverman, J. , & Siever, L. J. (2001). Affective instability and impulsivity in borderline personality and bipolar II disorders: Similarities and differences. *Journal of Psychiatric Research*, 35, 307-312.

Herman, J. (1992). *Trauma and recovery.* New York: Basic Books.

Herman, J. L. , Perry, J. C. , & van der Kolk, B. A. (1989). Childhood trauma in borderline personality disorder. *American Journal of Psychiatry*, 146, 490-495.

Herman, J. , & van der Kolk, B. (1987). Traumatic antecedents of borderline personality disorder. In B. van der Kolk (Ed.), *Psychological trauma* (pp. 111-126). Washington, DC: American Psychiatric Press.

Herpertz, S. C. , & Bertsch, K. (2015). A new perspective on the pathophysiology of borderline personality disorder: A model of the role of oxytocin. *American Journal of Psychiatry*, 172, 840-851.

Herpertz, S. C. , Huprich, S. K. , Bohus, M. , Chanen, A. , Goodman, M. , Mehlum, L. , et al. (2017). The challenge of transforming the diagnostic system of personality disorders. *Journal of Personality Disorders*, 31, 577-589.

Herpertz, S. C. , Schneider, I. , Schmahl, C. , & Bertsch, K. (2018). Neurobiological mechanisms mediating emotion dysregulation as targets of change in borderline personality disorder. *Psychopathology*, 51, 96-104.

Hetherington, E. M. , & Kelly, J. (2002). *For better or for worse: Divorce reconsidered.* New York: Norton.

Hoch, P. H. , Cattell, J. P. , Strahl, M. D. , & Penness, H. H. (1962). The course and outcome of pseudoneurotic schizophrenia.

American Journal of Psychiatry, 119, 106-115.

Hoffman, P. D. , Fruzzetti, A. E. , & Buteau, E. (2007). Understanding and engaging families: An education, skills and support program for relatives impacted by borderline personality disorder. *Journal of Mental Health*, 16, 69-82.

Hollander, E. , Allen, A. , Lopez, R. P. , Bienstock, C. A. , Grossman, R. , Siever, L. J. , et al. (2001). A preliminary double-blind, placebo-controlled trial of divalproex sodium in borderline personality disorder. *Journal of Clinical Psychiatry*, 62, 199-203.

Hollander, E. , Swann, A. C. , Coccaro, E. F. , Jiang, P. , & Smith, T. B. (2005). Impact of trait impulsivity and state aggression on divalproex versus placebo response in borderline personality disorder. *American Journal of Psychiatry*, 162, 621-624.

Hopwood, C. J. , Kotov, R. , Krueger, R. F. , Watson, D. , Widiger, T. A. , Althoff, R. R. , et al. (2018). The time has come for dimensional personality disorder diagnosis. *Personality and Mental Health*, 12, 82-86.

Horwitz, A. V. , & Wakefield, J. C. (2007). *The loss of sadness: How psychiatry transformed normal sorrow into depressive disorder*. New York: Oxford University Press.

Horwitz, A. V. , Widom, C. S. , McLaughlin, J. , & White, H. R. (2001). The impact of childhood abuse and neglect on adult mental health: A prospective study. *Journal of Health and Social Behavior*, 42, 184-201.

Horwitz, L. (1974). *Clinical prediction in psychotherapy*. New York: Jason Aronson.

Howard, K. I. , Kopta, S. M. , Krause, M. S. , & Orlinsky, D. E. (1986). The dose-effect relationship to psychotherapy. *American Psychologist*, 41, 159-164.

Huband, N. , McMurran, M. , Evans, C. , & Duggan, C. (2007). Social problem-solving plus psychoeducation for adults with personality disorder: Pragmatic randomised controlled trial. *British Journal of Psychiatry*, 190, 307-313.

Hwu, H. G. , Yeh, E. K. , & Change, L. Y. (1989). Prevalence of psychiatric disorders in Taiwan defined by the Chinese Diagnostic Interview Schedule. *Acta Psychiatrica Scandinavica*, 79, 136–147.

Jang, K. L. , Livesley, W. J. , & Vernon, P. A. (1996). The genetic basis of personality at different ages. *Journal of Personality and Individual Differences*, 21, 299–301.

Jang, K. L. , Livesley, W. J. , Vernon, P. A. , & Jackson, D. N. (1996). Heritability of personality traits: A twin study. *Acta Psychiatrica Scandinavica*, 94, 438–444.

Johnson, J. G. , Cohen, P. , Brown, J. , Smailes, E. M. , & Bernstein, D. P. (1999). Childhood maltreatment increases risk for personality disorders during early adulthood. *Archives of General Psychiatry*, 56, 600–606.

Johnson, J. G. , Cohen, P. , Chen, H. , Kasen, S. , & Brook, J. S. (2006). Parenting behaviors associated with risk for offspring personality disorder during adulthood. *Archives of General Psychiatry*, 63, 579–587.

Johnson, J. G. , First, M. B. , Cohen, P. , Skodol, A. E. , Kasen, S. , & Brook, J. S. (2005). Adverse outcomes associated with personality disorder not otherwise specified in a community sample. *American Journal of Psychiatry*, 162, 1926–1932.

Jud, A. , Fegert, J. M. , & Finkelhor, D. (2016). On the incidence and prevalence of child maltreatment: A research agenda. *Child and Adolescent Psychiatry and Mental Health*, 10, 17–24.

Kasen, S. , Cohen, P. , Skodol, A. E. , Johnson, J. G. , & Brook, J. S. (1999). Influence of child and adolescent psychiatric disorders on young adult personality disorder. *American Journal of Psychiatry*, 156, 1529–1535.

Kaufman, J. (2006). Stress and its consequences: An evolving story. *Biological Psychiatry*, 60, 669–670.

Keel, P. K. , Mitchell, J. E. , Miller, K. B. , Davis, T. L. , & Crow, S. J. (1999). Long-term outcome of bulimia nervosa. *Archives of General Psychiatry*, 56, 63–69.

Kelley, J. T. (1996). *Psychiatric malpractice*. New Brunswick, NJ: Rutgers University Press.

Kendler, K. , & Prescott, C. (2007). *Genes, environment, and psychopathology.* New York: Guilford Press.

Kernberg, O. F. (1970). A psychoanalytic classification of character pathology. *Journal of the American Psychoanalytic Association,* 18, 800–822.

Kernberg, O. F. (1976). *Borderline conditions and pathological narcissism.* New York: Jason Aronson.

Kernberg, O. F. (1987). Diagnosis and clinical management of suicidal potential in borderline patients. In J. S. Grotstein, M. F. Solomon, & J. A. Lang (Eds.), *The borderline patient: Emerging concepts in diagnosis, psychodynamics, and treatment* (pp. 69–80). Hillsdale, NJ: Analytic Press.

Kernberg, P. F. , Weiner, A. S. , & Bardenstein, K. K. (2000). *Personality disorders in children and adolescents.* New York: Basic Books.

Kessler, R. C. , Berglund, P. , Borges, G. , Nock, M. , & Wang, P. S. (2005). Trends in suicide ideation, plans, gestures, and attempts in the United States, 1990–1992 to 2001–2003. *Journal of the American Medical Association,* 293, 2487–2495.

Kessler, R. C. , Chiu, W. T. , Demler, O. , Merikangas, K. R. , & Walters, E. E. (2005). Prevalence, severity, and comorbidity of 12-month DSM-IV disorders in the National Comorbidity Survey Replication. *Archives of General Psychiatry,* 62, 617–627.

Kessler, R. C. , McGonagle, K. A. , Zhao, S. , Nelson, C. B. , Hughes, M. , Eshleman, S. , et al. (1994). Lifetime and 12-month prevalence of DSM-Ⅲ- R psychiatric disorders in the United States: Results from the National Comorbidity Survey. *Archives of General Psychiatry,* 51, 8–19.

Kirsch, I. , Deacon, B. J. , Huedo-Medina, T. B. , Scoboria, A. , Moore, T. J. , & Johnson, B. T. (2008). Initial severity and antidepressant benefits: A metaanalysis of data submitted to the Food and Drug Administration. *PLOS Medicine,* 5, e45.

Kjelsberg, E. , Eikeseth, P. H. , & Dahl, A. A. (1991). Suicide in borderline patients—predictive factors. *Acta Psychiatrica Scan-*

dinavica, 84, 283–287.

Klein, D. A., & Walsh, B. T. (2003). Eating disorders. *International Review of Psychiatry*, 15, 205–216.

Knight, R. (1953). Borderline states. *Bulletin of the Menninger Clinic*, 17, 1–12.

Knopik, V. S., Neiderheiser, J. M., DeFries, J. C., & Plomin, R. (2017). *Behavioral genetics* (7th ed.). New York: Worth.

Koenigsberg, H. W. (2010). Affective instability: Toward an integration of neuroscience and psychological perspectives. *Journal of Personality Disorders*, 24, 60–82.

Koenigsberg, H. W., Harvey, P. D., Mitropoulou, V., Schmeidler, J., New, A. S., Goodman, M., et al. (2002). Characterizing affective instability in borderline personality disorder. *American Journal of Psychiatry*, 159, 784–788.

Koons, C. R., Robins, C. J., Bishop, G. K., Morse, J. Q., Tweed, J. L., Lynch, T. R., et al. (2001). Efficacy of dialectical behavior therapy with borderline women veterans: A randomized controlled trial. *Behavior Therapy*, 32, 371–390.

Kopta, S. M., Howard, K. I., Lowry, J. L., & Beutler, L. E. (1994). Patterns of symptomatic recovery in psychotherapy. *Journal of Consulting and Clinical Psychology*, 62, 1009–1016.

Kotov, R., Krueger, R. F., Watson, D., Achenbach, T. M., Althoff, R. R., Bagby, R. M., et al. (2017). The Hierarchical Taxonomy of Psychopathology (HiTOP): A dimensional alternative to traditional nosologies. *Journal of Abnormal Psychology*, 126, 454–477.

Krause-Utz, A., Niedtfeld, I., Knauber, J., & Schmahl, C. (2018). Neurobiology of borderline personality disorder. In B. Stanley & A. S. New (Eds.), *Primer on borderline personality disorder*. New York: Oxford University Press.

Krause-Utz, A., Winter, D., Niedtfeld, I., & Schmahl, C. (2014). The latest neuroimaging findings in borderline personality disorder. *Current Psychiatry Reports*, 16, 438–450.

Krueger, R. F. (1999). The structure of common mental disorders. *Archives of General Psychiatry*, 56, 921-926.

Krueger, R. F., Caspi, A., Moffitt, T. E., Silva, P. A., & McGee, R. (1996). Personality traits are differentially linked to mental disorders: A multitrait multidiagnosis study of an adolescent birth cohort. *Journal of Abnormal Psychology*, 105, 299-312.

Krueger, R. F., Kotov, R., Watson, D., Forbes, M. K., Eaton, N. R., Ruggero, C. J., et al. (2018). Progress in achieving quantitative classification of psychopathology. *World Psychiatry*, 17, 282-293.

Krueger, R. F., & Markon, C. (2014). The role of the DSM-5 personality trait model in moving toward a quantitative and empirically based approach to classifying personality and psychopathology. *Annual Review of Clinical Psychology*, 10, 477-501.

Kullgren, G. (1988). Factors associated with completed suicide in borderline personality disorder. *Journal of Nervous and Mental Disease*, 176, 40-44.

Kuo, J. R., Khoury, J. E., Metcalfe, S., Fitzpatrick, S., & Goodwill, A. (2015). An examination of the relationship between childhood emotional abuse and borderline personality disorder features: The role of difficulties with emotion regulation. *Child Abuse and Neglect*, 39, 147-155.

Lambert, M. J. (Ed.). (2013). *Bergin and Garfield's handbook of psychotherapy and behavior change* (6th ed.). Hoboken, NJ: Wiley.

Lambert, M. J., & Ogles, B. M. (2004). The efficacy and effectiveness of psychotherapy. In M. J. Lambert (Ed.), *Bergin and Garfield's handbook of psychotherapy and behavior change* (5th ed., pp 139-193). New York: Wiley.

Lampe, K., Konrad, K., Kroener, S., Fast, K. H., Kunert, J., & Herpertz, S. (2007). Neuropsychological and behavioural disinhibition in adult ADHD compared to borderline personality disorder. *Psychological Medicine*, 37, 1717-1729.

Laporte, L., Paris, J., Bergevin, T., Fraser, R., & Cardin, J. F. (2018). Clinical outcomes of stepped care for the treatment of borderline personality disorder. *Personality and Mental Health*, 12, 252-264.

Laporte, L. , Paris, J. , Guttman, H. , & Russell, J. (2011). Psychopathology, trauma, and personality traits in patients with borderline personality disorder and their sisters. *Journal of Personality Disorders*, 25, 448-462.

Laporte, L. , Paris, J. , Guttman, H. , Russell, J. , & Correa, J. (2012). Using a sibling design to compare childhood adversities in female patients with BPD and their sisters. *Child Maltreatment*, 17, 318-329.

Laporte, L. , Paris, J. , & Zelkowitz, P. (2018). Estimating the prevalence of borderline personality disorder in mothers involved with youth protection services. *Personality and Mental Health*, 12, 49-58.

Leibenluft, E. , Gardner, D. L. , & Cowdry, R. W. (1987). The inner experience of the borderline self-mutilator. *Journal of Personality Disorders*, 1, 317-324.

Leichsenring, F. , & Rabung, S. (2008). Effectiveness of long-term psychodynamic psychotherapy: A meta-analysis. *JAMA*, 300, 1551-1565.

Leichsenring, F. , & Rabung, S. (2011). Long-term psychodynamic psychotherapy in complex mental disorders: Update of a meta-analysis. *British Journal of Psychiatry*, 199, 15-22.

Lenzenweger, M. F. , Johnson, M. D. , & Willett, J. B. (2004). Individual growth curve analysis illuminates stability and change in personality disorder features: The longitudinal study of personality disorders. *Archives of General Psychiatry*, 61, 1015-1024.

Lenzenweger, M. F. , Lane, M. C. , Loranger, A. W. , & Kessler, R. C. (2007). DSM-IV personality disorders in the National Comorbidity Survey Replication. *Biological Psychiatry*, 62, 553-556.

Lesage, A. D. , Boyer, R. , Grunberg, F. , Vanier, C. , Morissette, R. , Menard-Buteau, C. , et al. (1994). Suicide and mental disorders: A case-control study of young men. *American Journal of Psychiatry*, 151, 1063-1068.

Levy, K. N. , Meehan, K. B. , Kelly, K. M. , Reynoso, J. S. ,

Weber, M. , Clarkin, J. F. , et al. (2006). Change in attachment patterns and reflective function in a randomized control trial of transference-focused psychotherapy for borderline personality disorder. *Journal of Consulting and Clinical Psychology*, 74, 1027-1040.

Lewinsohn, P. M. , Rohde, P. , Seeley, J. R. , Klein, D. N. , & Gotlib, I. H. (2000). Natural course of adolescent major depressive disorder in a community sample: Predictors of recurrence in young adults. *American Journal of Psychiatry*. 157, 1584-1591.

Leyton, M. , Okazawa, H. , Diksic, M. , Paris, J. , Rosa, P. , Mzengeza, S. , et al. (2001). Brain regional alpha- [11C] methyl-L-tryptophan trapping in impulsive subjects with borderline personality disorder. *American Journal of Psychiatry*, 158, 775-782.

Lincoln, A. J. , Bloom, D. , Katz, M. , & Boksenbaym, N. (1998). Neuropsychological and neurophysiological indices of auditory processing impairment in children with multiple complex developmental disorder. *Journal of the American Academy of Child and Adolescent Psychiatry*, 37, 100-112.

Linehan, M. M. (1993). *Cognitive-behavioral treatment of borderline personality disorder*. New York: Guilford Press.

Linehan, M. M. (2015a). *DBT skills training manual* (2nd ed.). New York: Guilford Press.

Linehan, M. M. (2015b). *DBT skills training handouts and worksheets* (2nd ed.). New York: Guilford Press.

Linehan, M. M. , Armstrong, H. E. , Suarez, A. , Allmon, D. , & Heard, H. (1991). Cognitive behavioral treatment of chronically parasuicidal borderline patients. *Archives of General Psychiatry*, 48, 1060-1064.

Linehan, M. M. , Comtois, K. A. , Murray, A. M. , Brown, M. Z. , Gallop, R. J. , Heard, H. L. , et al. (2006). Two-year randomized controlled trial and follow-up of dialectical behavior therapy vs therapy by experts for suicidal behaviors and borderline personality disorder. *Archives of General Psychiatry*, 63, 757-766.

Linehan, M. M. , Heard, H. L. , & Armstrong, H. E. (1993). Naturalistic follow-up of a behavioral treatment for chronically parasuicidal borderline patients. *Archives of General Psychiatry*, 50, 971-974.

Linehan, M. M. , Korslund, K. E. , Harned, M. S. , Gallop, R. J. , Lungu, A. , Neacsiu, A. D. , et al. (2015). Dialectical behavior therapy for high suicide risk in individuals with borderline personality disorder: A randomized clinical trial and component analysis. *JAMA Psychiatry*, 72, 475-482.

Linehan, M. M. , Schmidt, H. , 3rd, Dimeff, L. A. , Craft, J. C. , Kanter, J. , & Comtois, K. A. (1999). Dialectical behavior therapy for patients with borderline personality disorder and drug-dependence. *American Journal on Addictions*, 8, 279-292.

Links, P. S. , Heslegrave, R. , Mitton, J. E. , van Reekum, R. , & Patrick, J. (1995). Borderline personality disorder and substance abuse: Consequences of comorbidity. *Canadian Journal of Psychiatry*, 40, 9-14.

Links, P. S. , Heslegrave, R. , & van Reekum, R. (1998). Prospective follow-up study of borderline personality disorder: Prognosis, prediction of outcome, and Axis II comorbidity. *Canadian Journal of Psychiatry*, 43, 265-270.

Links, P. S. , & Kolla, N. (2005). Assessing and managing suicidal risk. In J. Oldham, A. Skodol, & D. Bender (Eds.), *Textbook of personality disorders* (pp. 449 - 462). Washington, DC: American Psychiatric Press.

Links, P. S. , Mitton, J. E. , & Steiner, M. (1990). Predicting outcome for borderline personality disorder. *Comprehensive Psychiatry*, 31, 490-498.

Links, P. S. , Steiner, M. , Boiago, I. , & lrwin, D. (1990). Lithium therapy for borderline patients: Preliminary findings. *Journal of Personality Disorders*, 4, 173-181.

Links, P. S. , Steiner, M. , & Huxley, G. (1988). The occurrence of borderline personality disorder in the families of borderline patients. *Journal of Personality Disorders*, 2, 14-20.

Livesley, W. J. (2003). *Practical management of personality disorder*. New York: Guilford Press.

Livesley, W. J. (2017). *Integrated modular treatment for borderline personality disorder*. Cambridge, UK: Cambridge University Press.

Livesley, W. J. , Jang, K. L. , & Vernon, P. A. (1998). Phenotypic and genetic structure of traits delineating personality disorder. *Archives of General Psychiatry*, 55, 941−948.

Livesley, W. J. , & Larstone, R. (Eds.). (2018). *Handbook of personality disorders* (2nd ed.). New York: Guilford Press.

Loew, T. H. , Nickel, M. K. , Muehlbacher, M. , Kaplan, P. , Nickel, C. , Kettler, C. , et al. (2006). Topiramate treatment for women with borderline personality disorder: A double-blind, placebo-controlled study. *Journal of Clinical Psychopharmacology*, 26, 61−66.

Lofgren, D. P. , Bemporad, J. , King, J. , Lindem, K. , & O' Driscoll, G. (1991). A prospective follow-up of so-called borderline children. *American Journal of Psychiatry*, 148, 1541−1545.

Lopez-Castroman, J. , Galfalvy, H. , Currier, D. , Stanley, B. , Biasco-Fontacilla, H. , Basa-Garcia, E. , et al. (2012). Personality disorder assessments in acute depressive episodes: Stability at follow-up. *Journal of Nervous and Mental Disease*, 200, 526−530.

Loranger, A. W. , Sartorius, N. , Andreoli, A. , Berger, P. , Buchheim, P. , Channabasavanna, S. M. , et al. (1994). The International Personality Disorder Examination: The World Health Organization/Alcohol, Drug Abuse, and Mental Health Administration international pilot study of personality disorders. *Archives of General Psychiatry*, 51, 215−224.

Luborsky, L. (1988). *Who will benefit from psychotherapy?* New York: Basic Books.

Luborsky, L. , Singer, B. , & Luborsky, L. (1975). Comparative studies of psychotherapies: Is it true that "everyone has won and all must have prizes"? *Archives of General Psychiatry*, 32, 995−1008.

Ludolph, P. S. , Westen, D. , & Misle, B. (1990). The borderline diagnosis in adolescents: Symptoms and developmental history. *American Journal of Psychiatry*, 147, 470−476.

MacKenzie, K. R. (1996). The time-limited psychotherapies: An overview. *American Psychiatric Press Review of Psychiatry*, 15, 11−21.

Malinovsky-Rummell, R. , & Hansen, D. J. (1993). Long-term consequences of childhood physical abuse. *Psychological Bulletin*, 114, 68-79.

Maltsberger, J. T. (1994a). Calculated risk taking in the treatment of suicidal patients: Ethical and legal problems. *Death Studies*, 18, 439-452.

Maltsberger, J. T. (1994b). Calculated risk in the treatment of intractably suicidal patients. *Psychiatry*, 57, 199-212.

Maltsberger, J. T. , & Buie, D. H. (1974). Countertransference hate in the treatment of suicidal patients. *Archives of General Psychiatry*, 30, 625-633.

Mancke, F. , Schmitt, R. , Winter, D. , Niedtfeld, I. , Herpertz, S. , & Schmahl, C. (2018). Assessing the marks of change: How psychotherapy alters the brain structure in women with borderline personality disorder. *Journal of Psychiatry and Neuroscience*, 43, 171-181.

Maples, J. L. , Carter, N. T. , Few, L. R. , Crego, C. , Gore, W. L. , Samuel, D. B. , et al. (2015). Testing whether the DSM-5 personality disorder trait model can be measured with a reduced set of items: An item response theory investigation of the Personality Inventory for DSM-5. *Psychological Assessment*, 27, 1195-1210.

Maris, R. W. (1981). *Pathways to suicide*. Baltimore: Johns Hopkins University Press.

Maris, R. W. , Berman, A. L. , & Silverman, M. M. (2000). *Comprehensive textbook of suicidology*. New York: Guilford Press.

Markowitz, P. J. (1995). Pharmacotherapy of impulsivity, aggression, and related disorders. In E. Hollander & D. J. Stein (Eds.), *Impulsivity and aggression* (pp. 263-286). New York: Wiley.

Mason, P. T. , & Kreger, R. (2010). *Stop walking on eggshells* (2nd ed.). Oakland, CA: New Harbinger.

Masse, L. C. , & Tremblay, R. E. (1996). Behavior of boys in kindergarten and the onset of substance use during adolescence. *Archives of General Psychiatry*, 54, 62-68.

Masterson, J. , & Rinsley, D. (1975). The borderline syndrome:

Role of the mother in the genesis and psychic structure of the borderline personality. *International Journal of Psychoanalysis*, 56, 163–177.

Mattanana, B. A. , Becker, D. F. , Levy, K. N. , Edell, W. S. , & McGlashan, T. H. (1995). Diagnostic stability in adolescents followed up 2 years after hospitalization. *American Journal of Psychiatry*, 152, 889–894.

McCauley, E. , Berk, M. S. , Asarnow, J. R. , Adrian, M. , Cohen, J. , Korslund, K. , et al. (2018). Efficacy of dialectical behavior therapy for adolescents at high risk for suicide: A randomized clinical trial. *JAMA Psychiatry*, 75, 777–778.

McCrae, R. R. , & Terracciano, A. (2005). Personality profiles of cultures: Aggregate personality traits. *Journal of Personality and Social Psychology*, 89, 407–425.

McGirr, A. , Paris, J. , Lesage, A. , Renaud, J. , & Turecki, G. (2007). Risk factors for suicide completion in borderline personality disorder: A case-control study of Cluster B comorbidity and impulsive aggression. *Journal of Clinical Psychiatry*, 68, 721–729.

McGlashan, T. H. (1985). The prediction of outcome in borderline personality disorder. In T. H. McGlashan (Ed.), *The borderline: Current empirical research* (pp. 61–98). Washington, DC: American Psychiatric Press.

McGlashan, T. H. (1986). The Chestnut Lodge follow-up study: Ⅲ. Long-term outcome of borderline personalities. *Archives of General Psychiatry*, 43, 2–30.

McGlashan, T. H. (1993). Implications of outcome research for the treatment of borderline personality disorder. In J. Paris (Ed.), *Borderline personality disorder: Etiology and treatment* (pp. 235–260). Washington, DC: American Psychiatric Press.

McKay, M. , Wood, J. C. , & Brantley, J. (2007). *The dialectical behavior therapy skills workbook*. Oakland, CA: New Harbinger.

McMain, S. F. , (2019, October). *Results of the FASTER study*. Paper presented at the 2019 congress of the International Society for the Study of Personality Disorders. Vancouver, Cananda.

McMain, S. F. , Chapman, A. L. , Kuo, J. R. , Guimond, T. ,

Streiner, D. L. , Dixon-Gordon, K. L. , et al. (2018). Effectiveness of 6 versus 12-months of dialectical behaviour therapy for borderline personality disorder: The feasibility of a shorter treatment and evaluating responses (FASTER) trial protocol. *BMC Psychiatry*, 18, 230.

McMain, S. F. , Guimond, T. , Barnhart, R. , Habinski, L. , & Streiner, D. L. (2017). A randomized trial of brief dialectical behaviour therapy skills training in suicidal patients suffering from borderline disorder. *Acta Psychiatrica Scandinavica*, 135, 138–148.

McMain, S. F. , Guimond, T. , Streiner, D. L. , Cardish, R. J. , & Links, P. S. (2012). Dialectical behavior therapy compared with general psychiatric management for borderline personality disorder: Clinical outcomes and functioning over a 2-year follow-up. *American Journal of Psychiatry*, 69, 650–661.

McMain, S. F. , Links, P. , Gnam, W. H. , Guimond, T. , Cardish, R. J. , Korman, L. , et al. (2009). A randomized trial of dialectical behavior therapy versus general psychiatric management for borderline personality disorder. *American Journal of Psychiatry*, 166, 1365–1374.

McMain, S. , & Pos, A. E. (2007). Advances in psychotherapy of personality disorders: A research update. *Current Psychiatry Reports*, 9, 46–52.

McNally, R. J. (2003). *Remembering trauma*. Cambridge, MA: Belknap Press/ Harvard University Press.

Meares, R. , Stevenson, J. , & Comerford, A. (1999). Psychotherapy with borderline patients: I. A comparison between treated and untreated cohorts. *Australian and New Zealand Journal of Psychiatry*, 33, 467–472.

Meijer, M. , Goedhart, A. W. , & Treffers, P. D. (1998). The persistence of borderline personality disorder in adolescence. *Journal of Personality Disorders*, 12, 13–22.

Merskey, H. (1997). *The analysis of hysteria* (2nd ed.). London: Royal College of Psychiatrists.

Miller, A. L. , Carnesale, M. T. , & Courtney, E. A. (2014).

Dialectical behavior therapy. In C. Sharp & J. L. Tackett (Eds.), *Handbook of borderline personality disorder in children and adolescents* (pp. 385-402). New York: Springer.

Miller, T. W., Nigg, J. T., & Faraone, S. V. (2007). Axis I and II comorbidity in adults with ADHD. *Journal of Abnormal Psychology*, 116, 519-528.

Miller, W. R., & Rollnick, S. (2013). *Motivational interviewing* (3rd ed.). New York: Guilford Press.

Millon, T. (1993). Borderline personality disorder: A psychosocial epidemic. In J. Paris (Ed.), *Borderline personality disorder: Etiology and treatment* (pp. 197-210). Washington, DC: American Psychiatric Press.

Moeller, F. G., Barratt, E. S., Dougherty, D. M., Schmitz, J. M., & Swann, A. C. (2001). Psychiatric aspects of impulsivity. *American Journal of Psychiatry*, 158, 1783-1793.

Moffitt, T. E., Houts, R., Asherson, P., Belsky, D. W., et al. (2015). Is adult *ADHD* a childhood-onset neurodevelopmental disorder?: Evidence from a four-decade longitudinal cohort study. *American Journal of Psychiatry*, 122, 967-977.

Moncrieff, J., & Kirsch, I. (2005). Efficacy of antidepressants in adults. *British Medical Journal*, 331, 155-157.

Monroe, S. M., & Simons, A. D. (1991). Diathesis-stress theories in the context of life stress research. *Psychological Bulletin*, 110, 406-425.

Moran, P., Coffey, C., Romaniuk, H., Olsson, C., Borschmann, R., Carlin, J. B., et al. (2012). The natural history of self-harm from adolescence to young adulthood: A population-based cohort study. *Lancet*, 379, 236-243.

Morey, L. C., & Zanarini, M. C. (2000). Borderline personality: Traits and disorder. *Journal of Abnormal Psychology*, 109, 733-737.

Morton, N. E. (2001). Complex inheritance: The 21st century. *Advances in Genetics*, 42, 535-543.

Moukhtarian, T. R., Mintah, R. S., Moran, P., & Asherson, P. (2018). Emotion dysregulation in attention-deficit/hyperactivity disorder and borderline personality disorder. *Borderline Personality Disorder and Emotion Dysregulation*, 5, 9.

Nandi, D. N., Banerjee, G., Nandi, S., & Nandi, P. (1992). Is hysteria on the wane? *British Journal of Psychiatry*, 160, 87–91.

Nash, M. R., Hulsely, T. L., Sexton, M. C., Harralson, T. L., & Lambert, W. (1993). Long-term effects of childhood sexual abuse: Perceived family environment, psychopathology, and dissociation. *Journal of Consulting and Clinical Psychology*, 61, 276–283.

Nathan, D. (2011). *Sibyl exposed*. New York: Free Press.

National Health and Medical Research Council. (2013). *Clinical practice guideline for the management of borderline personality disorder*. Canberra, Australia: Author.

National Institute for Health and Care Excellence (NICE). (2009). Personality disorders quality statement: Antisocial and borderline. Retrieved from *www. nice. org. uk*.

Newcomer, J. W., & Haupt, D. W. (2006). The metabolic effects of antipsychotic medication. *Canadian Journal of Psychiatry*, 51, 480–491.

Newton-Howes, G., Tyrer, P., Anagnostakis, K., Cooper, S., Bowden-Jones, O., Weaver, T., et al. (2010). The prevalence of personality disorder, its comorbidity with mental state disorders, and its clinical significance in community mental health teams. *Social Psychiatry and Psychiatric Epidemiology*, 45, 453–460.

Newton-Howes, G., Tyrer, P., & Johnson, T. (2006). Personality disorder and the outcome of depression: Meta-analysis of published studies. *British Journal of Psychiatry*, 188, 13–20.

Ni, X., Chan, K., Bulgin, N., Sicard, T., Bismil, R., McMain, S., et al. (2006). Association between serotonin transporter gene and borderline personality disorder. *Journal of Psychiatric Research*, 40, 448–453.

Ni, X., Sicard, T., Bulgin, N., Bismil, R., Chan, K., McMain, S., et al. (2007). Monoamine oxidase: A geneis associated with borderline personality disorder. *Psychiatric Genetics*, 17, 153–157.

Nickel, M. K., Nickel, C., Kaplan, P., Lahmann, C., Muhlbacher, M. , Tritt, K. , et al. (2005). Treatment of aggression with topiramate in male borderline patients: A double-blind, placebo-controlled study. *Biological Psychiatry*, 57, 495–499.

Nickel, M. K. , Nickel, C. , Mitterlehner, F. O. , Tritt, K. , Lahmann, C. , Leiberich, P. K. , et al. (2004). Topiramate treatment of aggression in female borderline personality disorder patients: A double-blind, placebo-con-trolled study. *Journal of Clinical Psychiatry*, 65, 1515–1519.

Nigg, J. T. , Silk, K. R. , Stavro, G. , & Miller, T. (2005). Disinhibition and borderline personality disorder. *Development and Psychopathology*, 17, 1129–1149.

Nixon, M. K. , Cloutier, P. , & Jansson, S. M. (2008). Non-suicidal self-harm in youth: A population-based survey. *Canadian Medical Association Journal*, 178, 306–312.

Nock, M. (2010). Self-injury. *Annual Review of Clinical Psychology*, 6, 339–363.

Nurnberg, G. , Raskin, M. , Levine, P. E. , Pollack, S. , Siegel, O. , & Prince, R. (1991). The comorbidity of borderline personality disorder with other DSM−III−R Axis II personality disorders. *American Journal of Psychiatry*, 148, 1311–1317.

Offer, D. , & Offer, J. (1975). Three developmental routes through normal male adolescence. *Adolescent Psychiatry*, 4, 121–141.

Ogata, S. N. , Silk, K. R. , Goodrich, S. , Lohr, N. E. , Westen, D. , & Hill, E. M. (1990). Childhood sexual and physical a-buse in adult patients with borderline personality disorder. *American Journal of Psychiatry*, 147, 1008–1013.

Oldham, J. M. , Gabbard, G. O. , Goin, M. K. , Gunderson, J. , Soloff, P. , Spiegel, D. , et al. (2001). Practice guideline for the treatment of borderline personality disorder. *American Journal of Psychiatry*, 158 (10, Suppl.), 1–52.

O'Leary, K. M. (2000). Borderline personality disorder: Neuropsychological testing results. *Psychiatric Clinics of North America*, 23, 41–60.

Olfson, M. , Blanco, C. , Wang, S. , & Greenhill, L. L. (2013).

Trends in office-based treatment of adults with stimulants in the United States. *Journal of Clinical Psychiatry*, 4, 43–50.

Olfson, M. , King, M. , & Schoenbaum, M. (2016). Stimulant treatment of young people in the United States. *Journal of Child and Adolescent Psychopharmacology*, 26, 520–526.

Olfson, M. , Pincus, H. A. , & Dial, T. H. (1994). Professional practice patterns of U. S. psychiatrists. *American Journal of Psychiatry*, 151, 89–95.

Oltmanns, T. , & Balsis, S. (2011). Personality disorders in later life: Questions about the measurement, course, and impact of disorders. *Annual Review of Clinical Psychology*, 7, 321–349.

O'Neill, A. , & Frodl, T. (2012). Brain structure and function in borderline personality disorder. *Brain Structure and Function*, 217, 767–782.

Orlinsky, D. E. , Ronnestad, M. H. , & Willutski, U. (2004). Fifty years of psychotherapy process-outcome research: Continuity and change. In M. J. Lambert (Ed.), *Bergin and Garfield's handbook of psychotherapy and behavior change* (5th ed. , pp. 307–390). New York: Wiley.

Oud, M. , Arntz, A. , Hermens, M. L. , Verhoef, R. , & Kendall, T. (2018). Specialized psychotherapies for adults with borderline personality disorder: A systematic review and meta-analysis. *Australian and New Zealand Journal of Psychiatry*, 52, 949–961.

Packman, W. L. , & Harris, E. A. (1998). Legal issues and risk management in suicidal patients. In B. Bongar, A. L. Berman, R. W. Maris, M. M. Silverman, E. A. Harris, & W. L. Packman (Eds.), *Risk management with suicidal patients* (pp. 150–186). New York: Guilford Press.

Palmer, S. , Davidson, K. , Tyrer, P. , Gumley, A. , Tata, P. , Norrie, J. , et al. (2006). The cost-effectiveness of cognitive behavior therapy for borderline personality disorder: Results from the BOSCOT trial. *Journal of Personality Disorders*, 20, 466–481.

Paris, J. (1994). *Borderline personality disorder: A multidimensional approach.* Washington, DC: American Psychiatric Press.

Paris, J. (1996). *Social factors in the personality disorders: A biopsychosocial approach to etiology and treatment*. Cambridge, UK: Cambridge University Press.

Paris, J. (1997a). Antisocial and borderline personality disorders: Two separare diagnoses or two aspects of the same psychopathology? *Comprehensive Psychiatry*, 38, 237-242.

Paris, J. (1997b). *Working with traits*. New York: Jason Aronson.

Paris, J. (2000a). *Myths ofchildhood*. Philadelphia: Brunner/Mazel.

Paris, J. (2000b). Childhood precursors of borderline personality disorder. *Psychiatric Clinics of North America*, 23, 77-88.

Paris, J. (2000c). Predispositions, personality traits, and post-traumatic stress disorder. *Harvard Review of Psychiatry*, 8, 175-183.

Paris, J. (2003). *Personality disorders over time: Precursors, course, and outcome*. Washington, DC: American Psychiatric Press.

Paris, J. (2004). Borderline or bipolar?: Distinguishing borderline personality disorder from bipolar spectrum disorders. *Harvard Review of Psychiatry*, 12, 140-145.

Paris, J. (2006a). *Half in lave with death: Managing the chronically suicidal patient*. Mahwah, NJ: Erlbaum.

Paris, J. (2006b). Predicting and preventing suicide: Do we know enough to do either? *Harvard Review of Psychiatry*, 14, 233-240.

Paris, J. (2007a). Intermittent psychotherapy: An alternative for patients with personality disorders. *Journal of Psychiatric Practice*, 13, 153-158.

Paris, J. (2007b). The nature of borderline personality disorder: Multiple symptoms, multiple dimensions, but one category. *Journal of Personality Disorders*, 21, 457-473.

Paris, J. (2013a). Stepped care for patients with borderline personality disorder. *Psychiatric Services*, 64, 1035-1037.

Paris, J. (2013b). *The intelligent clinician's guide to DSM-5*. New York: Oxford University Press.

Paris, J. (2013c). Anatomy of a debacle: Commentary on "Seeking clarity for future revisions of the personality disorders in DSM-5. " *Personality Disorders: Theory, Research, and Treatment*, 4, 377-378.

Paris, J. (2013d). *Psychotherapy in an age of narcissism.* London: Palgrave MacMillan.

Paris, J. (2015a). Applying the principies of psychotherapy integration to the treatment of borderline personality disorder. *Journal of Psychotherapy Integration*, 25, 13-19.

Paris, J. (2015b). Egosyntonic and egodystonic: Accounting for continuities and discontinuities between personality traits and personality disorders. *Annals of Clinical Psychiatry*, 27, 44-48.

Paris, J. (2015c). *Overdiagnosis in psychiatry.* New York: Oxford University Press.

Paris, J. (2017a). *Stepped care for borderline personality disorder: Making treatment brief, effective, and accessible.* London: Academic Press/Elsevier.

Paris, J. (2018). Differential diagnosis of borderline personality disorder. *Psychiatric Clinics of North America*, 41, 575-582.

Paris, J., Bhat, V., & Thombs, B. (2015). Is adult attention-deficit hyperactivity disorder being overdiagnosed? *Canadian Journal of Psychiatry*, 60, 324-328.

Paris, J., & Black, D. (2015). Borderline personality disorder and bipolar disorder: What is the difference and why does It matter? *Journal of Nervous and Mental Disease*, 203, 3-7.

Paris, J., & Braverman, S. (1995). Successful and unsuccessful marriages in borderline patients. *Journal of the American Academy of Psychoanalysis*, 23, 153-166.

Paris, J., Brown, R., & Nowlis, D. (1987). Long-term outcome of borderline patients in a general hospital. *Comprehensive Psychiatry*, 28, 530-535.

Paris, J., Chenard-Poirier, M. -P., & Biskin, R. (2013). Antisocial and borderline personality disorders. *Comprehensive Psychiatry*, 54, 321-325.

Paris, J., & Frank, H. (1989). Perceptions of parental bonding in borderline patients. *American Journal of Psychiatry*, 146, 1498-1499.

Paris, J. , Gunderson, J. G. , & Weinberg, I. （2007）. The interface between borderline personality disorder and bipolar spectrum disorder. *Comprehensive Psychiatry*, 48, 145-154.

Paris, J. , & Kirmayer, L. （2016）. The NIMH Research Domain Criteria: A bridge too far. *Journal of Nervous and Mental Disease*, 204, 26-32.

Paris, J. , & Lis, E. （2013）. Can sociocultural and historical mechanisms influence the development of borderline personality disorder? *Transcultural Psychiatry*, 50, 140-151.

Paris, J. , Nowlis, D. , & Brown, R. （1988）. Developmental factors in the out-come of borderline personality disorder. *Comprehensive Psychiatry*, 29, 147-150.

Paris, J. , Nowlis, D. , & Brown, R. （1989）. Predictors of suicide in borderline personality disorder. *Canadian Journal of Psychiatry*, 34, 8-9.

Paris, J. , Zelkowitz, P. , Guzder, J. , Joseph, S. , & Feldman, R. （1999）. Neuropsychological factors associated with borderline pathology in children. *Journal of the American Academy of Child and Adolescent Psychiatry*, 38, 770-774.

Paris, J. , & Zweig-Frank, H. （2001）. A 27-year follow-up of patients with borderline personality disorder. *Comprehensive Psychiatry*, 42, 482-487.

Paris, J. , Zweig-Frank, H. , & Guzder, J. （1993）. The role of psychological risk factors in recovery from borderline personality disorder. *Comprehensive Psychiatry*, 34, 410-413.

Paris, J. , Zweig-Frank, H. , & Guzder, J. （1994a）. Risk factors for borderline personality in male outpatients. *Journal of Nervous and Mental Disease*, 182, 375-380.

Paris, J. , Zweig-Frank, H. , & Guzder, J. （1994b）. Psychological risk factors for borderline personality disorder in female patients. *Comprehensive Psychiatry*, 35, 301-305.

Paris, J. , Zweig-Frank, H. , & Guzder, J. （1995）. Psychological factors associated with homosexuality in males with borderline personality disorder. *Journal of Personality Disorders*, 9, 56-61.

Paris, J. , Zweig-Frank, H. , Ng Ying Kin, N. , Schwartz, G. , Steiger, H. , & Nair, N. P. V. (2004). Neurobiological correlates of diagnosis and underlying traits in patients with borderline personality disorder compared with normal controls. *Psychiatry Research*, 121, 239–252.

Parker, G. (1983). *Parental overprotection: A risk factor in psychosocial development.* New York: Grune & Stratton.

Parker, G. , & Manicavasagar, V. (2005). *Modelling and managing the depressive disorders: A clinical guide.* Cambridge, UK: Cambridge University Press.

Parker, G. , McCraw, S. , & Bayes, A. (2018). Borderline personality disorder: Do its clinical features show specificity to differing developmental risk factors? *Australasian Psychiatry*, 26, 410–413.

Patten, S. B. (2006). Does almost everybody suffer from a bipolar disorder? *Canadian Journal of Psychiatry*, 51, 6–8.

Patton, J. H. , Stanford, M. S. , & Barratt, E. S. (1995). Factor structure of the Barratt Impulsiveness Scale. *Journal of Clinical Psychology*, 51, 768–774.

Pepper, C. M. , Klein, D. N. , Anderson, R. L. , Riso, L. P. , Ouimette, P. C. , & Lizardi, H. (1995). DSM-III-R Axis II comorbidity in dysthymia and major depression. *American Journal of Psychiatry*, 152, 239–247.

Perez-Rodriguez, M. M. , Bulbena-Cabre, A. , Bassir Nia, A. , Zipursky, G. , Goodman, M. , & New, A. S. (2018). The neurobiology of borderline personality disorder. *Psychiatric Clinics of North America*, 41, 633–650.

Perez-Rodriguez, M. M. , New, A. S. , Goldstein, K. E. , Rosell, D. , Yuan, Q. , Zhou, Z. , et al. (2017). Brain-derived neurotrophic factor Val66Met genotype modulates amygdala habituation. *Psychiatry Research: Neuroimaging*, 263, 85–92.

Perroud, N. , Salzmann, A. , Prada, P. , Nicastro, R. , Hoeppli, M. E. , Furrer, S. , et al. (2013). Response to psychotherapy in borderline personality disorder and methylation status of the BDNF gene. *Translational Psychiatry*, 3, e207.

Perry, J. C. , Banon, E. , & Ianni, F. (1999). Effectiveness of psychotherapy for personality disorders. *American Journal of Psychiatry*, 156, 1312-1321.

Person, E. (2007). *Dreams of lave and fateful encounters: The power of romantic passion.* (2nd ed.). Washington, DC: American Psychiatric Press.

Petti, T. A. , & Vela, R. M. (1990), Borderline disorders of childhood: An overview. *Journal of the American Academy of Child and Adolescent Psychiatry*, 29, 327-337.

Pfeffer, C. R. (2002). Suicide in mood disordered children and adolescents. *Child and Adolescent Psychiatric Clinics of North America*, 11, 639-647.

Pfohl, B. , Coryell, W. , Zimmerman, M. , & Stangl, D. (1986). DSM - III personality disorders: Diagnostic overlap and internal consistency of individual DSM-III criteria. *Comprehensive Psychiatry*, 27, 21-34.

Philipsen, A. , Feige, B. , Al-Shajlawi, A. , Schmahl, C. , Bohus, M. , Richter, H. , et al. (2005). Increased delta power and discrepancies in objective and subjective sleep measurements in borderline personality disorder. *Journal of Psychiatric Research*, 39, 489-498.

Pinker, S. (2018). *Enlightenment now.* New York: Penguin.

Pinto, C. , Dhavale, H. S. , Nair, S. , Patil, B. , & Dewan, M. (2000). Borderline personality disorder exists in India. *Journal of Nervous and Mental Disease*, 188, 386-388.

Piper, A. , & Merskey, H. (2004a). The persistence of folly: A critical examination of dissociative identity disorder: Part I. The excesses of an improbable concept. *Canadian Journal of Psychiatry*, 49, 592-600.

Piper, A. , & Merskey, H. (2004b). The persistence of folly: A critical examination of dissociative identity disorder: Part II. The defence and decline of multiple personality or dissociative identity disorder. *Canadian Journal of Psychiatry*, 49, 678-683.

Piper, W. E. , Azim, H. A. , Joyce, A. S. , & McCallum, M. (1991). Transference interpretations, therapeutic alliance, and outcome in short-term individual psychotherapy. *Archives of General Psychiatry*, 48, 946-953.

Piper, W. E. , Rosie, J. S. , & Joyce, A. S. (1996). *Time-limited day treatment for personality disorders: Integration of research and practice in a group program.* Washington, DC: American Psychological Association.

Plakun, E. M. , Burkhardt, P. E. , & Muller, J. P. (1985). 14-year follow-up of borderline and schizotypal personality disorders. *Comprehensive Psychiatry*, 27, 448-455.

Plomin, R. , DeFries, J. C. , Knopik, V. S. , & Neiderhiser, J. M. (2016). Top 10 replicated findings from behavioral genetics. *Perspectives on Psychological Science*, 11, 3-23.

Pokorny, A. D. (1983). Prediction of suicide in psychiatric patients: Report of a prospective study. *Archives of General Psychiatry*, 40, 249-257.

Pope, H. G. , Jonas, J. M. , & Hudson, J. I. (1983). The validity of DSM-III borderline personality disorder. *Archives of General Psychiatry*, 40, 23-30.

Poreh, A. , Rawlings, D. , Claridge, G. , & Freeman, J. L. (2006). The BPQ: A scale for the assessmentof borderline personality based on DSM-IV criteria. *Journal of Personality Disorders*, 20, 247-260.

Porr, V. (2010). *Overcoming borderline personality disorder.* New York: Oxford University Press.

Porr, V. (2018). Family psychoeducation approaches for borderline personality disorder. In B Stanley & A. New (Eds.), *Primer on borderline personality disorder.* New York: Oxford University Press.

Prince, R. , & Tseng-Laroche, F. (1900). Culture-bound syndromes and international disease classification. *Culture, Medicine, and Psychiatry*, 11, 1-49.

Prochaska, J. O. (1994). Strong and weak principies for progressing from precontemplation to action based on twelve problem behaviors. *Health Psychology*, 13, 47-51.

Putnam, E. , & Silk, K. (2005). Emotional dysregulation and the development of borderline personality disorder. *Development and*

Psychopathology, 17, 899–925.

Rachlin, S. (1984). Double jeopardy: Suicide and malpractice. *General Hospital Psychiatry*, 6, 302–307.

Regier, D. A., Narrow, W. E., Clarke, D., Kraemer, H. C., Kuramoto, S. J., Kuhl, E. A., et al. (2013). DSM−5 field trials in the United States and Canada: Part Ⅱ. Test-retest reliability of selected categorical diagnoses. *American Journal of Psychiatry*, 170, 159–170.

Reichborn-Kjennerud, T., Ystrom, E., Neale, M. C., Aggen, S. H., Mazzeo, S. E., Knudsen, G. P., et al. (2013). Structure of genetic and environmental risk factors for symptoms of DSM-IV borderline personality disorder. *JAMA Psychiatry*, 70, 1206–1214.

Rind, B., & Tromovitch, P. (1997). A meta-analytic review of findings from national samples on psychological correlates of child sexual abuse. *Journal of Sexual Research*, 34, 237–255.

Rind, B., Tromovitch, P., & Bauserman, R. (1998). A meta-analytic examination of assumed properties of child sexual abuse using college samples. *Psychological Bulletin*, 124, 22–53.

Rinne, T., van den Brink, W., Wouters, L., & van Dyck, R. (2002). SSRI treatment of borderline personality disorder: A randomized, placebo-controlled clinical trial for female patients with borderline personality disorder. *American Journal of Psychiatry*, 159, 2048–2054.

Rioux, C., Seguin, J., & Paris, J. (2018). Differential susceptibility to the environment and borderline personality disorder. *Harvard Review of Psychiatry*, 26, 374–383.

Robins, E., & Guze, S. B. (1970). Establishment of diagnostic validity in psychiatric illness: Its application to schizophrenia. *American Journal of Psychiatry*, 126, 107–111.

Robins, L. N. (1966). *Deviant children grown up*. Baltimore: Williams & Wilkins.

Robins, L. N., & Regier, D. A. (Eds.). (1991). *Psychiatric disorders in America*. New York: Free Press.

Robitaille, M. −P., Checknita, D., Vitaro, F., Tremblay, R. E., Paris, J., & Hodgins, S. (2017). A prospective, longitudinal, study of men with borderline personality disorder with and without co-morbid antisocial personality disorder. *Borderline Personality Disorder and Emotion Dysregulation*, 4, 25.

Rodgers, J. L. , Rowe, D. C. , & Busten, M. (1998). Social contagion, adolescent sexual behavior, and pregnancy: A nonlinear dynamic EMOSA model. *Developmental Psychology*, 34, 1095–1113.

Rogers, C. (1942). *Counseling and psychotherapy: Newer concepts in practice.* Boston: Houghton Mifflin.

Rossouw, T. , & Fonagy, P. (2012). Mentalization-based treatment for self-harm in adolescents: A randomized controlled trial. *Journal of the American Academy of Child and Adolescent Psychiatry*, 51, 1304–1313.

Ruocco, A. C. , & Carcone, D. (2016). A neurobiological model of borderline personality disorder: Systematic and integrative review. *Harvard Review of Psychiatry*, 24, 311–329.

Rush, A. J. (2007). STAR * D: What have we learned? *American Journal of Psychiatry*, 164, 201–204.

Russ, M. J. , Campbell, S. S. , Kakuma, T. , Harrison, K. , & Zanine, E. (1999). EEG theta activity and pain insensitivity in self-injurious borderline patients. *Psychiatry Research*, 89, 201–214.

Russell, J. , Moskowitz, D. , Zuroff, D. C. , Sookman, D. , & Paris, J. (2007). Stability and variability of affective experience and interpersonal behavior in patients with borderline personality disorder. *Journal of Abnormal Psychology*, 116, 578–588.

Rutter, M. (1987). Temperament, personality, and personality disorders. *British Journal of Psychiatry*, 150, 443–448.

Rutter, M. (2006). *Genes and behavior: Nature-nurture interplay explained.* Oxford, UK: Blackwell.

Rutter, M. (2012). Resilience as a dynamic concept. *Development and Psychopathology*, 24, 335–344.

Rutter, M. , Moffitt, T. , & Caspi, A. (2006). Gene-environment interplay and psychopathology: Multiple varieties but real effects. *Journal of Child Psychology and Psychiatry*, 47, 226–261.

Rutter, M. , & Smith, D. J. (1995). *Psychosocial problems in young people.* Cambridge, UK: Cambridge University Press.

Ryle, A. (1990). *Cognitive analytic therapy: Active participation in change.* Chichester, UK: Wiley.

Salzman, C. , Wolfson, A. N. , Schatzberg, A. , Looper, J. , Henke, R. , Albanese, M. , et al. (1995). Effect of fluoxetine on anger in symptomatic volunteers with borderline personality disorder. *Journal of Clinical Psychopharmacology*, 15, 23-29.

Samuels, J. , Eaton, W. W. , Bienvenu, J. , Clayton, P. , Brown, H. , Costa, P. T. , et al. (2002). Prevalence and correlates of personality disorders in a community sample. *British Journal of Psychiatry*, 180, 536-542.

Sanderson, C. , Swenson, C. , & Bohus, M. (2002). A critique of the American psychiatric practice guideline for the treatment of patients with borderline personality disorder. *Journal of Personality Disorders*, 16, 122-129.

Santangelo, P. , Bohus, M. , & Ebner-Priemer, U. W. (2014). Ecological momentary assessment in borderline personality disorder: A review of recent findings and methodological challenges. *Journal of Personality Disorders*, 28, 555-576.

Santangelo, P. S. , Koenig, J. , Kockler, T. D. , Eid, M. , Holtmann, J. , Koudela-Hamila, S. , et al. (2018). Affective instability across the lifespan in borderline personality disorder: A cross-sectional e-diary study. *Acta Psychiatrica Scandinavica*, 138, 409-419.

Sar, V. , Akyuz, G. , Kugu, N. , Ozturk, E. , & Ertem-Vehid, H. (2006). Axis I dissociative disorder comorbidity in borderline personality disorder and reports of childhood trauma. *Journal of Clinical Psychiatry*, 67, 1583-1590.

Sato, T. , & Takeichi, M. (1993). Lifetime prevalence of specific psychiatric disorders in a general medicine clinic. *General Hospital Psychiatry*, 15, 224-233.

Saulsman, M. , & Page, A. C. (2004). The five-factor model and personality disorder empirical literature: A meta-analytic review. *Clinical Psychology Review*, 23, 1055-1085.

Schacter, D. L. (1996). *Searching for memory: The brain, the mind*, *and the past*. New York: Basic Books.

Schilling, L., Moritz, S., Kirton, L., Krieger, M., & Nagel, M. (2018). Efficacy of metacognitive training for patients with borderline personality disorder: Preliminary results. *Psychiatry Research*, 262, 459–464.

Schmideberg, M. (1959). The borderline patient. In S. Arieti (Ed.), *The American handbook of psychiatry* (Vol. 1, pp. 398–416). New York: Basic Books.

Schore, A. (2003). *Affect dysregulation and disorders of the self*. New York: Norton.

Schreiber, F. (1973). *Sybil*. Chicago: Regnery.

Schroeder, K., Fisher, H. L., & Schäfer, I. (2013). Psychotic symptoms in patients with borderline personality disorder: Prevalence and clinical management. *Current Opinion in Psychiatry*, 26, 113–119.

Schuckit, M. A., & Smith, T. L. (1996). An 8-year follow-up of 450 sons of alcoholic and control subjects. *Archives of General Psychiatry*, 53, 202–210.

Schwartz, D. A., Flinn, D. E., & Slawson, P. F. (1974). Treatment of the suicidal character. *American Journal of Psychotherapy*, 28, 194–207.

Selby, E. A., & Joiner, T. E. (2013). Emotional cascades as prospective predictors of dysregulated behaviors in borderline personality disorder. *Journal of Personality Disorders*, 24, 168–174.

Shah, R., & Zanarini, M. C. (2018). Comorbidity of borderline personality disorder: Current status and future directions. *Psychiatric Clinics of North America*, 41, 583–593.

Sharp, C. (2014). Bridging the gap: The assessment and treatment of adolescent personality disorder in routine clinical care. *Archives of Disease in Childhood*, 75, 100–108.

Sharp, C., & Tackett, J. (Eds.). (2014). *Handbook of borderline personality disorder in children and adolescents*. New York: Springer.

Sharp, C., Vanwoerden, S., & Wall, K. (2018). Adolescence

as a Sensitive Period for the Development of Personality Disorder. *Psychiatric Clinics of North America*, 41, 669–683.

Shea, M. T., Pilkonis, P. A., Beckham, E., Collins, J. F., Elikin, E., & Sotsky, S. M. (1990). Personality disorders and treatment outcome in the NIMH Treatment of Depression Collaborative Research Program. *American Journal of Psychiatry*, 147, 711–718.

Shorter, E. (1997). *A history of psychiatry*. New York: Wiley.

Siever, L. J., Buchsbaum, M. S., New, A. S., Spiegel-Cohen, J., Wei, T., Hazlett, E. A., et al. (1999). d, 1-fenfluramine response in impulsive personality disorder assessed with [18F] fluorodeoxyglucose positron emission tomography. *Neuropsychopharmacology*, 20, 413–423.

Siever, L. J., & Davis, K. L. (1991). A psychobiological perspective on the personality disorders. *American Journal of Psychiatry*, 148, 1647–1658.

Siever, L. J., Torgersen, S., Gunderson, J. G., Livesley, W. J., & Kendler, K. S. (2002). The borderline diagnosis: III. Identifying endophenotypes for genetic studies. *Biological Psychiatry*, 51 (12), 964–968.

Silk, K. R. (2016). Personality disorders in DSM–5: A commentary on the perceived process and outcome of the proposal of the personality and personality disorders work group. *Harvard Review of Psychiatry*, 24, e15–e21.

Silk, K. R., & Yager, J. (2003). Suggested guidelines for e-mail communication in psychiatric practice. *Journal of Clinical Psychiatry*, 64, 799–806.

Silver, D. (1983). Psychotherapy of the characterologically difficult patient. *Canadian Journal of Psychiatry*, 28, 513–521.

Silver, D., & Cardish, R. (1991, May). *BPD outcome studies: Psychotherapy implications*. Paper presented at the annual meeting of the American Psychiatric Association, New Orleans, LA.

Simpson, E. B., Yen, S., Costello, E., Rosen, K., Begin, A., Pistorello, J., et al. (2004). Combined dialectical behavior therapy and fluoxetine in the treatment of borderline personality disorder. *Journal of Clinical Psychiatry*, 65, 379-385.

Skodol, A. E. , Bender, D. S. , Pagano, M. E. , Shea, M. T. , Yen, S. , Sanislow, C. A. , et al. (2007). Positive childhood experiences: Resilience and recovery from personality disorder in early adulthood. *Journal of Clinical Psychiatry*, 68, 1102-1108.

Skodol, A. E. , Buckley, P. , & Charles, E. (1983). Is there a characteristic pattern in the treatment history of clinic outpatients with borderline personality? *Journal of Nervous and Mental Disease*, 171, 405-410.

Skodol, A. E. , Gunderson, J. G. , Shea, M. T. , McGlashan, T. H. , Morey, L. C. , Sanislow, C. A. , et al. (2005). The Collaborative Longitudinal Personality Disorders Study (CLPS): Overview and implications. *Journal of Personality Disorders*, 19, 487-504.

Soloff, P. H. , & Chiappetta, L. (2019). 10-year outcome of suicidal behavior in borderline personality disorder. *Journal of Personality Disorders*, 33, 82-100.

Soloff, P. H. , Fabio, A. , Kelly, T. M. , Malone, K. M. , & Mann, J. J. (2005). High-lethality status in patients with borderline personality disorder. *Journal of Personality Disorders*, 19, 386-399.

Soloff, P. H. , George, A. , Nathan, S. , Schulz, P. M. , Cornelius, J. R. , Herring, J. , et al. (1989). Amitriptyline versus haloperidol in borderlines: Final outcomes and predictors of response. *Journal of Clinical Psychopharmacology*, 9, 238-246.

Soloff, P. H. , Lynch, K. G. , & Kelly, T. M. (2002). Childhood abuse as a risk factor for suicidal behavior in borderline personality disorder. *Journal of Personality Disorders*, 16, 201-214.

Soloff, P. H. , Lynch, K. G. , Kelly, T. M. , Malone, K. M. , & Mann, J. J. (2000). Characteristics of suicide attempts of patients with major depressive episode and borderline personality disorder: A comparative study. *American Journal of Psychiatry*, 157, 601-608.

Soloff, P. H. , Meltzer, C. C. , Becker, C. , Greer, P. J. , & Constantine, D. (2005). Gender differences in a fenfluramine-activated FDG PET study of borderline personality disorder. *Psychiatry Research*, 138, 183-195.

Soloff, P. H. , Price, J. C. , Meltzer, C. C. , Fabio, A. , Frank, G. K. , & Kaye, W. H. (2007). 5HT2A receptor binding is increased in borderline personality disorder. *Biological Psychiatry*, 62, 580–587.

Spitzer, R. L. , Endicott, J. , & Gibbon, M. (1979). Crossing the border into borderline personality disorder. *Archives of General Psychiatry*, 36, 17–24.

Stanley, B. , Brodsky, B. , Nelson, J. , & Dulit, R. (2007). Brief dialectical behavior therapy for suicidality and self-injurious behaviors. *Archives of Suicide Research*, 11, 337–341.

Stanley, B. , Gameroff, M. J. , Michalsen, V. , & Mann, J. J. (2001). Are suicide attempters who self-mutilate aunique population? *American Journal of Psychiatry*, 158, 427–432.

Stanley, B. , & Siever, L. J. (2010). The interpersonal dimension of borderline personality disorder: Toward a neuropeptide model. *American Journal of Psychiatry*, 167, 24–39.

Stanley, B. , & Wilson, S. T. (2006). Heightened subjective experience of depression in borderline personality disorder. *Journal of Personality Disorders*, 20, 307–318.

Stepp, S. D. , Burke, J. D. , Hipwell, A. E. , & Loeber, R. (2012). Trajectories of attention deficit hyperactivity disorder and oppositional defiant disorder symptoms as precursors of borderline personality disorder symptoms in adolescent girls. *Journal of Abnormal Child Psychology*, 40, 7–20.

Stepp, S. D. , Lazarus, S. A. , & Byrd, A. L. (2016). A systematic review of risk factors prospectively associated with borderline personality disorder: Taking stock and moving forward. *Personality Disorders: Theory, Research, and Treatment*, 7, 316–323.

Stepp, S. D. , Scott, L. N. , Jones, N. P. , Whalen, D. J. , & Hipwell, A. E. (2016). Negative emotional reactivity as a marker of vulnerability in the development of borderline personality disorder symptoms. *Development and Psychopathology*, 28, 213–224.

Stepp, S. D. , Whalen, D. J. , Pilkonis, P. A. , Hipwell, A. E. , & Levine, M. D. (2012a). Children of mothers with borderline personality disorder: Identifying parenting behaviors as potential targets for intervention. *Personality Disorders: Theory, Research, and Treatment*, 3, 76-91.

Stepp, S. D. , Whalen, D. J. , Pilkonis, P. A. , Hipwell, A. E. , & Levine, M. D. (2012b). Parenting behaviors of mothers with borderline personality disorder: A call to action. *Personality Disorders Theory, Research, and Treatment*, 3, 104-106.

Stepp, S. D. , Whalen, D. J. , Scott, L. N. , Zalewski, M. , Loeber, R. , & Hipwell, A. E. (2014). Reciprocal effects of parenting and borderline personality disorder symptoms in adolescent girls. *Development and Psychopathology*, 26 (2), 361-378.

Stern, A. (1938). Psychoanalytic investigation of and therapy in the borderline group of neuroses. *Psychoanalytic Quarterly*, 7, 467-489.

Stevenson, J. , & Meares, R. (1992). An outcome study of psychotherapy for patients with borderline personality disorder. *American Journal of Psychiatry*, 141, 358-362.

Stevenson, J. , Meares, R. , & D'Angelo, R. (2005). Five-year outcome of outpatient psychotherapy with borderline patients. *Psychological Medicine*, 35, 79-87.

Stoffers, J. M. , Völlm, B. A. , Rücker, G. , Timmer, A. , Huband, N. , & Lieb, K. (2010, June 16). Pharmacological interventions for borderline personality disorder. *Cochrane Database of Systematic Reviews*, 6, CD005653.

Stoffers, J. M. , Völlm, B. A. , Rücker, G. , Timmer, A. , Huband, N. , & Lieb, K. (2012, August 15). Psychological therapies for people with borderline personality disorder. *Cochrane Database of Systematic Reviews*, 8, CD005652.

Stone, M. H. (1990). *The fate of borderline patients*. New York: Guilford Press.

Storebø, O. J. , Stoffers-Winterling, J. M. , Völlm, B. A. , Kongerslev, M. T. , Mattivi, J. T. , Kielsholm, M. L. , et al. (2018, February 26). Psychological therapies for people with borderline personality disorder. *Cochrane Database of Systematic Reviews*, 2, CD012955.

Sultanoff, S. M. (2003). Integrating humor into psychotherapy. In C. E. Schaefer (Ed.), *Play therapy with adults* (pp. 107–143). New York: Wiley.

Swartz, M., Blazer, D., George, L., & Winfield, I. (1990). Estimating the prevalence of borderline personality disorder in the community. *Journal of Personality Disorders*, 4, 257–272.

Taiminen, T. J., Kallio-Soukainen, K., Nokso-Koivisto, H., Kaljonen, A., & Helenius, H. (1998). Contagian of deliberate self-harm among adolescent inpatients. *Journal of the American Academy of Child and Adolescent Psychiatry*, 37, 211–217.

Temes, C. M., & Zanarini, M. C. (2018). The longitudinal course of borderline personality disorder. *Psychiatric Clinics of North America*, 41, 685–694.

Ten Have, M., Verheul, R., Kassenbrood, A., van Dorsselaer, S., Tuithof, M., Kleinjan, M., et al. (2016). Prevalence rates of borderline personality disorder symptoms: A study based on the Netherlands Mental Health Survey and Incidence Study–2. *BMC Psychiatry*, 16, 249.

Teschler, S., Gotthardt, J., Dammann, G., & Dammann, R. H. (2016). Aberrant DNA of *rDNA* and *PRIMA*1 in borderline personality disorder. *International Journal of Molecular Sciences*, 17, E67.

Torgersen, S., Kringlen, E., & Cramer, V. (2001). The prevalence of personality disorders in a community sample. *Archives of General Psychiatry*, 58, 590–596.

Torgersen, S., Lygren, S., Oien, P. A., Skre, I., Onstad, S., Edvardsen, J., et al. (2000). A twin study of personality disorders. *Comprehensive Psychiatry*, 41, 416–425.

Torgersen, S., Myers, J., Reichborn-Kjennerud, T., R ⌀ ysamb, E., Kubarych, T. S., & Kendler, K. S. (2012). The heritability of Cluster B personality disorders assessed both by personal interview and questionnaire. *Journal of Personality Disorders*, 26, 848–866.

Tremblay, R. E. (2006). Prevention of youth violence: Why not start at the beginning? *Journal of Abnormal Child Psychology*, 34, 481–487.

Tritt, K. , Nickel, C. , Lahmann, C. , Leiberich, P. K. , Rother, W. K. , Loew, T. H. , et al. (2005). Lamotrigine treatment of aggression in female borderline-patients: A randomized, double-blind, placebo-controlled study. *Journal of Psychopharmacology*, 19, 287–291.

Trivedi, M. H. , Fava, M. , Wisniewski, S. R. , Thase, M. E. , Quitkin, F. , Warden, D. , et al. (2006). Medication augmentation after the failure of SSRIs for depression. *New England Journal of Medicine*, 354, 1243–1252.

True, W. R. , Rice, J. , Eisen, S. A. , Heath, A. C. , Goldberg, J. , & Lyons, M. J. (1993). A twin study of genetic and environmental contributions to liability for post traumatic stress symptoms. *Archives of General Psychiatry*, 50, 257–264.

Trull, T. J. , Freeman, L. K. , Vebares, T. J. , Choate, A. M. , Helle, A. C. , & Wucoff, A. M. (2018). Borderline personality disorder and substance use disorders: An updated review. *Borderline Personality Disorder and Emotion Dysregulation*, 5, 15.

Trull, T. J. , Jahng, S. , Tomko, R. L. , Wood, P. K. , & Sher, K. J. (2010). Revised NESARC personality disorder diagnosis: Gender, prevalence, and comorbidity with substance dependence disorders. *Journal of Personality Disorders*, 24, 412–426.

Tusiani-Eng, P. , & Yeomans, F. (2018). Borderline personality disorder: Barriers to borderline personality disorder treatment and opportunities for advocacy. *Psychiatric Clinics of North America*, 41, 695–709.

Twenge, J. M. , Sherman, R. A. , & Wells, B. E. (2016). Changes in American adults' reported same-sex sexual experiences and attitudes, 1973–2014. *Archives of Sexual Behavior*, 45, 1713–1730.

Tyrer, P. (2002). Practice guideline for the treatment of borderline personality disorder: A bridge too far. *Journal of Personality Disorders*, 16, 119–121.

Tyrer, P. , Crawford, M. , Mulder, R. , Blashfield, R. , Farnam, A. , Fossati, A. , et al. (2011). The rationale for the reclassification of personality disorder in the 11th revision of the *International Classification of Diseases* (ICD-11). *Personality and Mental Health*, 5, 246–259.

Tyrer, P. , & Mulder, R. (2018). Dissecting the elements of borderline personality disorder. *Personality and Mental Health*, 12, 91-92.

Tyrer, P. , Tom, B. , Byford, S. , Schmidt, U. , Jones, V. , Davidson, K. , et al. (2004). Differential effects of manual assisted cognitive behavior therapy in the treatment of recurrent deliberate self-harm and personality disturbance: The POPMACT study. *Journal of Personality Disorders*, 18, 102-116.

Ursano, R. J. , Sonnenberg, S. M. , & Lazar, S. G. (2004). *Concise guide to psychodynamic psychotherapy: Principies and techniques of brief, intermittent, and long-term psychodynamic psychotherapy* (3rd ed.). Washington, DC: American Psychiatric Press.

Vaillant, G. E. (1977). *Adaptation to life*. Boston: Little, Brown.

Vaillant, G. E. (1995). *The natural history of alcoholism revisited*. Cambridge, MA: Harvard University Press.

van der Kolk, B. A. , Perry, J. C. , & Herman, J. L. (1991). Childhood origins of self-destructive behavior. *American Journal of Psychiatry*, 148, 1665-1671.

Verheul, R. , van den Bosch, L. M. C. , Maarten, W. J. , de Ridder, M. A. J. , Stijnen, T. , & van den Brink, W. (2003). Dialectical behaviour therapy for women with borderline personality disorder: 12-month, randomized clinical trial in the Netherlands. *British Journal of Psychiatry*, 182, 135-140.

Vogt, K. S. , & Norman, P. (2018, August 11). Is mentalization-based therapy effective in treating the symptoms of borderline personality disorder? A systematic review. *Psychology and Psychotherapy: Theory, Research and Practice*. [Epub ahead of print]

Wagner, A. W. , & Linehan, M. M. (1999). Facial expression recognition ability among women with borderline personality disorder: Implications for emotion regulation? *Journal of Personality Disorders*, 13, 329-344.

Waldinger, R. J. , & Gunderson, J. G. (1984). Completed psychotherapies with borderline patients. *American Journal of Psychotherapy*, 38, 190-201.

Wallerstein, J. , Lewis, J. , & Blakeslee, S. (2000). *The un-*

expected legacy of divorce: A 25 year landmark study. New York: Hyperion.

Wampold, B. E. (2001). *The great psychotherapy debate: Models, methods, and findings.* Mahwah, NJ: Erlbaum.

Waraich, P., Goldner, E. M., Somers, J. M., & Hsu, L. (2004). Prevalence and incidence studies of mood disorders: A systematic review of the literature. *Canadian Journal of Psychiatry*, 49, 124–138.

Weinberg, I., Gunderson, J. G., Hennen, J., & Cutter, C. J., Jr. (2006). Manual assisted cognitive treatment for deliberate self-harm in borderline personality disorder patients. *Journal of Personality Disorders*, 20, 482–492.

Weiner, A. S., Ensink, K., & Normandin, L. (2018). Psychotherapy for borderline personality disorder in adolescents. *Psychiatric Clinics of North America*, 41, 729–746.

Weiss, M., Zelkowitz, P., Feldman, R., Vogel, J., Heyman, M., & Paris, J. (1996). Psychopathology in offspring of mothers with borderline personality disorder. *Canadian Journal of Psychiatry*, 41, 285–290.

Weissman, M. M., & Klerman, G. L. (1985). Gender and depression. *Trends in Neurosciences*, 8, 416–420.

Werner, E. E., & Smith, R. S. (1992). *Overcoming the odds: High risk children from birth to adulthood.* New York: Cornell University Press.

Westen, D., & Morrison, K. (2001). A multidimensional meta-analysis of treatments for depression, panic, and generalized anxiety disorder: An empirical examination of the status of empirically supported therapies. *Journal of Consulting and Clinical Psychology*, 69, 875–899.

Westen, D., Shedler, J., & Bradley, R. (2006). A prototype approach to personality disorder diagnosis. *American Journal of Psychiatry*, 163, 846–856.

White, C. N., Gunderson, J. G., Zanarini, M. C., & Hudson, J. I. (2003). Family studies of borderline personality disorder: A review. *Harvard Review of Psychiatry*, 12, 118-119.

Whiteside, S. P. , & Lyman, D. R. (2001). The five factor model and impulsivity. *Personality and Individual Differences*, 30, 669-689.

Widom, C. S. (1999). Childhood victimization and the development of personality disorder: Unanswered questions remain. *Archives of General Psychiatry*, 56, 607-608.

Widom, C. S. , Cjaza, C. , & Paris, J. (2009). A prospective investigation of borderline personality disorder in abused and neglected children followed up into adulthood. *Journal of Personality Disorders*, 23, 433-446.

Widom, C. S. , DuMont, K. , & Czaja, S. J. (2007). A prospective investigation of major depressive disorder and comorbidity in abused and neglected children grown up. *Archives of General Psychiatry*, 64, 49-56.

Widom, C. S. , & Kuhns, J. B. (1996). Childhood victimization and subsequent risk for promiscuity, prostitution, and teenage pregnancy: A prospective study. *American Journal of Public Health*, 86, 1607-1612.

Wilkinson-Ryan, T. , & Westen, D. (2000). Identity disturbance in borderline personality disorder: An empirical investigation. *American Journal of Psychiatry*, 157, 528-541.

Williams, L. (1998). A "classic" case of borderline personality disorder. *Psychiatric Services*, 49, 173-174.

Winchel, R. M. , & Stanley, M. (1991). Self-injurious behavior: A review of the behavior and biology of self-mutilation. *American Journal of Psychiatry*, 148, 306-317.

Winsper, C. (2017). The aetiology of borderline personality disorder (BPD): Contemporary theories and putative mechanisms. *Current Opinion in Psychology*, 21, 105-110.

Winsper, C. , Suzet, T. L. , Marwaha, S. , Thompson, A. , Eyden, J. , & Singh, S. P. (2016). The aetiological and psychopathological validity of borderline personality disorder in youth: A systematic review and meta-analysis. *Clinical Psychology Review*, 44, 13-24.

Witt, S. H. , Streit, F. , Jungkunz, M. , Frank, J. , Awasthi, S. , Reinbold, C. S. , Treutlein, J. , et al. (2017). Genome-wide association study of borderline personality disorder reveals genetic overlap with bipolar disorder, major depression and schizophrenia. *Translational Psychiatry*, 7, e1155.

Wixom, J. , Ludolph, P. , & Westen, D. (1993). The quality of depression in adolescents with borderline personality disorder. *Journal of the American Academy of Child and Adolescent Psychiatry*, 32, 1172–1177.

World Health Organization. (2018). *International classification of diseases* (11th rev.). Geneva, Switzerland: Author. Retrieved from *www. who. int/ classifications/icd/en*.

Wright, A. G. , Zalewski, M. , Hallquist, M. N. , Hipwell, A. E. , & Stepp, S. D. (2016). Developmental trajectories of borderline personality disorder symptoms and psychosocial functioning in adolescence. *Journal of Personality Disorders*, 30, 351–372.

Yalom, I. , & Leszcz, M. (2005). *The theory and practice of group psychotherapy* (5th ed.). New York: Basic Books.

Yee, L. , Korner, J. , McSwiggan, S. , Meares, R. A. , & Stevenson, J. (2005). Persistent hallucinosis in borderline personality disorders. *Comprehensive Psychiatry*, 46, 147–154.

Yehuda, R. , & McFarlane, A. C. (1995). Conflict between current knowledge about posttraumatic stress disorder and its original conceptual basis. *American Journal of Psychiatry*, 152, 1705–1713.

Yen, S. , Pagano, M. E. , Shea, M. , Grilo, C. M. , Gunderson, J. G. , Skodol, A. E. , et al. (2005). Recent life events preceding suicide attempts in a personality disorder sample: Findings from the Collaborative Longitudinal Personality Disorders Study. *Journal of Consulting and Clinical Psychology*, 73, 99–105.

Yen, S. , Shea, M. T. , Sanislow, C. A. , Grilo, C. M. , Skodol, A. E. , Gunderson, J. G. , et al. (2004). Borderline personality disorder criteria associated with prospectively observed suicidal behavior. *American Journal of Psychiatry*, 161, 1296–1298.

Yeomans, F. , Clarkin, J. , & Kernberg, O. (2002). *A primer far transferencefocused psychotherapy far borderline personality disorder.* Northvale, NJ: Jason Aronson.

Young, J. E. (1999). *Cognitive therapy for personality disorders: A schema focused approach* (3rd ed.). Sarasota, FL: Professional Resource Press.

Zachar, P. , & First, M. B. (2015). Transitioning to a dimensional model of personality disorder in DSM 5. 1 and beyond. *Current Opinion in Psychiatry*, 28, 66-72.

Zanarini, M. C. (2000). Childhood experiences associated with the development of borderline personality disorder. *Psychiatric Clinics of North America*, 23, 89-101.

Zanarini, M. C. (2005). *Textbook of borderline personality disorder.* Philadelphia: Taylor & Francis.

Zanarini, M. C. (2009). Psychotherapy of borderline personality disorder. *Acta Psychiatrica Scandinavica*, 120, 373-377.

Zanarini, M. C. (2018). *In the fullness of time: Recovery from borderline personality disorder.* Oxford, UK: Oxford University Press.

Zanarini, M. C. , Conkey, L. C. , Temes, C. M. , & Fitzmaurice, G. M. (2018). Randomized controlled trial of web-based psychoeducation for women with borderline personality disorder. *Journal of Clinical Psychiatry*, 79 (3).

Zanarini, M. C. , & Frankenburg, F. R. (1994). Emotional hypochondriasis, hyperbole, and the borderline patient. *Journal of Psychotherapy Practice and Research*, 3, 25-36.

Zanarini, M. C. , & Frankenburg, F. R. (2003). Omega-3 fatty acid treatment of women with borderline personality disorder: A double-blind, placebocontrolled pilot study. *American Journal of Psychiatry*, 160, 167-169.

Zanarini, M. C. , & Frankenburg, F. R. (2007). The essential nature of borderline psychopathology. *Journal of Personality Disorders*, 21, 518-535.

Zanarini, M. C. , & Frankenburg, F. R. (2008). A preliminary, randomized trial of psychoeducation for women with borderline personality disorder. *Journal of Personality Disorders*, 22, 284-290.

Zanarini, M. C. , Frankenburg, F. R. , Dubo, E. D. , Sickel, A. E. , Trikha, A. , Levin, A. , et al. (1998a). Axis I comorbidity of borderline personality disorder. *American Journal of Psychiatry*, 155, 1733–1739.

Zanarini, M. C. , Frankenburg, F. R. , Dubo, E. D. , Sickel, A. E. , Trikha, A. , Levin, A. , et al. (1998b). Axis II comorbidity of borderline personality disorder. *Comprehensive Psychiatry*, 39, 296–302.

Zanarini, M. C. , Frankenburg, F. R. , Hennen, J. , Reich, D. B. , & Silk, K. R. (2005). The McLean Study of Adult Development (MSAD): Overview and implications of the first six years of prospective follow-up. *Journal of Personality Disorders*, 19, 505–523.

Zanarini, M. C. , Frankenburg, F. R. , Hennen, J. , Reich, D. B. , & Silk, K. R. (2006). Prediction of the 10-year course of borderline personality disorder. *American Journal of Psychiatry*, 163, 827–832.

Zanarini, M. C. , Frankenburg, F. R. , Hennen, J. , & Silk, K. R. (2003). The longitudinal course of borderline psychopathology: 6-year prospective follow-up of the phenomenology of borderline personality disorder. *American Journal of Psychiatry*, 160, 274–283.

Zanarini, M. C. , Frankenburg, F. R. , Khera, G. S. , & Bleichmar, J. (2001). Treatment histories of borderline inpatients. *Comprehensive Psychiatry*, 42, 144–150.

Zanarini, M. C. , Frankenburg, F. R. , Reich, D. B. , & Fitzmaurice, G. (2012). Attainment and stability of sustained symptomatic remission and recovery among borderline patients and Axis II comparison subjects: A 16-year prospective followup study. *American Journal of Psychiatry*, 169, 476–483.

Zanarini, M. C. , Frankenburg, F. R. , Reich, D. B. , & Fitzmaurice, G. (2016). Fluidity of the subsyndromal phenomenology of borderline personality disorder over 16 years of prospective follow-up. *American Journal of Psychiatry*, 173, 688–694.

Zanarini, M. C. , Frankenburg, F. R. , Reich, D. B. , Silk, K. R. , Hudson, J. I. , & McSweeney, L. (2007). The subsyndromal psychopathology of borderline personality disorder. *American*

Journal of Psychiatry, 164, 1-7.

Zanarini, M. C. , Frankenburg, F. R. , Ridolfi, M. E. , Jager-Hyman, S. , Hennen, J. , & Gunderson, J. G. (2006). Reported childhood onset of self-mutilation among borderline patients. *Journal of Personality Disorders*, 20, 9-15.

Zanarini, M. C. , Gunderson, J. G. , & Frankenburg, F. R. (1989). The Revised Diagnostic Interview for Borderlines: Discriminating BPD from other Axis II disorders. *Journal of Personality Disorders*, 3, 10-18.

Zanarini, M. C. , Gunderson, J. G. , & Frankenburg, F. R. (1990). Cognitive features of borderline personality disorder. *American Journal of Psychiatry*, 147, 57-63.

Zanarini, M. C. , Horwood, J. , Wolke, D. , Waylen, G. A. , Fitzmaurice, G. , & Grant, B. F. (2011). Prevalence of DSM-IV borderline personality disorder in two community samples: 6, 330 English 11-year-olds and 34, 653 American adults. *Journal of Personality Disorders*, 25, 607-619.

Zanarini, M. C. , Vulanovic, A. A. , Parachini, E. A. , Boulanger, J. L. , Frankenburg, F. R. , & Hennen, J. (2006). Zanarini Rating Scale for Borderline Personality Disorder (ZAN-BPD): A continuous measure of DSM-IV borderline psychopathology. *Journal of Personality Disorders*, 17, 233-242.

Zelkowitz, P. , Paris, J. , Guzder, J. , Feldman, R. , Roy, C. , & Rosval, L. (2007). A five-year follow-up of children with borderline pathology of childhood. *Journal of Personality Disorders*, 21, 664-674.

Zhong, J. , & Leung, F. (2007). Should borderline personality disorder be included in the fourth edition of the Chinese classification of mental disorders? *Chinese Medical Journal*, 120, 77-82.

Zimmerman, M. (2016). Improving the recognition of borderline personality disorder in a bipolar world. *Journal of Personality Disorders*, 30, 320-335.

Zimmerman, M. , Ellison, W. , Morgan, T. A. , Young, D. , Chelminski, I. , & Dalrymple, K. (2015). Psychosocial morbidity associated with bipolar disorder and borderline personality disorder in psychiatric out-patients: Comparative study. *British Journal of Psychiatry*, 207, 334–338.

Zimmerman, M., Galione, J., Ruggero, C., Chelminski, I., Young, D., Dalrymple, K., et al. (2010). Screening for bipolar disorder and finding borderline personality disorder. *Journal of Clinical Psychiatry*, 71, 1212–1217.

Zimmerman, M., & Gazarian, D. (2014). Is research on borderline personality disorder underfunded by the National Institute of Health? *Psychiatry Research*, 220, 941–944.

Zimmerman, M., & Mattia, J. L. (1999). Differences between clinical and research practices in diagnosing borderline personality disorder. *American Journal of Psychiatry*, 156, 1570–1574.

Zimmerman, M., Multach, M., Dalrymple, K., & Chelminski, I. (2017). Clinically useful screen for borderline personality disorder in psychiatric outpatients. *British Journal of Psychiatry*, 210, 165–166.

Zimmerman, M., Rothschild, L., & Chelminski, I. (2005). The prevalence of DSM-IV personality disorders in psychiatric outpatients. *American Journal of Psychiatry*, 162, 1911–1918.

Zoccolillo, M., Pickles, A., Quintan, D., & Rutter, M. (1992). The outcome of childhood conduct disorder: Implications for defining adult personality disorder and conduct disorder. *Psychological Medicine*, 22, 971–986.

Zuckerman, M. (2005). *Psychobiology of personality* (2nd ed.). New York: Cambridge University Press.

Zweig-Frank, H., & Paris, J. (1991). Parents' emotional neglect and over-protection according to the recollections of patients with borderline personality disorder. *American Journal of Psychiatry*, 148, 648–651.

Zweig-Frank, H., & Paris, J. (1995). The five-factor model of personality in borderline personality disorder. *Canadian Journal of Psychiatry*, 40, 523–526.

Zweig-Frank, H., & Paris, J. (2002). Predictors of outcomes in a 27-year follow-up of patients with borderline personality disorder. *Comprehensive Psychiatry*, 43, 103–107.

Zweig-Frank, H. , Paris, J. , & Guzder, J. (1994a). Dissociation in male patients with borderline and non-borderline personality disorders. *Journal of Personality Disorders*, 8, 210–218.

Zweig-Frank, H. , Paris, J. , & Guzder, J. (1994b). Psychological risk factors for dissociation in female patients with borderline and non-borderline personality disorders. *Journal of Personality Disorders*, 8, 203–209.

Zweig-Frank, H. , Paris, J. , & Guzder, J. (1994c). Psychological risk factors for dissociation and self-mutilation in female patients with personality disorders. *Canadian Journal of Psychiatry*, 39, 259–265.

Zweig-Frank, H. , Paris, J. , & Guzder, J. (1994d). Psychological risk factors for self-mutilation in male patients with personality disorders. *Canadian Journal of Psychiatry*, 39, 266–268.